彩图精解　一学就会

# 灵验老偏方

黄原娟　编著

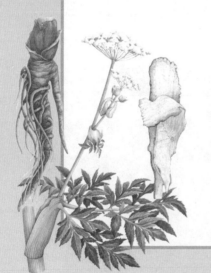

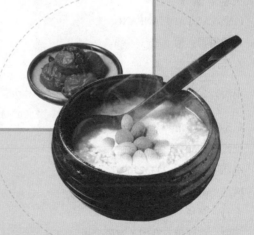

天津出版传媒集团

天津科学技术出版社

图书在版编目（CIP）数据

灵验老偏方 / 黄原娟编著. -- 天津 : 天津科学技
术出版社，2021.7
（彩图精解　一学就会）
ISBN 978-7-5576-9527-9

Ⅰ.①灵… Ⅱ.①黄… Ⅲ.①土方－汇编 Ⅳ.
①R289.2

中国版本图书馆CIP数据核字（2021）第132891号

---

灵验老偏方
LINGYAN LAOPIANFANG
责任编辑：梁　旭
责任印制：兰　毅
出版：天津出版传媒集团
　　　天津科学技术出版社
地址：天津市和平区西康路35号
邮编：300051
电话：（022）23332369
网址：www.tjkjcbs.com.cn
发行：新华书店经销
印刷：三河市双升印务有限公司

---

开本 787×1092　1/16　印张 16　字数　450 000
2021年7月第1版第1次印刷
定价：58.00元

老偏方是历代医家和广大民众不断摸索、积累得来的经验方，不但能治疗各种小病、常见病，在关键时刻还能帮大忙，治疗、缓解各种突发性疾病，救人于危难之际。如利用蟾蜍酒治白血病，利用胡萝卜缨解砒毒等。

即使是在医学技术较为发达的现代社会，老偏方仍然具有巨大的实用价值，因为它材料易得、操作简便、花钱少又有实效，更适合普通老百姓采用。为使读者能够正确利用老偏方治病，我们搜集了散见于古今医籍、文献和报刊中的民间疗法，遍寻民间广泛流传的老偏方，广罗各民族独特的治病秘方，取其精华、弃其糟粕，精选出有效、简便、经济、实用的偏方。

本书共分为三篇，分别为食疗老偏方、中药老偏方以及外用老偏方。食疗老偏方的选材大多是药食俱佳的蔬果、肉禽水产品等，患者常吃无妨，即便不能很快奏效，也有较好的辅助之功，属于标本兼治之法；中药老偏方多采自中医经常使用的简易疗方，药性平和，见效迅速；外用老偏方则体现中医"内病外治"之精髓，同样见效迅速，安全可靠。

就偏方的来源而言，所收录的偏方选自古代医典，部分选自现代医家的临床验方，其余则是散落于民间的单方、验方，无一不是久经考验、效果不凡；就偏方的用料而言，大多是生活中常见之品。其中

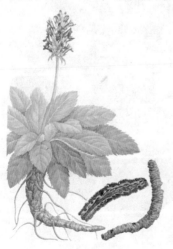

涉及的一些中草药，在普通药店即可购得，使用起来十分方便；在具体编排方面，本书采取"以病统方"的原则，共收录现代常见病症上百种。为便于使用，按内科、外科、皮肤科、妇产科、男科及泌尿科、五官科等次序排列。鉴于中西医疾病命名方法之差异，本书所采用的病名不尽一致，从实际应用的角

度出发，以西医病名为主，参用中医病名，以供读者应用时参考。每一方剂之下，皆分"用料""做法""功效"三项内容。部分偏方的功效，配有"偏方介绍"加以说明。

　　需要强调说明的是，本书所辑录的偏方仅供广大读者朋友们参考，不能取代医院的专业治疗。尤其对于患有骨折、乙脑、呕血、惊厥、霍乱、肠梗阻等危重疾病的朋友，请一定要及时就医，在医生的指导下使用相关偏方，以取得更好的治疗效果，促进康复。

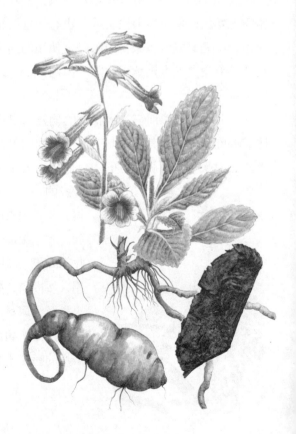

# 目录

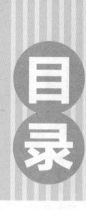

## 第一篇 食疗老偏方

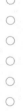
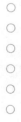

1

# 第二篇 中药老偏方

## 第三篇 外用老偏方

目录

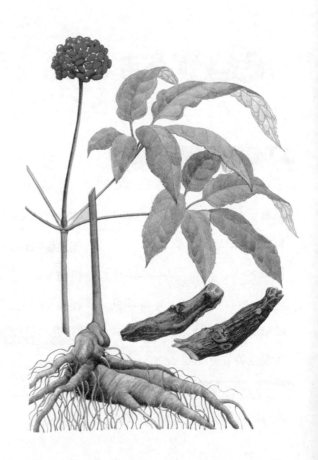

# 第一篇
## 食疗老偏方

中医药学素来就有"药食同源"一说，这说明食物不仅具有营养作用，还能疗疾去病。中医对各科诸症都有独到的疗法，对于一些常见病、慢性病，通过巧妙运用蔬、果、肉、蛋等不同的食材制成食疗小偏方，既能养生又能治疗疾病，强身健体，具有很强的实用性。下面就为大家介绍这些针对各科常见病、慢性病的食疗小偏方，方便大家对症查找。

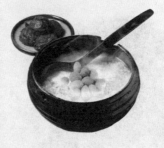

# 内科
# 高血压 >>

按西医的标准，成年人动脉血压收缩压 ≥ 18.7 千帕，舒张压 ≥ 12.0 千帕即为高血压。中医没有高血压的概念，只针对此病所引发的一系列症状治病。高血压的临床表现有头痛、疲倦或不安、心律失常、心悸耳鸣等，中医认为这些症状为风、火、痰、瘀、虚所致。

## 偏方01　发菜蚝豉粥

【用料】发菜 3 克，蚝豉（即牡蛎肉）60 克，瘦猪肉 60 克，大米适量。

【做法】将发菜、蚝豉水发洗净，瘦猪肉剁烂制成肉丸。用砂锅加适量清水煮沸，加入大米，放进发菜、蚝豉同煲至大米开花为度，再放入肉丸煮熟，吃肉食粥。

【功效】降压养颜。对高血压有食疗作用。

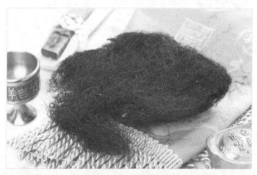

### 偏方介绍

发菜性寒，味甘，归肝、肾、膀胱经，可利小便，清热，软坚散结，理肠除垢，消滞降压。据中医书籍介绍，发菜对甲状腺肿大、淋巴结核、脚气病、鼻出血、缺铁性贫血、高血压和妇科病等都有一定的疗效。近年来研究发现，发菜还具有驱蛔虫、降血脂功效。它还有清肠胃、助消化的作用。

## 偏方02　松花蛋淡菜粥

【用料】松花蛋 1 个，淡菜 50 克，大米 50 克，盐少许。

【做法】将松花蛋去皮、切块，淡菜浸泡、洗净，同大米共煮成粥，按个人口味加少许盐调味。可每日早晨空腹食用。

【功效】清心降火。对高血压、耳鸣、眩晕、牙齿肿痛有食疗作用。

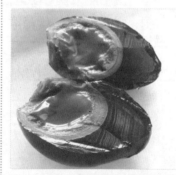

©松花蛋

### 偏方介绍

松花蛋性凉，脂肪含量低，易消化，对高血压有较好的食疗作用；淡菜是贻贝科动物的贝肉，也叫壳菜或青口。性温，味甘咸，归肝、肾经，能补肝肾，益精血，消瘿瘤，治虚劳羸瘦、眩晕、盗汗、阳痿、腰痛、吐血、崩漏、带下、瘿瘤、疝瘕。中老年人体虚、气血不足、营养不良者宜食淡菜。

## 偏方03 玉米须煎饮

【用料】玉米须60克。

【做法】将玉米须晒干、洗净，加水煎服，每日饮3次。

【功效】降压利水。对高血压有较好的食疗效果。

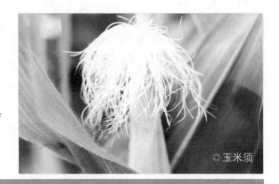
©玉米须

### 偏方介绍

　　玉米须中含有大量钙、磷、铁等，并含有丰富的谷氨酸，可促进脑细胞的新陈代谢，有利于人体内的脂肪与胆固醇的正常代谢。对治疗高血压病及慢性肾炎，有很好的食疗作用。

## 偏方04 糖拌西红柿

【用料】鲜西红柿2个，白糖适量。

【做法】将鲜西红柿洗净、切块，蘸白糖，每日早晨空腹吃。

【功效】清热降压，止血。对高血压、眼底出血有食疗作用。

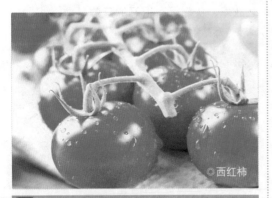
©西红柿

### 偏方介绍

　　西红柿性凉，微寒，味甘、酸，归肝、胃、肺经。能清热止渴，养阴，凉血，具有生津止渴、健胃消食、清热解毒、凉血平肝、补血养血和增进食欲的功效。每天早晨选1~2个鲜熟西红柿空腹蘸白糖吃，降血压效果明显，特别适合中老年人（糖尿病患者不宜食用）。

## 偏方05 柿漆牛奶

【用料】柿漆（即未成熟柿子榨的汁）30毫升，牛奶1大碗。

【做法】将牛奶热沸，倒入柿漆，分3次服。

【功效】清热降压。对高血压有较好的食疗效果，对有中风倾向者，可作急救方用。

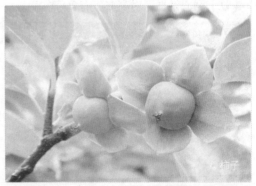
©柿子

### 偏方介绍

　　柿子性寒，味甘、涩，有清热去燥、润肺化痰、软坚、止渴生津、健脾、治痢、止血等功能，可以缓解大便干结、痔疮疼痛或出血、干咳、喉痛、高血压等病症。所以，柿子是慢性支气管炎、高血压、动脉硬化、内外痔患者的天然保健食品。

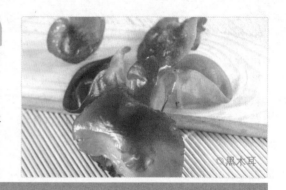
©黑木耳

## 偏方06 黑木耳柿饼

【用料】黑木耳6克，柿饼50克，冰糖少许。

【做法】以上用料加水共煮至烂。此方为1日服用量，久食有效。

【功效】清热润燥。对老年人高血压有较好的食疗作用。

### 偏方介绍

黑木耳性平，味淡，归胃、大肠经。新鲜时软，干后成角质。水发木耳蛋白质含量极低，每百克含蛋白质1.5克。黑木耳有益气、止血、止痛、活血等功效，有良好的清滑作用，是矿山工人、纺织工人的重要保健食品，还具有一定的抗癌和治疗心血管疾病功能。

## 偏方07 海带薏米蛋汤

【用料】海带30克，薏米30克，鸡蛋3个，盐、食油、味精、胡椒粉各适量。

【做法】将薏米、海带洗净入高压锅，加水炖至极烂，连汤备用。将铁锅置旺火上，放食油，将鸡蛋炒熟，加入海带、薏米汤，加盐、胡椒粉，起锅时加味精即可。

【功效】强心活血，对高血压有食疗作用。

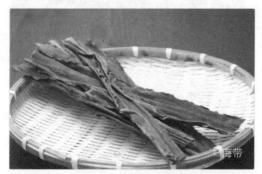
©海带

### 偏方介绍

海带性寒，味咸，归脾、胃经。海带含大量的碘质，可用来提制碘、钾等，中医入药时叫"昆布"。所含的海带氨酸及钾盐、钙元素可降低人体对胆固醇的吸收，降低血压。海带中含有大量的多不饱和脂肪酸EPA，能使血液黏度降低，延缓血管硬化。

## 偏方08 蜂蜜芹菜汁

【用料】芹菜（棵形粗大者为佳）、蜂蜜各适量。

【做法】芹菜洗净，榨取汁液，以此汁加入等量的蜂蜜，加热搅匀，日服3次，每次40毫升。

【功效】平肝清热，祛风利湿。对高血压病之眩晕、头痛等有很好的疗效。

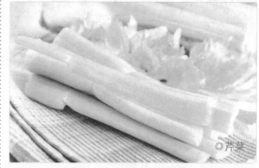
©芹菜

### 偏方介绍

芹菜性平，味甘，有水芹、旱芹两种，功能相近，药用以旱芹为佳。旱芹香气较浓，又名"香芹"，亦称"药芹"。芹菜是高纤维食物，它经肠内消化作用能产生一种木质素或肠内脂物质，这类物质是一种抗氧化剂，常吃芹菜能预防高血压、动脉硬化等病症。

## 偏方09 菊花酒

**【用料】** 菊花、生地黄、枸杞根各 1000 克，糯米 2500 克，大曲适量。

**【做法】** 将上药共捣碎，加水 10000 毫升煮至 5000 毫升，用此药液再煮糯米 2500 克。然后再将细碎的大曲均匀地拌入糯米饭中，入缸密封，候澄清，日服 3 次，每服 1 盏。

**【功效】** 对高血压病、糖尿病有食疗效果。

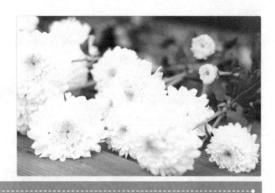

### 偏方介绍

菊花品种繁多，头状花序皆可入药，味甘苦，微寒，能散风，清热解毒。按头状花序干燥后形状大小、舌状花的长度，可把药菊分成 4 大类，即白花菊、雏菊花、贡菊花和杭菊花四类。肝肾阳虚、脾胃虚弱者均不宜用菊花。

---

## 偏方10 鱼肉玉兰球

**【用料】** 草鱼肉 200 克，玉兰花 15 朵，鸡蛋 5 个，味精、料酒、香油及盐各适量。

**【做法】** 将草鱼肉去刺切碎，玉兰花切丝，两者混拌成泥。取蛋清，加适量香油、料酒、味精及盐。将鱼肉玉兰泥做成数个小球，蘸取蛋清后码盘，上蒸屉蒸 5 分钟即可。

**【功效】** 对高血压之虚火上升者尤为适宜。

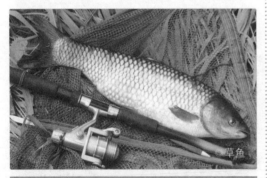

©草鱼

### 偏方介绍

鱼肉含有叶酸、维生素$B_2$、维生素$B_{12}$等维生素，有滋补健胃、利水消肿、通乳、清热解毒的功效，对各种水肿、腹胀、少尿、黄疸、乳汁不通皆有效；鱼肉含有丰富的镁元素，对心血管系统有很好的保护作用，有利于预防高血压、心肌梗死等心血管疾病。

---

## 偏方11 海蜇荸荠汤

**【用料】** 海蜇 150 克，荸荠 350 克。

**【做法】** 分别将海蜇和荸荠洗净，放入锅内，加水 1000 毫升，煎至 250 毫升。空腹顿服或分 2 次服用。

**【功效】** 滋阴清热，降血压。对高血压有较好的食疗效果。

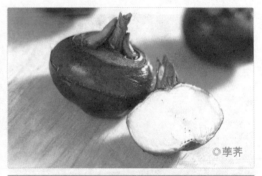

©荸荠

### 偏方介绍

荸荠俗称马蹄，性寒，味甘，归肺、胃经。具有清肺热、生津润肺、化痰利肠、通淋利尿、消痛解毒、凉血化湿、消食除胀的功效。荸荠配合海蜇皮，能够消热去痰，降低血压。另外，荸荠汁加入鲜藕汁、梨汁、鲜芦根汁、麦冬汁，被称为"五汁饮"，可生津消热、降低血压。

## 偏方12　鲜葫芦汁

【用料】鲜葫芦1个，蜂蜜适量。

【做法】将鲜葫芦捣烂绞汁，加蜂蜜调匀。每次服半杯至1杯，每日2次。

【功效】除烦降压。缓解高血压引起的烦热口渴。

## 偏方13　双花冲绿茶

【用料】菊花、槐花、绿茶各3克。

【做法】以上3味以沸水沏，待浓后频频饮用，平时可当茶饮。

【功效】清热散风。对高血压引起的头晕、头痛有较好的食疗作用。

## 偏方14　猪毛菜玉米须

【用料】猪毛菜45～90克，玉米须20～30克，地龙15克。

【做法】以上3味水煎分3次服。

【功效】对高血压有较好的食疗作用。

## 偏方15　黄瓜藤汤

【用料】干黄瓜藤1把。

【做法】将干黄瓜藤洗净，加水煎成浓汤。每日2次，每次1小杯。

【功效】清热利尿。对高血压有较好的食疗作用。

## 偏方16　何首乌粳米粥

【用料】何首乌60克，粳米100克，大枣3枚，冰糖适量。

【做法】将何首乌洗净，煎汁，去渣，加粳米和大枣煮成粥，加冰糖调味即可。

【功效】对高血压阴虚阳亢证有食疗效果作用。

## 偏方17　棕皮葵花盘汤

【用料】鲜棕皮18克，鲜葵花盘40克。

【做法】将以上两味水煎服，每日1剂。

【功效】对高血压病有较好的食疗作用。

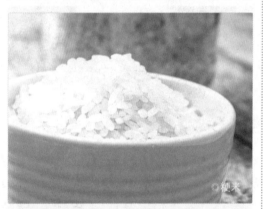

◎粳米

### 偏方介绍

粳米性平，味甘，归脾、胃经。具有养阴生津、除烦止渴、健脾胃、补中气、固肠止泻的功效。粳米能提高人体免疫功能，促进血液循环，从而可减少患高血压的机会。

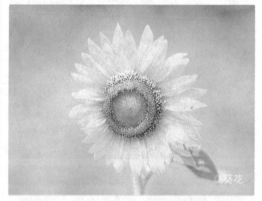

◎葵花

### 偏方介绍

葵花性平，味甘，葵花种子、花盘、茎叶、茎髓、根、花等均可入药。种子油可作软膏的基础药；茎髓可作利尿消炎剂；叶与花瓣可作健胃剂；果盘（花托）有降血压作用。

## 偏方18 芹菜红枣汤

【用料】鲜芹菜（下段茎）60 克，红枣 30 克。

【做法】将以上两味水煎服。日服 2 次，连服 1 个月。

【功效】健脾养血，平肝祛风。对高胆固醇血症、高血压等心血管疾病患者大有益处。

## 偏方19 向日葵子

【用料】向日葵子 50 克，芹菜根 100 克。

【做法】取生向日葵子，去皮，每日食。配合芹菜根捣烂取汁 1 杯，顿服。

【功效】适用于高血压之眩晕。

## 偏方20 花生叶汤

【用料】干花生叶 40 克。

【做法】干花生叶水煎，早、晚各服 1 次。

【功效】对高血压有较好的食疗效果。

## 偏方21 荞麦藕节汤

【用料】藕节 3 个，荞麦叶 50 克。

【做法】将以上两味水煎服。

【功效】除热清积，化瘀止血。用于缓解高血压引起的眼底出血。

## 偏方22 柠檬荸荠汤

【用料】柠檬 1 个，荸荠 10 个。

【做法】将以上两味水煎。可食可饮，常服有效。

【功效】对高血压有较好的食疗效果，对心肌梗死患者改善症状也大有益处。

## 偏方23 猪肉枯草汤

【用料】瘦猪肉 50 克，夏枯草 10 克。

【做法】将以上两味煲汤。日饮 2 次。

【功效】降压抑菌。用于缓解高血压之头痛、眩晕、口苦，对矽肺患者也有一定食疗效果。

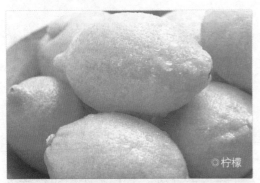

©柠檬

### 偏方介绍

柠檬性平，味酸、甘，归肝、胃经。有化痰止咳、生津、健脾的功效，主治支气管炎、百日咳、维生素 C 缺乏症、中暑烦渴、食欲不振、怀孕妇女胃气不和、纳减、嗳气等。

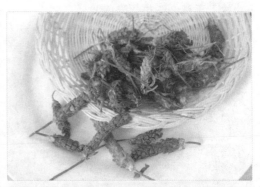

### 偏方介绍

夏枯草性寒，味苦、辛，归肝、胆经，具有清肝明目、散瘀消瘤、散结利尿的功效。用于瘰病、乳痈、目痛、黄疸、淋病、高血压等病症。叶可代茶。

## 偏方24 香蕉西瓜皮

【用料】香蕉3只，西瓜皮60克（鲜品加倍），玉米须60克，冰糖适量。

【做法】将香蕉去皮与西瓜皮、玉米须共煮，加冰糖调服，每日2次。

【功效】平肝，泄热，利尿，润肠。适用于肝阳上亢型高血压。

## 偏方25 山楂荷叶茶

【用料】山楂25克，荷叶10克。

【做法】将上两味水煎，代茶饮。

【功效】降压降脂，对高血压病有较好的食疗效果。

## 偏方26 花椒鹅蛋

【用料】鹅蛋1个，花椒1粒。

【做法】在鹅蛋顶端打个小孔，装入花椒，面糊封口蒸熟。每日吃1个蛋，连吃7天。

【功效】清热解毒。对高血压有较好的食疗效果。

## 偏方27 醋浸花生米

【用料】生花生米、醋各适量。

【做法】生花生米（带衣者）半碗，用好醋倒至满碗，浸泡7天。每日早晚各吃10粒。

【功效】清热活血。对高血压有较好的食疗效果。

## 偏方28 菠菜拌海蜇

【用料】菠菜根100克，海蜇皮50克，香油、盐、味精各适量。

【做法】先将海蜇皮洗净切成丝，再用开水烫过，然后将用开水焯过的菠菜根与海蜇皮加以上调料同拌，即可食用。

【功效】平肝，清热，降压。

## 偏方29 茭白芹菜汤

【用料】鲜茭白100克，芹菜50克。

【做法】将上两味水煎。每日早晚各服1次。

【功效】清热、降压、润肠。适用于高血压、心胸烦热、大便秘结等病症。

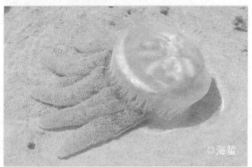

©海蜇

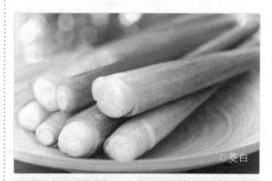

©茭白

### 偏方介绍

海蜇的营养极为丰富，同时还是一味治病良药。海蜇有清热解毒、化痰软坚、降压消肿之功效。加工后的产品，称伞部者为海蜇皮，称腕部者为海蜇头。商品价值海蜇头高于海蜇皮。

### 偏方介绍

茭白性寒，味甘，归肝、脾、肺经，具有解热毒、除烦渴、利二便的功效，用于烦热、消渴、二便不通、黄疸、痢疾、热淋、目赤、乳汁不下、疮疡等病症。脾虚泄泻者慎服。

# 内科
# 高脂血症 >>

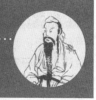

高脂血症是一种全身性疾病，是指血中胆固醇或三酰甘油过高或高密度脂蛋白胆固醇过低，现代医学称之为血脂异常。该病对身体的损害是隐匿、进行性和全身性的。它的直接损害是加速全身动脉粥样硬化。

## 偏方01 山楂决明粥

【用料】山楂 50 克，炒决明子 15 克，白菊花 10 克，粳米 100 克，白糖适量。

【做法】将决明子、白菊花一起加适量水煎煮 2 次，滤出药液，粳米洗净，山楂去核，加入药液中，加适量清水一起煮粥。粥成后加白糖，早晚各食 1 次。

【功效】对高脂血症、肥胖症有较好的疗效。

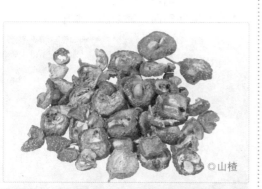

◎山楂

### 偏方介绍

山楂以果实入药，性微温，味酸、甘，归脾、胃、肝经。山楂含糖类、蛋白质、脂肪、维生素C、胡萝卜素、淀粉、苹果酸、枸橼酸、钙和铁等物质，具有降血脂、降血压、强心和抗心律失常等作用。能促进消化，尤长于消除油腻肉食积滞，并兼入血分而有活血化瘀消肿之功能。

## 偏方02 黑芝麻桑葚糊

【用料】黑芝麻 60 克，桑葚 60 克，大米 30 克，白糖 10 克。

【做法】将黑芝麻、桑葚、大米分别洗净后，同放入罐中捣烂。砂锅倒入 3 碗清水，煮沸后加入白糖，待糖溶化、水再沸后，慢慢加入捣烂的以上三味食材，煮成糊状服食。

【功效】滋阴清热，有降低血脂的作用。

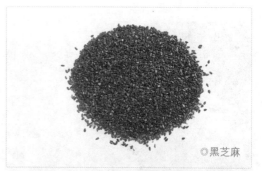

◎黑芝麻

### 偏方介绍

黑芝麻为胡麻科芝麻的黑色种子，含有大量的脂肪和蛋白质，还有糖类、维生素A、维生素E、卵磷脂、钙、铁、铬等营养成分，可以做成各种美味的食品。黑芝麻性平，味甘，归肝、肾、大肠经，可补肝肾，益精血，润肠燥，用于治疗头晕眼花、耳鸣耳聋、须发早白、病后脱发、肠燥便秘。

## 偏方03  荷叶茶

【用料】干荷叶9克（鲜者30克）。

【做法】将干荷叶搓碎（鲜者切碎），煎水代茶频饮。

【功效】作为高脂血症的食疗方，能活血益脾，降脂消肿。

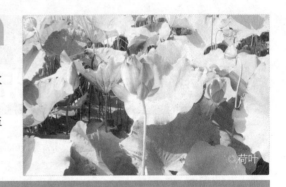
©荷叶

### 偏方介绍

荷叶性凉，味苦辛，微涩，归心、肝、脾经。荷叶为睡莲科植物莲的叶。荷叶含有莲碱、原荷叶碱和荷叶碱等多种生物碱及维生素C、多糖，有清热解毒、凉血、止血的作用。善升清利湿，助脾胃，分清浊，散瘀血，适用于高脂血症、高血压和肥胖症等病症。

## 偏方04  玉米粉粥

【用料】粳米100克，玉米粉适量。

【做法】将粳米洗净加水500克煮至米开花后，调入适量玉米粉，使粥成稀糊状，稍煮片刻即可。常食有益。

【功效】对高脂血症有食疗效果，能调中养胃，降脂健身。

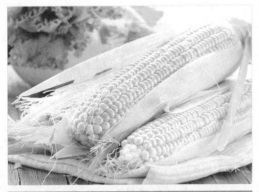

### 偏方介绍

玉米性平，味甘，归肾、肝、胆经，善调中养胃，又能降脂。玉米对冠心病、动脉粥样硬化、高脂血症及高血压等都有一定的预防和治疗作用。所含的维生素E还可促进人体细胞分裂，延缓衰老。用玉米做粥食用，既可补中开胃，又有良好的降脂作用。

## 偏方05  双耳炒豆腐

【用料】木耳、银耳各15克，豆腐300克，鲜肉汤适量，油、盐、味精各适量。

【做法】水发木耳、银耳，收拾干净，入油锅略炒；豆腐切块入油锅稍煎，放双耳、鲜肉汤、盐、味精煮熟即可。

【功效】滋补气血，降血脂、血压。

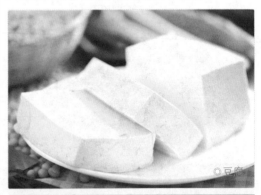
©豆腐

### 偏方介绍

豆腐性凉，味甘，归脾、胃、大肠经。豆腐为补益清热的养生食品，常食之，可补中益气，清热润燥，清洁肠胃，更适于热性体质、口臭口渴、肠胃不清、热病后调养者食用。豆腐不含胆固醇，为高血压、高脂血症、高胆固醇血症及动脉硬化、冠心病患者的食疗佳肴。

## 偏方06 山楂消脂饮

【用料】山楂 30 克，槐花 5 克，荷叶 15 克，草决明 10 克，白糖适量。

【做法】将前 4 味同放锅内煎煮，待山楂将烂时将其碾碎，再煮 10 分钟去渣取汁，调入白糖。频饮。

【功效】对高脂血症引起的头晕、头痛有疗效。

## 偏方07 山楂菊银茶

【用料】山楂、菊花、银花各 10 克

【做法】先将山楂拍碎，以上 3 味共加水煎汤，取汁代茶饮。每日 1 剂。

【功效】祛脂减肥，对瘀热型高脂血症、肥胖症、高血压有较好的食疗效果，能缓解胸胁刺痛、头晕、咽干、心烦等症状。

## 偏方08 海带绿豆汤

【用料】海带 150 克，绿豆 150 克，红糖 150 克。

【做法】将海带浸泡、洗净、切块，绿豆淘洗净，以上二者共煮至豆烂，用红糖调服。每日 2 次，可连续食用。

【功效】清热，养血。对高脂血症有疗效。

## 偏方09 海带松

【用料】海带 200 克，香油、白糖、油、盐各少许。

【做法】泡发海带，收拾干净入锅煮熟捞出，清水洗去黏液沥干，切细丝。锅内放香油，把海带丝稍加煸炒，略用油炸。当海带发硬、松脆时捞出沥油，加白糖、盐拌匀即可。

【功效】软坚化痰，对各型高脂血症均有效。

## 偏方10 香蕉茶

【用料】香蕉 50 克，茶水、蜂蜜各适量。

【做法】香蕉去皮研碎，加入等量的茶水中，加蜜调匀。每日服 2~3 次，当茶饮。

【功效】祛脂滑肠，对各型高脂血症均有较好的食疗作用。

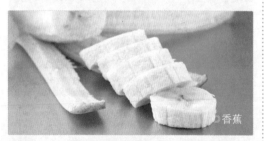
©香蕉

### 偏方介绍

香蕉性寒，味甘，具有较高的药用价值。主要功效是清肠胃，治便秘，并有清热润肺、止烦渴、填精髓、解酒毒、降血压、降血脂等作用。

## 偏方11 猕猴桃

【用料】鲜猕猴桃。

【做法】鲜猕猴桃可洗净吃，亦可榨汁饮用，常食有益。

【功效】降血脂，有降低血胆固醇及三酰甘油的作用，可作为高脂血症病人的常食水果。

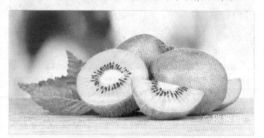
©猕猴桃

### 偏方介绍

猕猴桃性寒，味甘、酸，有解热、止渴、通淋、健胃的功效。对高血压、高脂血症、肝炎、冠心病、尿道结石有预防和辅助治疗作用。

# 内科
# 糖尿病 >>

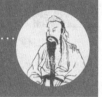

糖尿病是主要因胰岛素不足而引起的以糖代谢紊乱、血糖增高为主的慢性疾病。糖尿病患者早期无症状，晚期典型病例有多尿、多饮、多食、消瘦、乏力等症状。本病属中医学"消渴"范畴。

## 偏方01　南瓜粥

【用料】南瓜 250 克，粳米 100 克。

【做法】将南瓜切片，与粳米煮粥，日 1 剂，连服 1 个月。病情稳定后，可经常食用。

【功效】对各型糖尿病有较好的食疗效果。

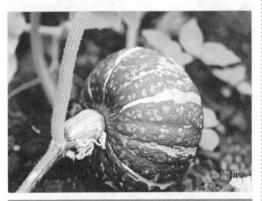

○南瓜

### 偏方介绍

南瓜性温，味甘，归脾、胃经，具有补中益气、消炎止痛、解毒杀虫、降糖止渴的功效。主治久病气虚、脾胃虚弱、气短倦怠、便溏、糖尿病、蛔虫病等病症。南瓜中的果胶能调节胃内食物的吸收速率，使身体对糖类的吸收减慢，所含的可溶性纤维素能推迟胃内食物的排空，控制饭后血糖上升。

## 偏方02　桑叶螺肉汤

【用料】桑叶（鲜品）24 克，蝉蜕 6 克，田螺（鲜活）240 克，红枣少许。

【做法】田螺吐清泥沙，用水略煮后捞起，取肉去壳；红枣洗净去核；桑叶、蝉蜕略洗；全部用料入瓦锅，加适量清水，武火煮 20 分钟调味即可，随量饮汤吃肉。

【功效】适用于肝经湿热型糖尿病。

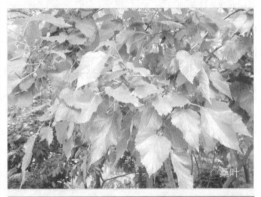

○桑叶

### 偏方介绍

桑叶性寒，味甘、苦，归肺、肝经，具有疏散风热、清肺润燥、平抑肝阳、清肝明目、凉血止血的功效。可用于风热感冒、肺热燥咳、头晕头痛、目赤昏花等病症。桑叶含桑叶生物碱及桑叶多糖，能促进 β 细胞分泌胰岛素，而胰岛素可以促进细胞对糖的利用、肝糖原合成以及改善糖代谢，降低血糖。

清蒸茶鲫鱼

【用料】鲫鱼 500 克，绿茶适量。

【做法】将鱼去鳃及内脏，保留鱼鳞，鱼腹内填满绿茶，放盘中，上蒸锅清蒸，鱼熟透即成。淡食鱼肉，不加调料。

【功效】健脾祛湿，清热利尿，缓解因糖尿病而引起的饮水不止症状。

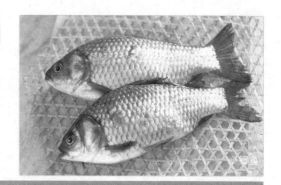
◎鲫鱼

**偏方介绍**

鲫鱼性平，味甘，归脾、胃、大肠经，具有健脾、开胃、益气、利水、通乳、除湿之功效。鲫鱼所含的蛋白质质优、易于消化吸收，可增强糖尿病患者机体免疫力，有助于控制血糖。

---

偏方04 鸡内金菠菜根粥

【用料】鸡内金 10 克，鲜菠菜根 250 克，大米 50 克。

【做法】将菠菜根洗净、切碎，加水同鸡内金共煎煮 30 ~ 40 分钟，然后下大米煮粥。每日分 2 次连菜与粥服食。

【功效】止渴，润燥，养胃。用于缓解糖尿病引起的口渴等症状。

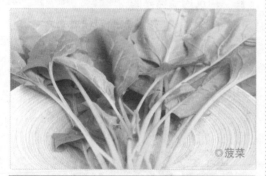
◎菠菜

**偏方介绍**

菠菜性凉，味甘、辛，无毒，归肠、胃经，具有补血止血、利五脏、通血脉、止渴润肠、滋阴平肝、助消化的功能，主治高血压、头痛、糖尿病、目眩、风火赤眼、便秘等病症。菠菜烹熟后软滑易消化，适合老幼病弱者食用。

---

偏方05 山药玉竹白鸽汤

【用料】山药、玉竹、麦冬各30克，白鸽1只，调味料适量。

【做法】将白鸽处理干净切块，山药、玉竹、麦冬洗净，全部用料放入瓦锅，加清水，煲 2 小时，加调味料调味即可。

【功效】对糖尿病引起的口渴、神疲乏力、形体消瘦等症状有一定食疗效果。

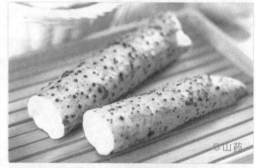
◎山药

**偏方介绍**

山药性平，味甘，归脾、肺、肾经，具有补脾养胃、生津益肺、补肾涩精的功效，主治脾虚食少、久泻不止、肺虚喘咳、肾虚遗精、带下、尿频、虚热消渴。山药中所含的淀粉、蛋白质、维生素等对人体发育有极大帮助。

## 偏方06 豇豆汤

【用料】带壳豇豆（干品）100 克。

【做法】将带壳豇豆水煎。每日 1 剂，吃豆喝汤。

【功效】益气，清热。用于缓解糖尿病引起的口渴、小便多等症状。

## 偏方07 金煮玉

【用料】嫩笋、酱油、植物油、盐各适量。

【做法】将嫩笋削皮切成长方片，用酱油、盐浸泡一下即捞出。锅内放入植物油烧至八成热，下笋片煎炸成黄色即可。

【功效】益气，清热。对糖尿病有较好的食疗作用。

## 偏方08 山药猪肚丝

【用料】猪肚 1 个，葱、生姜、山药各适量。

【做法】将葱、生姜切碎，山药切片与猪肚（切丝）同炒，每日早晚进餐时食用。

【功效】对糖尿病有食疗作用，多食、多尿症状重者尤其适用。

## 偏方09 山药粥

【用料】山药 40 克，粳米 60 克。

【做法】将山药切成小块，加粳米和适量的水熬成粥。顿服，1 日 2 次。

【功效】有降低血糖的作用，是糖尿病病人的食疗佳品。

## 偏方10 石斛瘦肉汤

【用料】鲜石斛 30 克，芦根 15 克，猪瘦肉 30 克，调味料适量。

【做法】将鲜石斛、芦根去泥沙，猪瘦肉洗净、切块，一同入炖锅，加适量清水，武火煮沸后文火煮 2 小时，调味即可。

【功效】对胃阴虚型糖尿病有一定疗效。

## 偏方11 黄连鲇鱼涎

【用料】黄连末、鲇鱼涎各适量，乌梅 3 ~ 5 颗。

【做法】用鲇鱼口里或身上的滑涎，同黄连末调和，捏成弹丸，晒干。每日 3 次，每次 7 粒，用乌梅煎汤送服。

【功效】清热，止渴。对糖尿病有食疗作用。

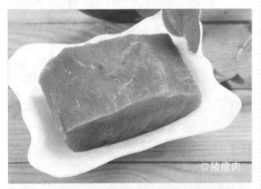

©猪瘦肉

### 偏方介绍

猪肉性平，味甘、咸，无毒，归脾、胃、肾经，具有补肾养血，滋阴润燥之功效，主治热病伤津、消渴羸瘦、肾虚体弱、产后血虚、燥咳、便秘。

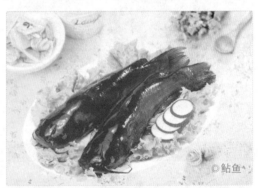

©鲇鱼

### 偏方介绍

鲇鱼性温，味甘，归胃经，有补中益阳、利小便、疗水肿等功效。体虚、营养不良、乳汁不足、小便不利、浮肿者宜食。

水蛇粥

【用料】水蛇、大米各适量。

【做法】将水蛇与大米共煮粥，每日3次，连服2周。

【功效】因糖尿病而多饮、多食、多尿者宜用，有较好的食疗效果。

鳅荷煎

【用料】泥鳅10尾，干荷叶适量。

【做法】将泥鳅阴干，去头尾，烧灰，碾为细末，与等量干荷叶（研末）混合。每服10克，每日3次。

【功效】因糖尿病而口渴饮水无度者宜用，有一定食疗效果。

黑木耳扁豆面

【用料】黑木耳、扁豆适量等份。

【做法】将黑木耳、扁豆晒干，共研成面。每次9克，白水送服。

【功效】益气，清热，祛湿。对糖尿病有食疗作用。

苦瓜粉

【用料】苦瓜（鲜品）500克。

【做法】将苦瓜制成干粉冲服。每次10克，每日3次，连服2周。

【功效】对糖尿病有一定食疗作用。

双瓜皮天花粉

【用料】西瓜皮、冬瓜皮各15克，天花粉12克。

【做法】将上两味加水煎服，每日2次。

【功效】清热，祛湿，利水。对因糖尿病引起的口渴、尿浊等症有一定食疗作用。

蘑菇汤

【用料】蘑菇适量。

【做法】用蘑菇煮汁饮服，常用。

【功效】对糖尿病有一定食疗作用。

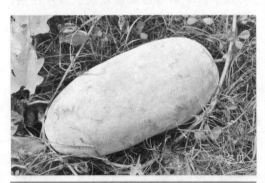
©冬瓜

**偏方介绍**

冬瓜皮性微寒，味甘，归肺、脾、小肠经，具有清热利水、消肿的功效，适用于水肿、小便不利、泄泻、疮肿等病症。

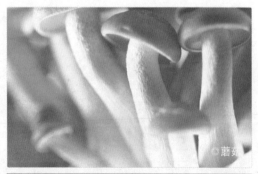
©蘑菇

**偏方介绍**

蘑菇性凉，微寒，味甘，归肝、胃经。蘑菇具有益气开胃、托痘疹、抗癌、降血糖等作用，适于糖尿病、白细胞减少症、传染性肝炎、高脂血症、维生素B₂缺乏症等患者食用。

## 偏方18 苦瓜汤

【用料】苦瓜（鲜品）50 ~ 100 克。

【做法】将苦瓜洗净做汤食，每日 2 ~ 3 次。

【功效】对糖尿病有一定食疗作用。

## 偏方19 老鸭玉竹粥

【用料】老鸭 1000 克，玉竹 45 克，沙参 30 克，粳米 100 克，调料适量。

【做法】将老鸭收拾干净入砂锅煮至烂熟，留汤，将老鸭去骨，肉切细丝，与玉竹、沙参入汤内同煮，去渣取汁，下粳米再煮成粥服用。

【功效】对各型糖尿病均有较好的疗效。

## 偏方20 猪脊汤

【用料】猪脊骨 1 具，红枣 150 克，莲子 100 克，甘草 10 克。

【做法】将猪脊骨洗净、剁碎，红枣及莲子去核、心，甘草用纱布包扎，共入锅小火炖煮 4 小时。以喝汤为主，分顿食用。

【功效】缓解糖尿病引起的口渴、尿频等。

## 偏方21 枸杞蚕茧猪胰汤

【用料】猪胰 1 个，枸杞 15 克，蚕茧 9 克。

【做法】将猪胰、枸杞、蚕茧加水适量，煮熟后服用。每日 1 剂，常食。

【功效】对因糖尿病引起的烦渴、小便频数等症状有一定食疗作用。

## 偏方22 猪胰薏米粥

【用料】猪胰 1 个，薏米 50 克。

【做法】将猪胰和薏米水煎服食。每日 1 剂，连用 10 天。

【功效】对糖尿病有一定食疗作用。

## 偏方23 枸杞粥

【用料】枸杞 30 ~ 60 克，粳米 100 克，豆豉少许，葱白、盐各适量。

【做法】上述前 3 味同煮为粥，以葱白、盐等调味服食。1 日 2 次，作早晚餐食用。

【功效】对肾阴亏虚型糖尿病有食疗作用，尿频多者尤其适用。

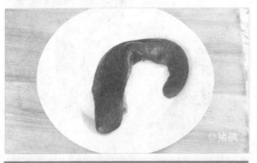

©猪胰

### 偏方介绍

猪胰性平，味甘，无毒，归脾、肺经，具有健脾胃、助消化、养肺润燥、泽颜的功效。猪肺主治脾胃虚弱、消化不良、消渴（糖尿病）、肺虚咳嗽、咯血、乳汁不通、皮肤皲裂。

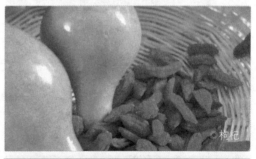

©枸杞

### 偏方介绍

枸杞性平，味甘，归肝、肾、肺经，具有养肝、滋肾、润肺的功效。主治肝肾亏虚、头晕目眩、目视不清、腰膝酸软、阳痿遗精、虚劳咳嗽、消渴引饮。

## 偏方24  水烫葱头

【用料】鲜葱头 100 克，食用油少许。

【做法】将鲜葱头洗净，开水烫过，切细，加食油少许调味。佐饭食之，每日 2 次。

【功效】对糖尿病有一定食疗作用。

## 偏方25  糯米花汤

【用料】糯米爆成的米花 50 克，桑白皮 50 克。

【做法】将以上二者共水煎。日分 2 次服。

【功效】补中益气，清热。用于缓解糖尿病引起的口渴。

## 偏方26  煮玉米粒

【用料】玉米粒 500 克。

【做法】将玉米粒加水煎煮至粒熟烂。分 4 次服食。

【功效】清热，利尿，降低血糖。对因糖尿病而引起的尿带甜味、身有浮肿、尿量增多等有食疗效果。

## 偏方27  芹菜汁

【用料】芹菜 500 克。

【做法】将芹菜洗净，捣绞汁煮沸或用芹菜煎水适量。日服 2 次。

【功效】对糖尿病有一定食疗作用。

## 偏方28  甘薯叶冬瓜汤

【用料】鲜甘薯叶 150 克，冬瓜 100 克。

【做法】将鲜甘薯叶、冬瓜加水共煎汤。每日分 2 次服。

【功效】清热，利尿。对糖尿病有一定食疗效果。

## 偏方29  蕹菜梗

【用料】蕹菜梗 100 克，玉米须 50 克。

【做法】将蕹菜梗、玉米须同水煎。常服。

【功效】对糖尿病有一定食疗作用。

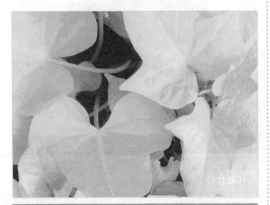

### 偏方介绍

　　甘薯叶性平，味甘，无毒，味道有点儿像同属的蕹菜，但质地较为柔软。具有补虚益气、健脾强肾、益肺生津、补肾明目、抗癌、美容、延缓衰老的作用。

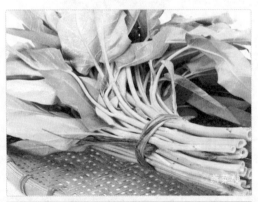

### 偏方介绍

　　蕹菜梗性平，味淡，归肾、肺、脾经，具有健脾利湿的功效，主治妇女白带、虚淋。蕹菜中粗纤维素的含量较丰富。食用蕹菜对糖尿病治疗有助益。

# 内科
# 冠心病 >>

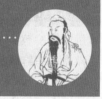

冠心病又称缺血性心脏病。本病多发生于40岁以上人群，男性多于女性，尤以脑力劳动者居多，包括心绞痛、急性心肌梗死等类型。中医认为冠心病是由于身体衰弱，脏腑功能虚损，阴阳气血失调，加之七情六淫的影响，导致气滞血瘀，胸阳不振，痰浊内生，使心脉痹阻而致。

## 偏方01  菊花炒鸡片

【用料】嫩鸡肉 150 克，菊花瓣 50 克，盐、油、味精、白糖、胡椒面、料酒、麻油、姜、葱各适量。

【做法】将嫩鸡肉切成薄片，加以上调味料拌匀；菊花瓣洗净；葱切小片。锅内放油，下葱姜煸炒，倒入鸡片，加菊花瓣炒匀即可。

【功效】镇静祛风，对冠心病有疗效。

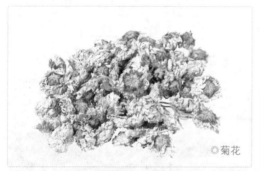

◎菊花

### 偏方介绍

菊花性微寒，味辛、苦、甘，归肺、肝经。能散风清热，平肝明目，有镇静、解热功效，可用于风热感冒、头痛眩晕、目赤肿痛、眼目昏花。菊花对扩张冠状动脉并增加血流量有明显功效。在烹饪这个食疗偏方时需注意，菊花下锅不宜过早，掌握好火候，动作要快。

## 偏方02  海带松

【用料】海带 200 克，香油、油、白糖、盐各少许。

【做法】泡发海带，洗净入锅煮熟捞出，清净，切丝。锅内放香油，放海带丝稍加煸炒，略经油炸，当海带松脆时捞出沥油，装盘，加入白糖、精盐拌匀即可食用。

【功效】有助于预防高血压、冠心病。

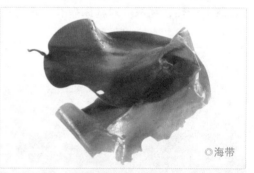

◎海带

### 偏方介绍

海带性寒，味咸，入脾、胃经。海带含大量的碘质，含有丰富的矿物质，如钙、钠、镁、钾、磷、硫、铁、锌，以及硫胺素、核黄素、硒等人体不可缺少的营养成分。海带中含有大量的多不饱和脂肪酸EPA，能使血液的黏度降低，延缓血管硬化。常吃海带能够预防心血管方面的疾病。

## 偏方03 荷叶米粉肉

【用料】荷叶5张,瘦肉200克,粳米150克,调料适量。

【做法】先将粳米炒至焦黄,瘦肉切成长片,用调料浸泡1日,用荷叶包好蒸熟即可。

【功效】对冠心病有食疗作用。

## 偏方04 茶树根酒

【用料】老茶树根粗壮者30~60克,糯米酒适量。

【做法】将糯米酒入瓦罐中,加水,用文火煎老茶树根2次,取浓汁于晚睡前服。30日为1疗程,可连用4~5个疗程。

【功效】对冠心病有较好的食疗作用。

## 偏方05 干姜酒

【用料】干姜末15克,清酒100毫升。

【做法】温清酒,清酒热后下干姜末。每次服30克,每日1次。

【功效】对冠心病导致的胸闷憋气,阵发性心痛、心悸,面色苍白,倦怠无力等有较好的食疗作用。

## 偏方06 桃仁粥

【用料】桃仁10克,大米50克,糖适量。

【做法】先把桃仁洗净,捣烂如泥,用布包好,同大米一起入锅,加水同煮为粥,加少量糖调味。食粥,顿服,每日1次。

【功效】活血通经、祛瘀止痛,适用于冠心病心绞痛、心肌梗死恢复期病人。

## 偏方07 山楂茶

【用料】山楂片30克,茶3克。

【做法】将山楂片、茶共用开水反复冲泡续饮。

【功效】舒张血管,降压强心,可作为冠心病心绞痛、心肌梗死恢复期的食疗方使用。

## 偏方08 青柿蜜糊

【用料】七成熟青柿1000克,蜂蜜2000克。

【做法】将青柿去蒂柄,切碎捣烂绞汁,汁入砂锅先以武火煮熟,后用文火煎至浓稠,加蜂蜜再熬至稠,停火冷却。每次1汤匙,温开水冲饮,日服3次。

【功效】对冠心病、动脉硬化有疗效。

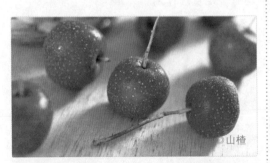

◎山楂

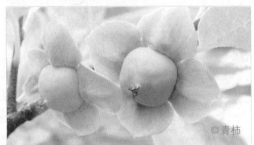

◎青柿

### 偏方介绍

山楂有扩张冠状动脉、舒张血管、降脂、降压、强心的作用。茶中所含咖啡因和茶单宁酸的协同作用,可防止人体内胆固醇的升高,扩张血管,有防治心肌梗死的作用。

### 偏方介绍

青柿就是未成熟的柿子,性寒,味涩,归肺经。青柿中含丰富的糖分、果胶和维生素,能清热润肠,是高血压、动脉硬化患者的天然保健食品。但青柿中大量的单宁酸会影响身体对铁质的吸收,不宜多吃。

## 偏方09 香蕉糯米粥

【用料】香蕉3只,冰糖60克,糯米60克。

【做法】将糯米淘洗干净,入锅加清水适量烧开,文火煎煮待米熟时,加入去皮、切块的香蕉和冰糖,熬成稀粥。每日1次,连续服用。

【功效】对防治冠心病有一定食疗作用。

## 偏方10 葡萄酒

【用料】葡萄酒。

【做法】每天用餐时适量酌饮葡萄酒。

【功效】对预防冠心病有一定食疗作用。

## 偏方11 双耳汤

【用料】白木耳、黑木耳各10克,冰糖5克。

【做法】将白黑木耳用温水泡发,放入小碗,加水、冰糖适量,置蒸锅中蒸1小时即可。饮汤吃木耳。

【功效】滋阴益气,凉血止血。适于冠心病、动脉硬化、高血压患者食用。

## 偏方12 丹参茶

【用料】丹参9克,绿茶3克。

【做法】将丹参制成粗末,与茶叶以沸水冲泡10分钟。每日1剂,不拘时饮服。

【功效】适用于冠心病、阵发性胸刺痛、胸闷气短等病症,有一定食疗作用。

## 偏方13 薤白粥

【用料】薤白15克(鲜品加倍),大米60克。

【做法】将薤白洗净切碎,与大米同入锅,熬煮成粥。顿服,每日1次。

【功效】益气、散寒、通阳,常服对因冠心病而引起的胸闷不舒或心绞痛有一定食疗作用。

## 偏方14 醋泡花生

【用料】米醋、花生仁各适量。

【做法】以米醋浸泡优质花生仁,醋的用量以能浸透花生仁为度。浸泡1周后即可食用。每日早晚各吃1次,每次10~15粒。

【功效】通脉,降脂。对冠心病、高脂血症均有一定食疗作用。

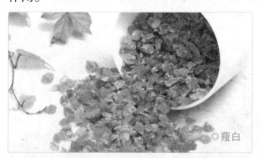

◎薤白

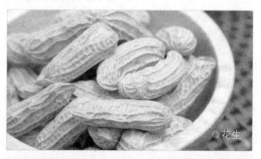

◎花生

**偏方介绍**

薤白性温,味辛、苦,归肺、心、胃、大肠经,具有理气、宽胸、通阳、散结、导滞的功效,食用薤白粥对心血管疾病有益处。

**偏方介绍**

花生含有丰富的维生素E,它可以减少人体内血小板在血管壁的沉积。花生中含有丰富的可溶性纤维,它能减少血中胆固醇的含量,对防治冠心病有一定的作用。

## 偏方15　海参红枣汤

【用料】泡发海参 40 克，红枣 5 枚，冰糖适量。

【做法】先将海参煮烂，再加入红枣、冰糖，炖煮 15 ~ 20 分钟。每日早晨空腹服食。

【功效】适用于气阴两虚型冠心病，有一定食疗作用。

## 偏方16　猕猴桃荸荠汁

【用料】猕猴桃 100 克，荸荠 50 克，西瓜 80 克。

【做法】将以上 3 味共同榨汁后饮用。

【功效】对防治冠心病有一定食疗作用。

## 偏方17　山楂双豆粥

【用料】山楂 30 克，白扁豆 20 克，韭豆 30 克，红糖 40 克。

【做法】将前 3 味分别洗净，同入砂锅，加适量清水，以文火煎煮，豆烂后，放红糖调味即可，每日 1 剂。

【功效】经常服用有预防冠心病的作用。

## 偏方18　马齿苋韭菜包

【用料】马齿苋、韭菜等份，葱、姜、猪油、鸡蛋、盐、酱油各适量。

【做法】将马齿苋、韭菜分别洗净，阴干 2 小时，切末。鸡蛋炒熟，弄碎与上末拌匀，加以上调味料调成馅，制成包子蒸熟食用。

【功效】清热祛湿，凉血解毒。

## 偏方19　香蕉蜂蜜茶

【用料】香蕉 50 克，茶水适量，蜂蜜少许。

【做法】将香蕉去皮研碎，加入等量的茶水中，加蜜调匀当茶饮。

【功效】降压，润燥，滑肠。适用于冠心病、高血压、动脉硬化及便秘等病症，有一定食疗作用。

## 偏方20　陈皮兔肉丁

【用料】兔肉 200 克，食用油 100 克，陈皮 5 克，干椒末、酱油、醋、盐各适量。

【做法】将兔肉切丁加以上调味料拌匀。陈皮浸透切块。锅中放食用油，将兔肉丁和陈皮下锅炒，最后收汁，加醋即可。

【功效】补益心血，防治冠心病。

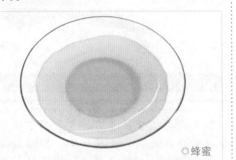

◎蜂蜜

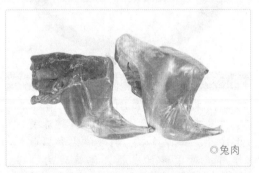

◎兔肉

### 偏方介绍

蜂蜜是很好的养生补品。每日服蜂蜜 2 或 3 次，每次 2 ~ 3 匙，有营养心肌、保护肝脏、降血压、延缓血管硬化的效果。

### 偏方介绍

兔肉属于高蛋白质、低胆固醇的肉类，是肥胖者和心血管病患者的理想肉食。

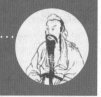

感冒是最常见的外感疾病，四季都可发生，尤以冬末初春为多。寒气较强引发的感冒为风寒感冒；火热邪气过强引起的为风热感冒；还有夏季常见的由湿邪造成的暑湿感冒。

## 偏方01 神仙粥

【用料】糯米 100 克，葱白、生姜各 20 克，食醋 30 毫升。

【做法】将糯米煮粥，葱白、生姜捣烂后放粥内煮 5 分钟，沸后加醋，搅拌后立即起锅。趁热服下，上床覆被以助药力。每日早晚各 1 次，连服几次即愈。

【功效】发表解毒，祛风散寒。

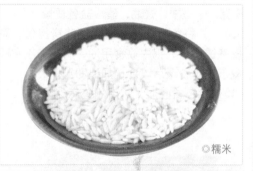

◎糯米

### 偏方介绍

糯米性温，味甘，归脾、胃、肺经，具有补中益气、止泻、健脾养胃、止虚汗、安神益心、调理消化和吸收的作用，对于脾胃虚弱、体疲乏力、多汗、呕吐者与经常性腹泻、痔疮、产后病疾者有舒缓症状作用。糯米对于体虚产生的盗汗、血虚、头昏眼花也有改善的作用。

## 偏方02 葱豉黄酒汤

【用料】全葱 30 克，淡豆豉 20 克，黄酒 50 克。

【做法】先将淡豆豉放入砂锅内加水一小碗，煮 10 余分钟，再把洗净切段的全葱（带须）放入，继续煮 5 分钟。然后加黄酒，立即出锅。趁热顿饮，注意避风寒。

【功效】解表祛风，发散风寒。能改善感冒引起的发热、头痛、无汗、吐泻等症状。

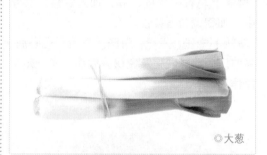

◎大葱

### 偏方介绍

大葱性微温，味辛，具有发表通阳、解毒调味的作用。主要用于风寒感冒的恶寒发热、头痛鼻塞、阴寒腹痛、痢疾泄泻、虫积内阻、乳汁不通、二便不利等。大葱具有刺激身体汗腺、发汗散热之作用。同时，大葱含有挥发油，油中主要成分为蒜素，又含有二烯丙基硫醚、草酸钙。

## 偏方03 冰糖鸡蛋

【用料】鸡蛋1个，冰糖30克。

【做法】将鸡蛋打入碗中，同捣碎的冰糖混合调匀。临睡前用开水冲服。

【功效】养阴润燥，清肺止咳。作为感冒的食疗方，能改善流清涕、咳嗽、发冷等症状。对小儿流鼻血亦有效。

## 偏方04 葱姜茶

【用料】葱白5根，姜1片，淡豆豉20克。

【做法】将以上3味用砂锅加水1碗煎煮开。趁热顿服，然后卧床盖被发汗，注意避风寒。

【功效】解热透表，解毒通阳。适用于伤风感冒初起，能改善鼻塞、头痛、畏寒、无汗等症状。

## 偏方05 核桃葱姜茶

【用料】核桃仁25克，葱白25克，生姜25克，茶叶15克。

【做法】将核桃仁、葱白、生姜共捣烂，与茶叶一同放入砂锅内，加水一碗半煎煮。去渣一次服下，卧床盖被，注意避风。

【功效】解表散寒，发汗退热。

## 偏方06 西瓜西红柿汁

【用料】西瓜1/4个，西红柿2个。

【做法】将西瓜取瓤，用纱布绞挤汁液。西红柿去皮，也用纱布绞挤汁液。二汁混合搅匀，代茶饮用。

【功效】清热解毒，祛暑化湿。适用于夏季感冒，能改善发热、口渴、烦躁等症状。

## 偏方07 草鱼汤

【用料】草鱼肉、米酒各150克，姜片25克，盐适量。

【做法】锅内加水煮沸后，放草鱼片、姜片及米酒一起炖约30分钟，加盐调味出锅。趁热食用，食后卧床盖被取微汗。

【功效】解表散寒，疏风止痛。

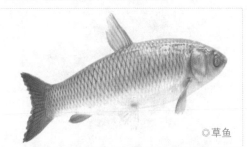

◎草鱼

### 偏方介绍

　　草鱼性温，味甘，无毒，归肝、胃经，具有暖胃和中、平降肝阳、祛风、治痹、截疟、益肝明目之功效，对感冒有疗效。

## 偏方08 萝卜甘蔗汤

【用料】萝卜、甘蔗各500克，金银花10克，竹叶5克，白糖适量。

【做法】将萝卜与甘蔗切块，加水于砂锅内，下金银花、竹叶共煎，饮服时加白糖。可当茶饮，每日数次。

【功效】消积止躁，清热解毒。

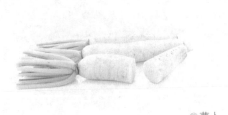

◎萝卜

### 偏方介绍

　　白萝卜性凉，味辛、甘，主治食积胀满、痰嗽失音、吐血、消渴、痢疾，具有消积滞、化痰止咳、下气宽中、解毒等功效，对感冒有疗效。

## 偏方09 绿豆茶

【用料】绿豆 50 克,绿茶 5 克,冰糖 15 克。

【做法】将绿豆洗净,捣碎,同绿茶、冰糖放入碗内,用开水冲沏,约泡 20 分钟。代茶饮用。

【功效】清热解毒。适用于流行性感冒,能改善咽痛、咳嗽等症状。

## 偏方10 荸荠汁

【用料】荸荠适量。

【做法】将荸荠洗净,去皮,捣烂后裹以纱布绞挤汁液。以汁漱喉,徐徐咽下。每日数次,可连续漱服。

【功效】凉血解毒利咽。对风寒感冒或虚火咽痛等病症有食疗作用。

## 偏方11 白清汤

【用料】葱白 4 段,鸭蛋清 2 个,饴糖 50 克。

【做法】先将葱白及饴糖加水煮沸,倒入盛有鸭蛋清的碗中,搅匀。分 2 次热服。

【功效】养阴清热。对感冒引起的咳嗽、音哑、咽喉肿痛等症状有较好的食疗作用。

## 偏方12 萝卜橄榄汤

【用料】白萝卜 200 克,橄榄 5 枚。

【做法】将白萝卜洗净,切成小块,同橄榄共煮汤。日服 6 次,用量不限。

【功效】清热解毒。对流行性感冒、白喉等病有一定食疗作用。

## 偏方13 银花山楂汤

【用料】银花 30 克,山楂 10 克,蜂蜜 250 克。

【做法】将银花与山楂放砂锅内,加水烧沸,5 分钟后将药液滤入碗内。再加水煎熬一次后滤出药液。将两次药液合并,放入蜂蜜搅匀。热服,可随时饮用。

【功效】清热解毒,散风止痛。

## 偏方14 芦根汤

【用料】芦根 50 克,鲜萝卜 200 克,青橄榄 7 个,葱白 7 根。

【做法】将鲜萝卜洗净、切块,同芦根、青橄榄、葱白共煮汤。代茶饮。

【功效】清热解表,宣通气机。对流行性感冒有不错的食疗效果。

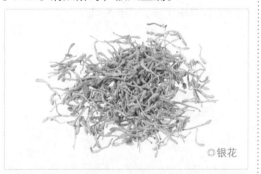

◎银花

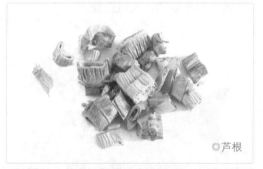

◎芦根

### 偏方介绍

银花又名忍冬花,性寒,味甘,归肺、胃经,是清热解毒药品,可治疗温病发热、热毒血痢等。

### 偏方介绍

芦根有清热生津、除烦的功效,对感冒有益处。

## 偏方15  橘姜茶

【用料】橘皮、生姜各 10 克，红糖适量。

【做法】将橘皮洗净，姜洗净去皮，共水煎。饮时可加红糖 10 ~ 20 克。

【功效】辛温解表，解毒通阳。对感冒有较好的食疗作用。

## 偏方16  白胡椒热汤面

【用料】挂面、白胡椒面、葱白各适量。

【做法】煮热汤面 1 碗，加入葱白及白胡椒面拌匀。趁热吃下，盖被而卧，汗出即愈。

【功效】辛温解表，消痰解毒。适用于风寒袭表引起的感冒，有较好的食疗作用。

## 偏方17  红糖乌梅汤

【用料】乌梅 4 个，红糖 100 克。

【做法】将以上两味加水共煮浓汤。分 2 次服。

【功效】解表散寒，发汗退热。对感冒引起的发热、畏寒等症状有较为明显的食疗作用。

## 偏方18  黄酒煮荔枝

【用料】荔枝肉 30 克，黄酒适量。

【做法】用黄酒煮荔枝肉。趁热顿服。

【功效】通神益气，消散滞气。对气虚感冒有食疗作用。

## 偏方19  生大蒜

【用料】生大蒜 1 瓣。

【做法】将生大蒜瓣去皮，含于口中，生津则咽下，直至大蒜无味时吐掉，连续 3 瓣即可奏效。

【功效】辛温解表，解毒杀菌。用于感冒初起流清涕、风寒咳嗽等。

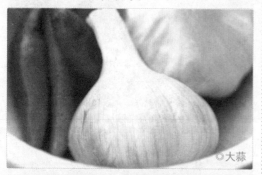
©大蒜

### 偏方介绍

　　大蒜性温，味辛，归脾、胃、肺经，能解毒杀虫，消肿止痛，止泻止痢，治肺病，驱虫，此外，还有温脾暖胃作用。可用于感冒、细菌性痢疾、阿米巴痢疾、肠炎、饮食积滞、痈肿疮疡的治疗。

## 偏方20  干白菜根汤

【用料】干白菜根 1 块，姜 3 片，红糖适量。

【做法】将干白菜根洗净，切片，加水、姜片、红糖共煎 1 碗。日服 3 次。

【功效】清热解毒。适用于流行性感冒，改善热多寒少的症状。

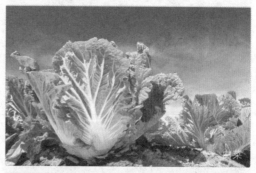

### 偏方介绍

　　白菜根性微寒，味甘，归肺、肝、胃、膀胱经，具有清热利水、解表散寒、养胃止渴的功效。

# 食疗偏方 内科
# 咳嗽 >>

咳嗽是人体清除呼吸道内的分泌物或异物的保护性呼吸反射动作。虽然有其有利的一面，但长期剧烈咳嗽可导致呼吸道出血。要正确区分一般咳嗽和咳嗽变异性哮喘，防止误诊。中医认为咳嗽是因外感六淫，脏腑内伤所致。治疗咳嗽应区分咳嗽类型，西药、中药皆可，但以食疗为最佳。

## 偏方01 冰糖燕窝粥

【用料】燕窝10克，大米100克，冰糖50克。

【做法】将燕窝放温水中浸软，摘去绒毛污物，放入开水碗中继续涨发。大米洗净后入锅，加清水3大碗，旺火烧滚后改用文火熬煮。将发好的燕窝放入锅中与大米同熬约1小时，加入冰糖，待冰糖溶化后即可食用。

【功效】滋阴润肺，止咳化痰。

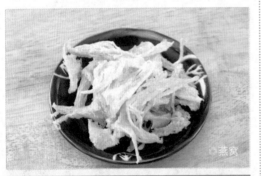

©燕窝

### 偏方介绍

燕窝性平，味甘，归肺、胃、肾经，有养阴、润燥、益气、补中、养颜等五大功效，是上好的补品。能滋阴润肺，补脾益气，有补肺养阴、止肺虚性咳嗽等功效。对咳嗽痰喘、气促、久咳、痰中带血、咯血、支气管炎、潮热等病症有显著食疗效果。

## 偏方02 糖渍橘皮

【用料】鲜橘皮、白糖各适量。

【做法】将鲜橘皮洗净切丝，锅内加入橘皮丝及大约橘皮重量一半的白糖，添水没过橘皮，大火煮沸改用小火煮至余液将干时，将橘皮盛出放入盘内，待冷，再撒入大约橘皮重量一半的白糖，拌匀。食用。

【功效】润肺，燥湿，化痰，生津。

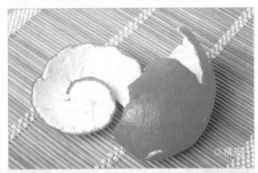

©橘皮

### 偏方介绍

橘皮即陈皮，性温，味辛、微苦，归脾、肺经，有理气调中、燥湿化痰的功效，可用于治疗脾胃气滞、呕吐，或湿浊中阻所致胸闷、纳呆、便溏。橘皮苦温燥湿而能健脾行气，故常用于湿阻中焦、脘腹胀闷等症，可配伍苍术、厚朴同用。又善于燥湿化痰，为治疗痰多咳嗽的常用要药。

## 偏方03　麻黄胡椒蒸萝卜

【用料】白萝卜1个，白胡椒5粒，麻黄2克，蜂蜜30克。

【做法】将白萝卜洗净、切片，放入碗内，倒入蜂蜜及白胡椒、麻黄搅拌均匀，放入锅内共蒸半小时。趁热顿服，卧床见汗即愈。

【功效】发汗散寒，止咳化痰。

## 偏方04　羊蜜膏

【用料】熟羊脂、熟羊髓、白沙蜜各250克，生姜汁100毫升，生地黄汁500毫升。

【做法】将熟羊脂入锅中煎至沸腾，然后放羊髓再沸，加白沙蜜、地黄汁、生姜汁，不停搅拌，微火熬数沸至成膏。

【功效】补虚润肺，祛风化毒。

## 偏方05　燕窝参汤

【用料】燕窝、西洋参各5克。

【做法】将燕窝用清水浸透，摘去杂物，洗净，晾去水气，同西洋参一起隔水炖3小时以上，饮汤。

【功效】养阴润燥，降火益气。对肺胃阴虚而致的干咳、潮热、盗汗等症状有疗效。

## 偏方06　双糖炖豆腐

【用料】豆腐500克，红糖、白糖各100克。

【做法】在豆腐上挖一个坑，用红、白糖将坑填满，放入碗内隔水炖30分钟。一次吃完，连服4次。

【功效】清热，生津，润燥。对咳嗽痰喘有食疗作用。

## 偏方07　芫荽大米汤

【用料】芫荽30克，大米100克，饴糖30克。

【做法】先将大米洗净，加水煮汤。取大米汤3汤匙与芫荽、饴糖搅拌后蒸10分钟。趁热一次服，注意避风寒。

【功效】发汗透表。对伤风感冒引起的咳嗽有食疗作用。

◎芫荽

### 偏方介绍

　　芫荽又叫香菜，是常见的提味蔬菜，性温，味辛，归肺、脾经，具有发汗透疹、消食下气、醒脾和中的功效。主治风寒感冒、麻疹等病。

## 偏方08　甲鱼蒸贝母

【用料】甲鱼1只，川贝母5克，鸡清汤1000克，葱、姜、花椒、料酒、盐各适量。

【做法】将甲鱼宰杀，处理干净，切块放蒸盆内，加入川贝母、盐、料酒、花椒、葱、姜、鸡清汤，上笼蒸1小时许。趁热服食。

【功效】滋阴清热，润肺止咳，退热除蒸。

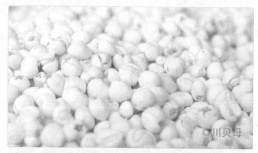
◎川贝母

### 偏方介绍

　　川贝母性微寒，味苦、甘，归肺、心经，具有清热化痰止咳之功，可用于治疗痰热咳喘、咯痰黄稠之症；因又兼甘味，故善润肺止咳，治疗肺有燥热之咳嗽痰少而黏之症。

## 偏方09 杏仁止咳汤

【用料】北杏仁 10 克，芫荽 5 克，荸荠 30 克，生姜 3 克，冰糖适量，羚羊角粉 2 克（冲服）。

【做法】将上述前 5 味材料同放锅内，加水煮汤。

【功效】清热解肌，宣肺止咳。

## 偏方10 雪梨百合汤

【用料】雪梨 1 个，百合 25 克，冰糖 20 克。

【做法】将百合用清水浸泡一夜，次日将百合连同清水一起倒入砂锅内，再加半碗多清水，煮 1.5 个小时，待百合已烂时加已去皮、切块的雪梨和冰糖，煮 30 分钟即成。

【功效】肺虚久咳者食用有较好的疗效。

## 偏方11 排骨炖白果

【用料】小排骨 500 克，白果 30 克，黄酒、姜片、青葱末、盐各适量。

【做法】将小排骨加水适量，放黄酒、姜片，文火焖 1.5 小时。加入去壳白果、盐，再煮 15 分钟，加味精并撒青葱末。

【功效】止咳平喘，用于痰多咳嗽气喘。

## 偏方12 银耳鸭蛋汤

【用料】鸭蛋 1 只，银耳 15 克，冰糖 25 克。

【做法】将银耳与冰糖共煮，等沸后打入鸭蛋。每日服 2 次。

【功效】滋阴清肺，生津止渴。能改善阴虚肺燥引起的咳嗽痰少、咽干口渴等症状，对咳嗽有一定食疗作用。

## 偏方13 芥菜姜汤

【用料】芥菜 80 克，生姜 10 克，盐少许。

【做法】将芥菜洗净后切成小块，生姜切片，加清水 4 碗煎至 2 碗，以盐调味。每日分 2 次服，连用 3 日见效。

【功效】宣肺止咳，疏风散寒。适用于风寒咳嗽，对头痛、鼻塞等症状有食疗作用。

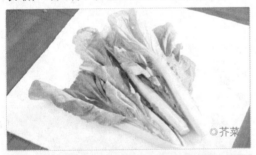

◎芥菜

### 偏方介绍

　　芥菜又名雪里蕻，性温，味辛，归肺、胃、肾经，可宣肺豁痰，温中利气，对治疗感冒有益处，主治寒饮内盛、咳嗽痰滞、胸膈满闷、耳目失聪、牙龈肿烂、便秘等病症。

## 偏方14 川贝炖雪梨

【用料】雪梨 1 个，川贝末 6 克，冰糖 20 克。

【做法】将雪梨切开，其中间去核后放川贝末，然后再并拢，用牙签固定，碗中放水适量加冰糖，隔水炖煮 30 分钟，吃梨喝汤，每天 1 次，连服 3 ~ 5 天。

【功效】清热化痰，润肺止咳。

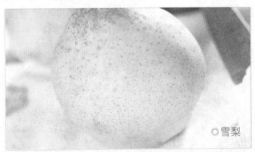

◎雪梨

### 偏方介绍

　　雪梨性寒，味甘，归肺经，具生津润燥、清热化痰之功效。因此，对急性气管炎和上呼吸道感染患者出现的咽喉干、痒、痛，音哑，痰稠，便秘，尿赤均有良效。

## 偏方15 燕窝炖梨

【用料】燕窝5克，白梨2个，川贝母10克，冰糖5克。

【做法】将燕窝用水浸泡备用，白梨挖去核心，将其他3味同放梨内，盖好、扎紧放碗中，隔水炖熟。服食。

【功效】对多年痰咳、气短乏力有疗效。

## 偏方16 糖水冲鸡蛋

【用料】白糖50克，鸡蛋1个，鲜姜适量。

【做法】先将鸡蛋打入碗中，搅匀。将鲜姜绞取汁液备用，白糖加水半碗煮沸，趁热冲蛋，搅和，再倒入姜汁，调匀。每日早晚各服1次。

【功效】对久咳不愈有较好的食疗作用。

## 偏方17 萝卜炖猪肺

【用料】白萝卜1个，猪肺1个，杏仁15克。

【做法】将以上3味加水共煮1小时。

【功效】清热化痰，止咳平喘。对久咳不止、痰多气促等有食疗作用。

## 偏方18 丝瓜花蜂蜜饮

【用料】丝瓜花10克，蜂蜜15克。

【做法】将丝瓜花洗净，放入杯内，加开水冲泡。盖上盖浸泡10分钟，倒入蜂蜜搅匀即成。每日饮3次。

【功效】清热止咳，消痰下气。对肺热咳嗽、喘急、气促等病症有较好的食疗作用。

## 偏方19 蜜枣扒山药

【用料】山药1000克，蜜枣10枚，板油丁100克，白糖350克，桂花汁适量。

【做法】将以上前3味置大碗内蒸熟，撒白糖、桂花汁调匀食用。

【功效】补肾润肺，对肺虚久咳、脾虚腹泻、四肢无力等有食疗作用。

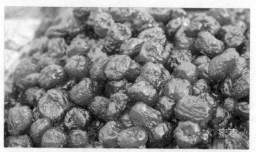

©蜜枣

## 偏方20 鱼腥草汁冲鸡蛋

【用料】鱼腥草30克，鸡蛋1个。

【做法】将鱼腥草浓煎取汁，用滚沸的药汁冲鸡蛋1个，1次服下，1日1次。

【功效】清热、养阴、解毒。可以用于辅助治疗胸痛和肺热咳嗽等病症。

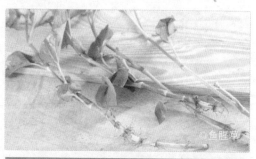

©鱼腥草

### 偏方介绍

蜜枣补血、健胃、益肺、调胃，对久咳肺虚等症有疗效。板油即生猪油，将生猪油切成丁即板油丁。

### 偏方介绍

鱼腥草性微寒，味苦，归肺、膀胱、大肠经，能清热解毒，排脓消痈，利尿通淋。对肺痈吐脓、痰热喘咳、热痢、痈肿疮毒、热淋有疗效。

## 偏方21　红糖姜枣汤

【用料】红糖30克，鲜姜15克，红枣30克。

【做法】以水3碗煎至剩一半。顿服，服后出微汗即愈。

【功效】祛风散寒。对伤风咳嗽、胃寒刺痛、产后受寒腹泻、恶阻等病症有食疗作用。

## 偏方22　蜂蜜蒸白梨

【用料】大白梨1个，蜂蜜50克。

【做法】先把大白梨去皮，挖去核，将蜂蜜填入，加热蒸熟。每日早晚各吃1个，连吃数日。

【功效】生津润燥，止咳化痰。适用于阴虚肺燥之久咳咽干、手足心热等症状。

## 偏方23　猪肉杏仁参汤

【用料】瘦猪肉50克，杏仁10克，北沙参15克。

【做法】将以上3味共煎煮汤饮。日服2次。

【功效】清肺，化痰，生津。对咳嗽少痰、口渴咽干、咽痒等病症有一定食疗作用。

## 偏方24　罗汉果柿饼汤

【用料】罗汉果半个，柿饼3个，冰糖30克。

【做法】加清水两碗半共煮至1碗半，再下冰糖，去渣。1天分3次饮完。

【功效】清肺热，去痰火，止咳嗽。对小儿百日咳及痰火咳嗽等病症有较好的食疗作用。

## 偏方25　山药粥

【用料】山药30克，白糖少许。

【做法】将山药轧细过筛，调入凉水，边煮边搅，两三沸即成，加少许白糖调味。服食。

【功效】补脾止泻、补肾收摄。对劳伤咳喘、脾虚泄泻等有食疗作用。

## 偏方26　竹沥粥

【用料】竹沥30毫升，粳米100克。

【做法】先煮粳米做粥，快熟的时候放入竹沥，搅匀。任意食用。

【功效】清热，豁痰，镇惊。对风热痰火、肺热咳嗽、痰多色黄等病症有较好的食疗作用。

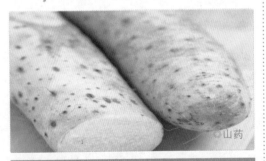

©山药

### 偏方介绍

山药营养丰富，是物美价廉的补虚佳品。山药性平，味甘，归脾、肺、肾经，具有补脾养胃、生津益肺、补肾涩精的功效。用于脾虚食少、久泻不止、肺虚喘咳、肾虚遗精、尿频等病症。

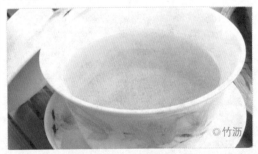

©竹沥

### 偏方介绍

竹沥性寒，味甘，归心、肝、肺经，是竹子经加工后提取的汁液，它是一种无毒无副作用的药、食两用天然饮品，是化痰、止咳、平喘的良药。

食疗偏方 **内科**
# 慢性胃炎 >>

慢性胃炎属中医胃脘痛、痞满等病症范畴。慢性胃炎大多无明显症状，部分患者可出现上腹饱胀不适、胃脘隐痛、嘈杂嗳气、厌食恶心等。中医认为脾胃虚弱为其内在病因，饮食不节、情志所伤、劳逸过度为其发病的诱因。

## 偏方01　生姜红枣汤

【用料】生姜 120 克，红枣 500 克。

【做法】将生姜洗净切片，同红枣一起煮熟。每日吃 3 次，每次吃红枣 10 余枚，姜 1 ~ 2 片，吃时将原汤加热，饭前饭后吃均可。数次后煮至枣汤渐甜，服用效果更佳。

【功效】健脾温胃。适用于脾胃虚寒型慢性胃炎。

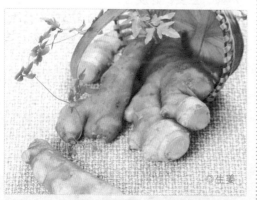

◎生姜

### 偏方介绍

生姜性微温，味辛，归肺、脾、胃经，具有发汗解表、温中止呕、温肺止咳、解鱼蟹毒、解药毒的功效。生姜为芳香性、辛辣味健胃药，有温暖、兴奋、发汗、止呕、解毒、温肺止咳等作用。红枣性温，味甘，归脾、胃经，具有补中益气、和中健脾、养血安神的功效。二者结合使用，功效更佳。

## 偏方02　清炒南瓜丝

【用料】嫩南瓜 750 ~ 1000 克，菜油 50 克，精盐、葱花各少许。

【做法】将嫩南瓜洗净切丝，晾晒半天。锅内放菜油，烧热，倒入南瓜丝，旺火速炒 2 分钟，撒上精盐，颠翻炒匀，放入葱花，再颠翻两下，出锅即成。

【功效】对慢性胃炎有较好的食疗效果。

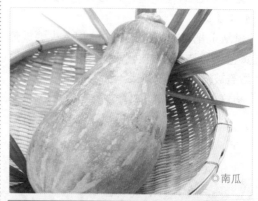

◎南瓜

### 偏方介绍

南瓜为葫芦科植物南瓜的果实，夏、秋果实成熟时采收，栽培于屋边、园地及河滩边，全国各地均有。南瓜性温，味甘，归脾、胃经，具有补中益气、消炎止痛、解毒杀虫、润肺益气、化痰排脓、治咳止喘、疗肺痈、通便、利尿、美容等作用。

## 偏方03 姜韭牛奶羹

【用料】生姜 25 克，韭菜 250 克，牛奶 250 克。

【做法】将生姜与韭菜洗净，捣汁，将汁放入锅中煮沸，再加入牛奶煮沸。趁热饮用，每日早晨饮 1 次，连日饮用。

【功效】补虚调胃，驱寒散滞。

## 偏方04 大米姜汤

【用料】大米 100 克，姜汁适量。

【做法】将大米用水浸泡后，用麻纸五六层包好，烧成灰，研细末。分早晚 2 次，饭前用姜汁水冲服。轻者 1 剂，重者连服 3 剂。服药后 1 周内以流食为主，勿食生冷油腻食物。

【功效】补中益气，调养脾胃。

## 偏方05 牛奶鹌鹑蛋

【用料】牛奶 200 毫升，鹌鹑蛋 1 个。

【做法】将牛奶煮沸，打入鹌鹑蛋再沸即成。每日早晨空腹服 1 次，连续饮用。

【功效】补胃，益胃。对慢性胃炎有食疗作用。

## 偏方06 生姜花椒汤

【用料】生姜 15 克，花椒 30 粒。

【做法】上两味水煎服，每日 1 次，早晚分服。

【功效】健胃。对慢性胃炎有食疗作用。

## 偏方07 白胡椒小枣

【用料】白胡椒 7 粒，小枣（去核）7 枚，鲜姜 1 块。

【做法】把白胡椒放入枣内，以文火烤成焦黄色，与洗净的鲜姜同煎。每日 1 剂，服后盖被发微汗，效果最佳。

【功效】对慢性胃炎或寒性胃痛有疗效。

## 偏方08 生姜陈皮汤

【用料】生姜、陈皮各 20 克。

【做法】将上两味水煎。每日 2 或 3 次分服。

【功效】健胃，解毒。适用于慢性胃炎之胃痛、呕吐黏液或清水。

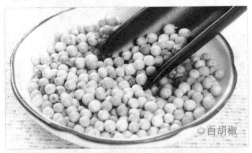

◎白胡椒

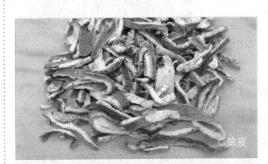

◎陈皮

### 偏方介绍

白胡椒性温，味辛，归胃、脾、大肠经，具有健胃、温中散寒、下气、消痰、止痛的功效，用于脾胃虚寒、呕吐、腹泻等症。白胡椒对白带增多有一定的疗效，消化道溃疡、咳嗽咯血者慎食。

### 偏方介绍

陈皮性温，味辛、微苦，归脾、肺经，有理气调中、燥湿化痰的功效，可用于治疗脾胃气滞、呕吐，或湿浊中阻所致胸闷、纳呆、便溏。

# 内科
# 消化不良 >>

消化不良是一种临床症候群，是由胃动力障碍所引起的疾病，也包括胃蠕动不好的胃轻瘫和食管反流病。消化不良主要分为功能性消化不良和器质性消化不良。功能性消化不良属中医的"脘痞""胃痛""嘈杂"等范畴，其病在胃，涉及肝、脾等脏器，宜辨证施治，予以健脾和胃、疏肝理气、消食导滞等法治疗。

## 偏方01　胡萝卜炒肉丝

【用料】胡萝卜250克，猪肉100克，食油25克，葱、姜、香菜、盐、酱油、醋、味精、香油各适量。

【做法】将胡萝卜洗净切丝，猪肉切丝。锅内加食油烧热，下葱姜丝，加肉丝翻炒，加胡萝卜丝和以上其他调味料，淋香油翻炒即成。

【功效】下气补中，健胃行滞。

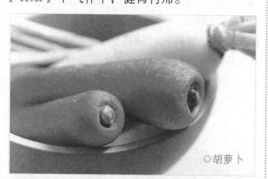

◎胡萝卜

### 偏方介绍

胡萝卜性平，味甘，归肺、脾经，具有健脾和胃、补肝明目、清热解毒、壮阳补肾、透疹、降气止咳等功效，可用于肠胃不适、便秘、久痢、饱闷气胀、夜盲症、性功能低下、麻疹、百日咳、小儿营养不良等病症。胡萝卜也适合皮肤干燥、粗糙，或患毛发苔藓、黑头粉刺、角化型湿疹者食用。

## 偏方02　山楂丸

【用料】山楂、淮山药各250克，白糖100克，蜜适量。

【做法】山药、山楂晒干研末，与白糖混合，炼蜜为丸，每丸重15克。每日3次，每次1丸，温开水送服。

【功效】补中，化积。用于脾胃虚弱所致的消化不良。

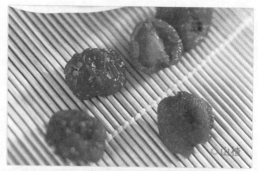

◎山楂

### 偏方介绍

山楂以果实作药用，性微温，味酸甘，归脾、胃、肝经。山楂能促进消化，尤长于消化油腻肉食积滞，并兼入血分而有活血化瘀消肿之功能。对肉积痰饮、消化不良、痞满吞酸、泻痢肠风、腰痛疝气、产后儿枕痛、恶露不尽、小儿乳食停滞等均有疗效。

## 偏方03 枸杞活鲫鱼

【用料】枸杞15克，活鲫鱼2条，香菜5克，葱、姜、醋、盐、味精、猪油、奶汤各适量。

【做法】将活鲫鱼收拾干净，斜刀切十字花，香菜及葱切小段。锅烧热放猪油，下葱、姜，加水、奶汤、盐、醋，放鱼和枸杞，烧沸后中火炖15分钟，下香菜、味精即成。

【功效】对消化不良、精神倦怠等有食疗作用。

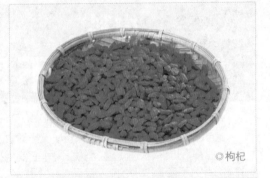
◎枸杞

### 偏方介绍

　　枸杞性平，味甘，归肝、肾、肺经，具有养肝、滋肾、润肺的功效。中医常用它来治疗肝肾阴亏、腰膝酸软、头晕、健忘、目眩、目昏多泪、目视不清、阳痿遗精、虚劳咳嗽、消渴引饮等病症。枸杞服用方便，可入药、嚼服、泡酒。

## 偏方04 豆蔻鱼

【用料】豆蔻6粒，鲫鱼2条，陈皮5克，盐、胡椒面、味精、葱、姜、猪油各适量。

【做法】将鱼收拾干净，豆蔻研末，陈皮、姜、葱洗净切斜片。将豆蔻末分装入2条鱼肚内，装在大盘内，鱼下放陈皮，上面撒上上述调味料，浇猪油，上笼蒸约20分钟即成。

【功效】健脾，益气，利湿。

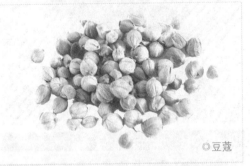
◎豆蔻

### 偏方介绍

　　豆蔻性温，味辛，归肺、脾、胃经，具有化湿消痞、行气温中、开胃消食的功效。胸闷腹胀、嗳气、舌苔厚腻者宜食。

## 偏方05 陈皮鸭

【用料】鸭1只，陈皮6克，胡椒粉、酱油、料酒、奶汤、鸡汤各适量。

【做法】将鸭洗净煨炖，凉凉，拆去鸭骨后放在盆中，将炖鸭原汤、奶汤、鸡汤一起烧沸，加入以上调味料搅匀，倒入盆内，陈皮切丝放于鸭上，隔水蒸30分钟即成。

【功效】健脾益气，消食和中。

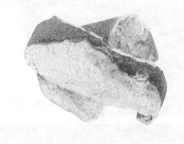
◎陈皮

### 偏方介绍

　　陈皮性温，味辛、微苦，归脾、肺经，有理气调中、燥湿化痰的功效，可用于治疗脾胃气滞所致的呕吐或湿浊中阻所致胸闷、纳呆、便溏。近代研究认为，陈皮中的挥发油有刺激性祛痰和扩张支气管的作用，对胃肠道平滑肌有温和的刺激作用。

## 偏方06　鸡血豆腐汤

【用料】鸡血 500 克，豆腐 50 克，青蒜花、盐、胡椒粉、香油、味精、醋、湿淀粉、料酒各适量。

【做法】锅内烧水，沸后放切丁鸡血和豆腐丁，加盐、料酒，再沸后加湿淀粉，再开后加醋、胡椒粉、味精，撒上青蒜花，关火即成。

【功效】开胃进食，此汤必须饭前服用。

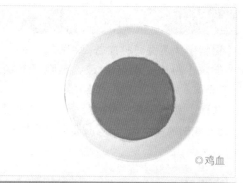
◎鸡血

### 偏方介绍

鸡血为雉科动物家鸡的血，宜临时采取，鲜用。鸡血性平，味咸，归心、肝经，具益血补虚、活血、解毒的功效。用于治疗贫血、妇女月经不调、崩漏失血或支气管炎、哮喘、慢性肝炎、痘疹不出，以及筋骨折伤等病症。鸡血有补血、养血之功。

## 偏方07　红茶糖

【用料】红茶 50 克，白砂糖 500 克。

【做法】将红茶加水煎煮。每 20 分钟取煎液 1 次，加水再煎，共取煎液 4 次。合并煎液，以小火煎煮至煎液较浓时加白砂糖调匀。再煎熬至用铲挑起呈丝状时停火，趁热倒入盆中，稍冷将糖分成块。每饭后含食 2 块。

【功效】用于消化不良、胃痛不适等。

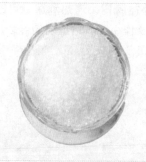
◎白砂糖

### 偏方介绍

白砂糖性平，味甘，归脾、肺经，具有润肺生津、止咳、和中益肺、舒缓肝气、滋阴、除口臭、疗疮、去酒毒、解盐卤毒的功效。糖尿病病人不宜直接食用白砂糖，最好是以甜味剂替代，如木糖醇。

## 偏方08　焖栗子鸡

【用料】板栗 250 克，鸡半只，盐、酱油各适量。

【做法】将板栗去皮，鸡收拾干净，切块，加盐、酱油调味，置于砂锅内焖煮至板栗熟起锅即成。

【功效】健脾开胃，适用于食欲不振、消化不良、体倦乏力等虚证。

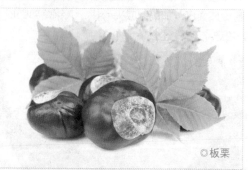
◎板栗

### 偏方介绍

板栗性温，味甘、咸，归脾、胃经，能补肾强腰，益脾胃，止泻。板栗含蛋白质、脂肪、淀粉、糖类、维生素B$_1$、脂肪酶等成分。用于治疗肾气虚亏、腰脚无力、脾胃虚弱或脾肾阳虚、便溏腹泻等病症。生食不易消化，多食会产生滞气。

## 偏方09 麦芽神曲汤

【用料】大麦芽、神曲各20克。

【做法】将以上两味水煎。早晚各1次，空腹服。

【功效】益气调中，化食下气。对胃肠虚弱而致的消化不良、饱闷腹胀有食疗作用。

## 偏方10 芡莲猪尾汤

【用料】猪尾1根，芡实75克，莲子75克，红枣7枚，酱油、盐各少许。

【做法】将猪尾收拾干净切小段，红枣去核，芡实、莲子、红枣放进砂锅，加水煎煮，水沸下入猪尾，煮2小时，放酱油、盐即成。

【功效】健脾，补肾，止泻，去湿。

## 偏方11 炖野鸭山药参

【用料】野鸭1只，淮山药50克，党参、生姜各25克，盐少许。

【做法】将野鸭处理干净，同其他四味加水共炖，加盐少许。食鸭肉饮汤，每日2次。

【功效】平胃消食。用于肠胃虚弱而致的消化不良、食欲不佳。

## 偏方12 羊肉秫米粥

【用料】羊肉100克，秫米（高粱米）100克，盐少许。

【做法】将羊肉切丁，同秫米共煮粥。

【功效】补虚开胃。用于脾胃虚弱而致的消化不良、腹部隐痛等症，有食疗作用。

## 偏方13 萝卜饼

【用料】白萝卜150克，面粉150克，猪瘦肉60克，姜、葱、盐、油各适量。

【做法】将白萝卜洗净切丝，用油炒至五成熟。将猪瘦肉剁碎，加萝卜丝和调料调成馅。将面粉做成面皮，加馅制成夹心饼，入锅烙熟即成。

【功效】健胃理气，消食化痰。

## 偏方14 粟米山药糊

【用料】粟米（即小米）50克，淮山药25克，白糖适量。

【做法】将粟米、淮山药按常法共煮做粥，后下白糖。每日食用2次。

【功效】补益脾胃，清热利尿。可改善消化不良状况及作小儿脾胃虚弱调养之用。

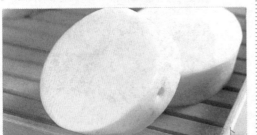

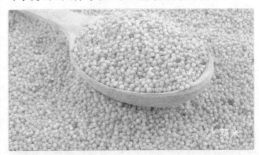

### 偏方介绍

　　白萝卜性平，味辛、甘，归脾、胃经，具有消积滞、化痰止咳、下气宽中、解毒等功效。白萝卜主治食积胀满、痰嗽失音、吐血、衄血、消渴、痢疾、偏头痛等。

### 偏方介绍

　　粟米味甘、咸，性凉，具有益脾胃、养肾气、和胃、安眠、除烦热、利小便的功效。可用于脾胃虚热反胃呕吐或脾虚腹泻、烦热消渴口干、热结膀胱小便不利等症。适宜失眠或体虚低热者食用。

## 偏方15  山楂麦芽汤

【用料】生山楂、炒麦芽各9克。

【做法】以上两味共水煎，饮汤。每日早晚各1次。

【功效】消滞开胃。对于食积腹胀、消化不良有很好的食疗效果。

## 偏方16  清拌蔓菁

【用料】蔓菁200克，酱油、醋各适量。

【做法】将蔓菁洗净切成细丝，放入开水锅内焯熟，沥干水分，倒入碗内，下酱油、醋拌食。

【功效】下气，开胃，消食，荤素皆宜，诸病无忌。蔓菁是十字花科植物，也叫芜菁、圆根、扁萝卜，味道鲜美，开胃消食。

## 偏方17  萝卜酸梅汤

【用料】鲜萝卜250克，酸梅2枚，盐少许。

【做法】将鲜萝卜洗净、切片，加清水3碗同酸梅共煮，煎至一碗半，加盐调味。

【功效】化积滞，化痰热，下气生津。用于食积、腹胀、胁痛、气逆等。

## 偏方18  五香牛肉

【用料】牛肉1500克，砂仁、陈皮各5克，生姜25克，桂皮5克，胡椒粉5克，葱、盐、酱油各适量。

【做法】锅内水沸后将上述材料同煮，再沸后转小火炖至肉烂，取牛肉切片食用。

【功效】对脾胃虚寒之厌食有食疗作用。

## 偏方19  苹果汤

【用料】苹果2个，瘦猪肉200克。

【做法】将苹果切块，用两碗水先煮，水沸后加入瘦猪肉片，直煮至猪肉熟透。调味服食，久食有益。

【功效】生津止渴，润肠健胃。对肠胃不适及消化不良有食疗作用。

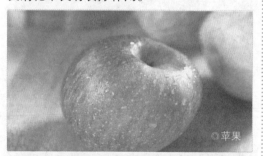
©苹果

### 偏方介绍

苹果性平，味甘、酸，无毒，具有生津止渴、益脾止泻、和胃降逆、润肺除烦、健脾益胃、养心益气、润肠、解暑、醒酒等功效。吃苹果既能减肥，又能帮助消化。

## 偏方20  鸡肉馄饨

【用料】鸡肉250克，白面150克，油、盐、酱油、醋、味精各少许。

【做法】将鸡肉剁成馅，加以上调味料拌匀。白面和水擀做面片，切三角块，以面片包肉馅煮熟，盛于碗内，再加调料。空腹食之。

【功效】对脾胃虚弱、产后身虚有疗效。

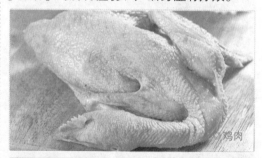
鸡肉

### 偏方介绍

鸡肉性微温，味甘，具有温中补脾、益气养血、补肾益精的功效。用于虚损羸瘦、病后体弱乏力、脾胃虚弱食少反胃、腹泻，气血不足头晕心悸、月经不调、脾虚水肿等病症。

# 内科
# 腹泻 >>

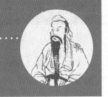

　　腹泻亦称泄泻，是以腹痛、排便次数增多、便质稀薄，甚则水样为主要表现的病症，多发于夏秋。古人以大便溏薄而势缓者为泄，大便清稀如水而直下者为泻。此病多见于急慢性肠炎、过敏性肠炎、胃肠功能紊乱、肠结核等病。

## 偏方01　鲫鱼羹

【用料】鲫鱼 1000 克，荜拨、缩砂仁、陈皮、胡椒、泡椒各 10 克，油、蒜、葱、盐、酱油各适量。

【做法】将鲫鱼收拾干净，在鱼腹内装入陈皮、砂仁、荜拨以及以上调味料。锅内放油烧热，放鲫鱼煎，加水炖煮成羹，空腹食之。

【功效】用于脾胃虚寒之慢性腹泻、痢疾等。

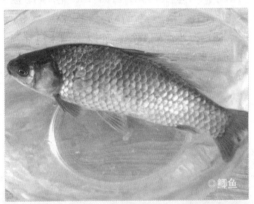

◎鲫鱼

### 偏方介绍

　　鲫鱼性平，味甘，归脾、胃、大肠经，具有和中补虚、健脾开胃、除湿利水、补中益气、温胃等功效，用于少食乏力、呕吐、腹泻、脾虚水肿、小便不利、乳汁减少、便血、痔疮出血等病症。值得注意的是，在感冒发热期间则不宜多吃鲫鱼。

## 偏方02　核桃扁豆泥

【用料】核桃仁 10 克，扁豆 150 克，黑芝麻 10 克，白糖 100 克，猪油 80 克。

【做法】将扁豆煮熟捣成泥。黑芝麻炒香研末。锅内放猪油，倒入扁豆泥翻炒，放白糖炒至不粘锅底，再放黑芝麻、核桃仁，混合炒片刻即成。

【功效】对脾虚久泻有一定食疗作用。

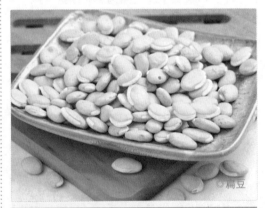

◎扁豆

### 偏方介绍

　　扁豆性微温，味甘，归脾、胃经，能健脾和中，消暑化湿。可用于脾虚泻下、暑湿吐泻、脾虚呕逆、食少久泄、水停消渴、赤白带下、小儿疳积等症。扁豆气清香，性温和而色微黄，与脾性最合。肿瘤患者宜常吃扁豆，有一定的食疗作用。

## 偏方03　焦黄米糕

【用料】黄米适量。

【做法】将黄米碾成面，按常法蒸成黄米糕，凉凉，切成一指厚的薄片，放在将尽的灰火中煨焦黄，取出研面。每日2次，每次15克，开水送下，连服2～3日有效。

【功效】适用于因饮食不当所致的腹痛。

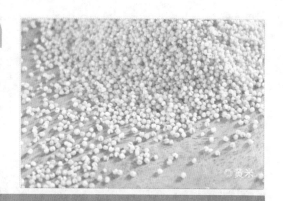
©黄米

### 偏方介绍

黄米性微寒，味甘，归肺、大肠经，具有益阴、利肺、利大肠之功效，可治阳盛阴虚、夜不得眠、久泄胃弱，疗冻疮、疥疮、毒热、毒肿等症。适于体弱多病、面生疔疮者食用。

## 偏方04　姜汁牛肉饭

【用料】鲜牛肉100克，姜汁适量，酱油、花生油各少许，米饭适量。

【做法】将鲜牛肉剁成肉泥，放碗内加姜汁搅拌匀后下酱油及花生油，再搅拌。待锅内米饭将熟时，把姜汁牛肉倒入米饭上摊开再蒸15分钟即成。

【功效】补中益气，祛寒健胃。

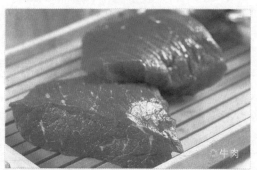
©牛肉

### 偏方介绍

牛肉性平，味甘，无毒，归脾经，具有补中益气、滋养脾胃、强健筋骨、化痰熄风、止渴止涎的功效。适用于中气下陷、气短体虚、筋骨酸软者，对脾胃虚弱的腹泻有较好的食疗作用。

## 偏方05　玉米棒石榴皮

【用料】玉米棒500克，新石榴皮120克。

【做法】将玉米棒、石榴皮用砂锅焙黄，研末，过罗，装入瓶内备用。1岁以内每次服1.5克，2～4岁每次服3克，5～8岁每次服4.5克，9～12岁每次服6克，13～15岁每次服7.5克，16岁以上每次服9克。日服3次。

【功效】对消化不良之腹泻有食疗作用。

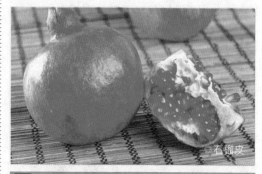
©石榴皮

### 偏方介绍

石榴皮性温，味酸、涩，有毒，归大肠、肾经，能涩肠、止血、驱虫，可治疗久泻、久痢、便血、脱肛、滑精、崩漏、带下、虫积腹痛、疥癣。石榴皮对大肠杆菌、变形杆菌、伤寒杆菌、绿脓杆菌、霍乱弧菌等病菌皆有抑制作用。

【用料】乌鸡1只,豆蔻50克,苹果2枚。

【做法】将乌鸡收拾干净,豆蔻及苹果烧灰存性,纳入鸡腹内,将鸡扎好煮熟。空腹食之。

【功效】温中补虚,行气温中,用于脾虚滑泄,对腹泻恢复有益。

【用料】榛子仁、红枣汤各适量。

【做法】将榛子仁炒焦黄,研细。每次1汤匙,每日早晚各1次,空腹以红枣汤送服。

【功效】补脾胃,益气力。用于脾虚泄泻、身倦无力。

【用料】馒头1个。

【做法】将馒头置于烤架上,放在炉上慢烤,烤至焦黄色,只吃馒头的焦外皮。早晚各吃1次。

【功效】用于胃酸多、消化不良的腹泻。

【用料】荞麦面250克,红糖150克。

【做法】按常法将荞麦面与红糖加水,和成面团,擀烙成饼。连续食用。

【功效】有解毒功效,对痢疾、泄泻有较好的食疗作用。

【用料】山药50克,野鸡肉、葱、姜、花椒粉、盐、面粉各适量。

【做法】将面粉制成馄饨皮,野鸡肉剁成泥,放葱姜末、花椒粉、盐拌成馅,包成馄饨。锅内水中加山药煮沸5～10分钟,下馄饨煮熟食用。

【功效】用于脾胃气虚而致的泄泻。

【用料】莱菔子15克,山楂20克,生姜3片,红糖15克,大米250克。

【做法】将莱菔子、山楂、姜片加水煎煮40分钟,去渣取汁,放大米煮成粥,临熟时加红糖调味。每日分3次服,连服5天。

【功效】对饮食不节所致急性腹泻有疗效。

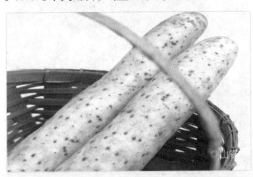

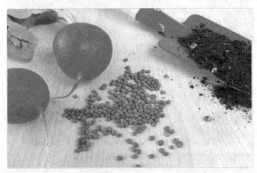

### 偏方介绍

山药性平,味甘,归脾、肺、肾经,具有补脾养胃、生津益肺、补肾涩精的功效,主治脾虚食少、久泻不止、肺虚喘咳、虚热消渴。山药对冻疮、糖尿病、肝炎、婴儿消化不良等症也有疗效。

### 偏方介绍

莱菔子性平,味辛、甘,归肺、脾、胃经,能消食除胀,降气化痰,用于治疗饮食停滞、脘腹胀痛、大便秘结、积滞泻痢、痰壅喘咳等。莱菔子辛散耗气,故气虚无食积、痰滞者慎用。

## 偏方12 醋茶

【用料】红茶或花茶 10 克，醋少许。

【做法】用开水沏浓茶一杯，加醋少许。一次热饮。

【功效】对水泻其臭难闻、口干口渴有食疗作用。

## 偏方13 生姜红茶糖

【用料】红茶、鲜生姜汁各200克，白糖50克。

【做法】将红茶加水煎煮，每 20 分钟取煎汁 1 次，加水再煎，共取煎液 3 次。合并煎液再用小火煎熬浓缩，到将干时加鲜姜汁加热至黏稠停火，待温后加入白糖，将煎液吸净，混匀。

【功效】解表散寒，芳香化湿，健胃止泻。

## 偏方14 山药蛋黄粥

【用料】山药 50 克，鸡蛋黄 2 个。

【做法】将山药研碎过筛，加水适量煮两三沸，入鸡蛋黄。每日空腹食 3 次。

【功效】对泄泻日久、肠滑不固有食疗作用。

## 偏方15 焦米粥

【用料】白粳米 100 克。

【做法】将白粳米炒焦，加水煮作粥。可任意食用。

【功效】对脾虚泄泻、水泻或稀便日达数次且不思饮食有食疗作用。

## 偏方16 薏米绿豆汤

【用料】薏米 50 克，绿豆 30 克，地榆 4 克，陈皮 10 克。

【做法】将以上用料放入容器中，用大火蒸 30 分钟后即可。

【功效】清热化湿，导滞理气行血，用于腹泻、痢疾。

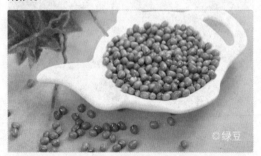

◎绿豆

偏方介绍 ⸱⸱⸱⸱⸱⸱⸱⸱⸱⸱⸱⸱⸱⸱⸱⸱⸱⸱⸱⸱⸱⸱⸱⸱⸱

　　绿豆性寒，味甘，归心、胃经，能清热消暑、利水、解毒。绿豆对腹泻有一定食疗作用。

## 偏方17 炮姜白术粥

【用料】炮姜 6 克，白术 15 克，花椒和大料少许，糯米 30 克。

【做法】上述前 4 味共装在纱布包里，先煮 20 分钟，然后下糯米煮做粥。每日分 3 次服食，连服 1 ~ 2 周。

【功效】对受寒湿而引发的腹泻有食疗作用。

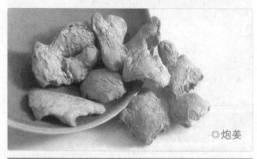

◎炮姜

偏方介绍 ⸱⸱⸱⸱⸱⸱⸱⸱⸱⸱⸱⸱⸱⸱⸱⸱⸱⸱⸱⸱⸱⸱⸱⸱⸱

　　炮姜性温热，味苦、辛，归脾、胃、肾、心、肺经，能温中散寒，温经止血，用于脾胃虚寒、腹痛吐泻、吐衄崩漏、阳虚失血。

## 偏方18 莲子山药粥

【用料】莲子(去心)20克,淮山药25克,内金15克,糯米50克,白糖适量。

【做法】先将前3味加水煮20分钟,再下糯米煮作粥,熟后加白糖食用。

【功效】对脾虚腹泻、食欲不振等有食疗作用。

## 偏方19 山药红枣粥

【用料】山药30克,红枣10枚,薏米20克,糯米30克,干姜3片,红糖15克。

【做法】按常法共煮作粥。每日分3次服下,连续服用半月。

【功效】补益脾胃。用于脾胃虚弱引起的慢性腹泻,症见久泻不愈、四肢乏力。

## 偏方20 红枣栗子粥

【用料】红枣10枚,栗子250克,茯苓20克,大米100克,白糖30克。

【做法】按常法共煮作粥,加白糖服食。

【功效】补益脾肾。用于脾胃虚弱所致的泄泻和脾肾阳虚所致的五更泻。

## 偏方21 荔枝大米粥

【用料】干荔枝15枚,山药、莲子各15克,大米50克。

【做法】先煎前3味,去渣取汁,后下大米煮作粥服食。

【功效】用于老人五更泻、便溏。

## 偏方22 猪肚大米粥

【用料】猪肚1具,淮山药50克,大米50克,盐、姜末各适量。

【做法】将猪肚切片,与淮山药和大米煮粥,以盐、姜末调味。

【功效】对脾胃气虚泄泻、尿频有食疗作用。

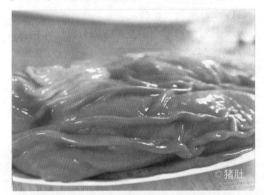
©猪肚

### 偏方介绍

猪肚为猪科动物猪的胃,性微温,味甘,归脾、胃经,为补脾胃之要品。脾胃得补,则中气益。猪肚具有治虚劳羸弱、泄泻、下痢、消渴、小便频数、小儿疳积的功效。

## 偏方23 番薯藤

【用料】番薯藤60～90克,盐少许。

【做法】将番薯藤加盐炒焦,冲水煎服。

【功效】解毒,消炎。用于急性胃肠炎之上吐下泻。

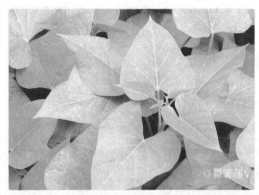
©番薯藤

### 偏方介绍

番薯藤性微凉,味甘、涩,无毒,归脾、胃经,是典型的止血止泻药,主治吐泻、便血、乳汁不通、痛疮等病症。

便秘是一种再常见不过又令人尴尬、痛苦的疾病。中医学认为，大肠传导功能失常，粪便在肠内停留时间过长，粪便干燥或坚硬，即可形成便秘之病。便秘的基本病理属大肠传导失常，但也与脾、胃、肝、肾等脏腑的功能失调有关。

## 偏方01　薯枣汤

【用料】红薯 200 克，红枣 50 克，蜂蜜 25 克。

【做法】先将红薯去皮切碎入锅，放入红枣，加水 500 毫升，武火煎至约 300 毫升时加入蜂蜜，再用文火煎 5 ~ 10 分钟，待冷却后即可服用。每日 1 剂，分早晚 2 次空腹服用，连汤带渣服完，一般服 3 ~ 5 天可见效。

【功效】对老年人习惯性便秘有食疗作用。

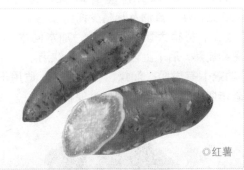

◎红薯

### 偏方介绍

红薯性平，味甘，归脾、肾经，有补中和血、益气生津、宽肠胃、通便秘的功效。用于脾虚气弱、大便秘结、肺胃有热、口渴咽干等。

## 偏方02　郁李仁粥

【用料】郁李仁 10 克，粳米 100 克，蜂蜜、生姜汁各适量。

【做法】将郁李仁浸泡，去皮，研为膏。将粳米煮作粥，待粥熟下入郁李仁膏、生姜汁、蜜。空腹食之。

【功效】润肠通便，利水消肿。用于大肠气滞、肠燥便秘、脚气浮肿、小便不利。

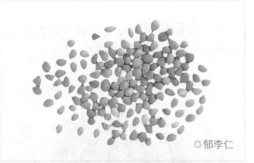

◎郁李仁

### 偏方介绍

郁李仁性平，味辛、苦、甘，归脾、大肠、小肠经，具有润燥滑肠、下气、利水的功效。可用于津枯肠燥、食积气滞、腹胀便秘、水肿、脚气、小便不利等，对便秘有很好的治疗效果。现代研究表明，郁李仁中所含郁李仁苷有强烈泻下作用，泻下作用机制类似番泻苷，均属大肠性泻剂。

## 偏方03 紫苏子粥

【用料】紫苏子、白苏子各15克，粳米30克，姜汁、清蜜各少许。

【做法】将紫苏子洗净，捞去浮者不用；白苏子洗净干炒，与紫苏子同捣烂入水煎，过滤取汁，与粳米同煮为粥，调入姜汁、清蜜。

【功效】对老人大便干燥有食疗作用。

## 偏方04 菠菜粳米粥

【用料】黑芝麻20克，菠菜250克，粳米250克，盐少许。

【做法】将菠菜洗净切碎，与黑芝麻、粳米加水煮粥，加盐调味。

【功效】补血润肠，补中益气。

## 偏方05 猪脊瘦肉粥

【用料】猪脊瘦肉、粳米各100克，茴香、食盐、香油、川椒粉各少许。

【做法】先将猪脊瘦肉切成小块，在香油中稍炒，后入粳米煮粥，入茴香、川椒、食盐，再煮1～2沸，早晚空腹食。

【功效】对热病伤津之便秘有食疗作用。

## 偏方06 蜂蜜木瓜

【用料】蜂蜜6克，木瓜（粉末）6克。

【做法】先用开水将蜂蜜溶化，再加入木瓜粉。冲服，早晚各1次，连续服用有卓效。

【功效】润燥滑肠，清热解毒。用于大便秘结、下血。

## 偏方07 香蕉枸杞汤

【用料】香蕉250克，枸杞子50克，冰糖30克。

【做法】将香蕉、枸杞子、冰糖共加水煮汤。

【功效】健脾润肠，通便益寿。

## 偏方08 木耳海参炖猪肠

【用料】木耳30克，海参30克，猪大肠150克，盐、酱油及味精少许。

【做法】将猪大肠翻开洗净，加水同木耳、海参炖熟，后下上述调料。服食饮汤。

【功效】有滋阴、润燥、补血之功。适用于老年血虚肠燥便秘、习惯性便秘等。

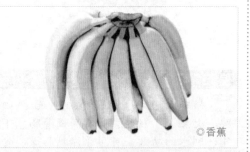

◎香蕉

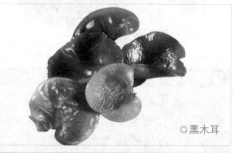

◎黑木耳

### 偏方介绍

香蕉性寒，味甘，归脾、胃经，主要功效是清肠胃，治便秘，并有清热润肺，止烦渴、填精髓，解酒毒，降低血压、血脂等作用。

### 偏方介绍

黑木耳性平，味淡，归胃、大肠经。黑木耳中的胶质可把残留在人体消化系统内的灰尘、杂质吸附，集中起来排出体外，从而起到清胃涤肠的作用。

## 偏方09 奶蜜葱汁

【用料】牛奶250克,蜂蜜100克,葱白100克。

【做法】先将葱白洗净,捣烂取汁。牛奶与蜂蜜共煮,开锅下葱汁再煮即成。每早空腹服用。

【功效】补虚,除热,通便。用于阴虚肠燥之便秘及老人习惯性便秘。

## 偏方10 沙参玉竹汤

【用料】沙参、玉竹各50克,老雄鸭1只,葱、姜、盐、味精各适量。

【做法】将鸭收拾干净,与沙参、玉竹同入砂锅,加葱、姜、水烧沸,文火焖煮1小时,至鸭肉烂熟,入盐、味精随意食。

【功效】对胃阴亏损之肠燥便秘有食疗作用。

## 偏方11 松仁粥

【用料】松仁15克,粳米30克。

【做法】按常法先煮粳米做粥,后将松仁和水研作糊状,入粥内,煮两三沸。空腹食用。

【功效】补中益气。用于老年气血不足或热证伤津引起的大便秘结。

## 偏方12 香蕉蘸黑芝麻

【用料】香蕉500克,黑芝麻25克。

【做法】用香蕉蘸炒半生的黑芝麻嚼吃。每天分3次吃完。

【功效】润肠通便。患有便秘的人,可经常吃。

## 偏方13 三仁粥

【用料】海松子30克,桃仁30克,郁李仁10克,粳米30克。

【做法】将海松子去皮,桃仁泡去皮尖,郁李仁去皮,3味共捣烂和水煎,过滤取汁,再入粳米煮作粥。空腹食用。

【功效】对大便干结、排便艰难有食疗作用。

## 偏方14 肉苁蓉羊肉粥

【用料】肉苁蓉15克,羊肉50克,粳米10克。

【做法】先煎肉苁蓉与切碎的羊肉,然后去渣取汁,入米煮作粥。空腹食用。

【功效】补肾壮阳,润肠通便。用于阳虚便秘及命门火衰之四肢欠温、腰膝冷痛等。

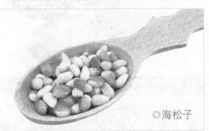
◎海松子

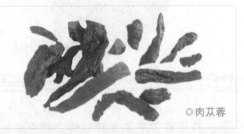
◎肉苁蓉

### 偏方介绍

　　海松子性微温,味甘,归肺、大肠、肝经,具有补肾益气、养血润肠、滑肠通便、润肺止咳等作用。对老年体弱、腰痛、便秘、眩晕均有益,主治燥咳、吐血、便秘等。

### 偏方介绍

　　肉苁蓉性温,味甘、咸,归肾、大肠经,有补肾阳、益精血、润肠通便的功效。多用于治疗阳痿、不孕、腰膝酸软、筋骨无力、肠燥便秘。

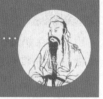
失眠又称"不寐"，常表现为难以入眠、不能入睡、维持睡眠困难、过早或间歇性醒来而致睡眠不足。中医认为，失眠是由于人体阴阳、气血、脏腑不调造成心神不安、心失所养、心血不足等而引起的。凡思虑过度、劳逸失调、素体不足、病后体虚、精神紧张或饮食不节等，均可令心神不安而导致失眠。

## 偏方01 柏子猪心

【用料】柏子仁 15 克，猪心 1 个，葱、姜、盐、料酒、味精各适量。

【做法】将猪心洗净，用刀将猪心中间开一孔，纳入柏子仁。锅内加水放入猪心及上述调料，炖约 1 小时。取出猪心，去柏子仁，将猪心切片。吃肉饮汤，日用 2 次。

【功效】对心悸、失眠等有食疗作用。

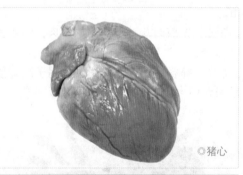
©猪心

### 偏方介绍

猪心性平，味甘、咸，无毒，归心经。据现代营养学分析证明，猪心是一种营养十分丰富的食品。它含有蛋白质、脂肪、钙、磷、铁、维生素$B_1$、维生素$B_2$、维生素C以及烟酸等，这对加强心肌营养，增强心肌收缩力有很大的作用。

## 偏方02 莲子百合煨猪肉

【用料】莲子 50 克，百合 50 克，瘦猪肉 200 克，葱、姜、盐、料酒各适量。

【做法】将瘦猪肉切成小块，把莲子、百合同放入锅内加水，再加入葱、姜、盐、料酒，烧开后用文火煨炖 1 小时即成。食莲子、百合、瘦猪肉并饮汤，日服 2 次。

【功效】用于心脾不足所致的心悸、失眠。

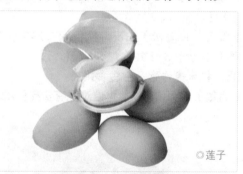
©莲子

### 偏方介绍

莲子鲜者性平，味甘、涩，无毒，干者性温，味甘、涩，归脾、肾、心经，具有清心醒脾、补脾止泻、养心安神、明目、健脾补胃、止泻固精、益肾涩精止带、滋补元气的功效。适用于心烦失眠、脾虚久泻、大便溏泄、久痢、腰疼、男子遗精、妇人赤白带下。

## 偏方03　红枣麦冬汤

【用料】红枣 15 枚，白糖 5 克，龙眼肉 15 克，麦冬 25 克。

【做法】将红枣、龙眼肉、麦冬加水煮成汁后加入白糖。

【功效】健脾养阴，益气安神。能改善失眠状况。

## 偏方04　酸枣仁粥

【用料】酸枣仁 15 克，粳米 100 克。

【做法】酸枣仁炒黄研末，备用。将粳米洗净，加水煮作粥，临熟，下酸枣仁末，再煮。空腹食之。

【功效】宁心安神。适用于心悸、失眠、多梦。

## 偏方05　糖渍龙眼

【用料】鲜龙眼 500 克，白糖 50 克。

【做法】将鲜龙眼去皮和核，放入碗中，加白糖，上笼蒸、晾 3 次，致使色泽变黑。将变黑的龙眼拌白糖少许，装入瓶中即成。每次服龙眼肉 4 粒，每日 2 次。

【功效】养心安神。

## 偏方06　茯神粥

【用料】茯神末 50 克，粳米 100 克。

【做法】先将粳米煮作粥，临熟，下茯神末同煮食之。

【功效】养心安神。适用于睡不实、欲睡不得睡等。

## 偏方07　枸杞菊花酒

【用料】枸杞 50 克，菊花 30 克，当归、地黄、五味子各 10 克，白酒 500 毫升。

【做法】将枸杞、菊花、地黄、当归、五味子浸入 500 毫升白酒内，封固 7 个月后饮用。

【功效】补血养心，健脾益气。

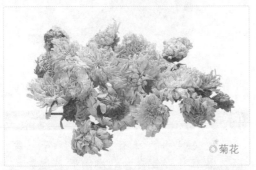

◎菊花

## 偏方08　热牛奶

【用料】热牛奶 1 杯。

【做法】每晚睡前顿服，可连续使用。

【功效】对失眠有食疗作用。

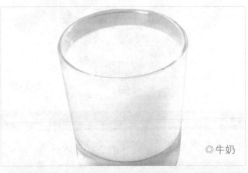

◎牛奶

### 偏方介绍

　　菊花性微温，味辛、甘、苦，归肺、肝经，具有散风清热、平肝明目的功效，适用于风热感冒、头痛眩晕、目赤肿痛、眼目昏花等。配合枸杞使用，对失眠也有很好的疗效。

### 偏方介绍

　　牛奶性平、微寒，味甘，归心、肺、胃经，具有补虚损、益肺胃、生津润肠的功效。适用于久病体虚、营养不良、噎膈反胃、消渴、便秘等。牛奶中含有的色氨酸具有催人入睡的作用。

# 内科
# 头痛>>

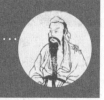

头痛指眉以上至枕下部的区域内疼痛，是神经内科最常见的症状之一，在普通人群占10%，在门诊和住院患者中分别占50%和15.8%。头痛病因繁多，神经痛、颅内感染、颅内占位病变、脑血管疾病、颅外头面部疾病以及全身疾病如急性感染、中毒等均可导致头痛。发病人群常见于青年、中年和老年。

## 偏方01 天麻母鸡汤

【用料】母鸡250克，橄榄油少许，天麻3克，灵芝5克，野菊花2克，盐少许。

【做法】将母鸡洗净后用开水焯一下，加水，炖1个小时后加入天麻、灵芝、野菊花放入锅中一起煮，半小时后加入盐即可。

【功效】清肝化浊，开窍止痛，清热。

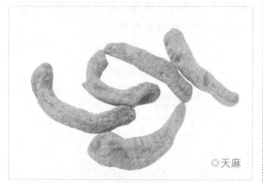

◎天麻

### 偏方介绍

天麻性平，味甘，归肝经，具有熄风止痉、平肝潜阳、祛风通络的功效，治头痛眩晕、肢体麻木等。天麻质润多液，能养血熄风，可治疗血虚肝风内动的头痛、眩晕，亦可用于小儿惊风、癫痫、破伤风。天麻还用于风痰引起的眩晕、偏正头痛、肢体麻木、半身不遂。

## 偏方02 鲤鱼头

【用料】黑鲤鱼头、红糖各适量。

【做法】取活黑鲤鱼切下头，待水沸后放入煎煮至极烂，加入红糖。头痛发作时尽量服用。

【功效】通经络，散风寒。适用于头风。

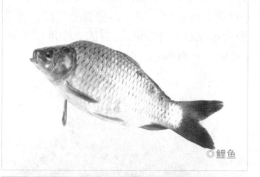

◎鲤鱼

### 偏方介绍

鲤鱼性平，味甘，归脾、肾、肺经，具有补脾健胃、利水消肿、通乳、清热解毒、止嗽下气的功效，对各种水肿、腹胀、少尿、黄疸、乳汁不通皆有益。鲤鱼对孕妇胎动不安、妊娠性浮肿有很好的食疗效果。鲤鱼皮可治疗鱼梗；鲤鱼血可治疗口眼歪斜；鲤鱼汤可治疗小儿身疮。

# 食疗偏方

## 内科
# 贫血 >>

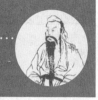

贫血除了有头晕眼花、疲乏耳鸣、心悸气短等症状外，还伴有营养障碍，如指甲扁平不光整、反甲，皮肤干燥、萎缩，毛发干燥、易脱等。本病属中医"血虚"范畴，中医学认为它多由长期慢性肠胃疾患或长期失血、妊娠失养，加之饮食失调、护理不当等所致。

---

## 偏方01　姜汁黄鳝饭

【用料】黄鳝150克，姜汁20毫升，大米100克，花生油、盐各少许。

【做法】黄鳝削皮去骨，洗净切丝，用姜汁、花生油拌匀。待米饭蒸焖水干时，放鳝丝于饭面，盖严锅盖小火焖熟即成。

【功效】适用于病后虚损、贫血、消瘦、乏力。

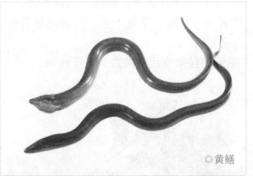

◎黄鳝

### 偏方介绍

黄鳝肉性温，味甘，归肝、脾、肾经，具有补气养血、温阳健脾、滋补肝肾、祛风通络等功效。黄鳝所含的特种物质"鳝鱼素"，有清热解毒、凉血止痛、消肿、润肠止血等功效，能降低血糖和调节血糖，对痔疮、贫血、糖尿病有较好的治疗作用，加之所含脂肪极少，因而是糖尿病患者的理想食品。

---

## 偏方02　黑木耳枣汤

【用料】黑木耳15克，红枣15枚，冰糖10克。

【做法】将黑木耳、红枣用温水泡发并洗净，放入小碗中，加水和冰糖。将碗放置锅中蒸约1小时。一次或分次食用，吃枣、木耳，饮汤。

【功效】和血养荣，滋补强身。对贫血有食疗作用。

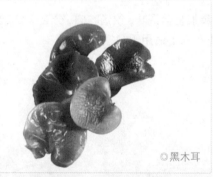

◎黑木耳

### 偏方介绍

黑木耳性平，味淡，归胃、大肠经，有益气、充饥、轻身强智、止血止痛、补血活血等功效。黑木耳中铁的含量极为丰富，故常吃木耳能养血驻颜，令人肌肤红润，容光焕发，并可防治缺铁性贫血。木耳含有维生素K，能维持体内凝血因子的正常水平，防止出血。

## 偏方03　猪肉蛋枣汤

【用料】瘦猪肉 50 克，红枣 10 枚，鸡蛋 1 个。

【做法】将猪肉和红枣放入锅中，加适量清水，打入鸡蛋共煮。日服 2 次。

【功效】滋阴养血。适用于失血性贫血。

## 偏方04　首乌红枣粥

【用料】首乌 30 克，粳米 100 克，红枣 10 枚。

【做法】将首乌加水煎煮，去渣取汁，加入红枣、粳米一起煮粥。适量服食。

【功效】滋补肝肾，健脾养血。

## 偏方05　当归龙眼鸡

【用料】龙眼肉（即桂圆肉）15 克，当归 15 克，鸡半只。

【做法】先炖鸡至半熟，下龙眼肉、当归，共炖至熟。吃肉饮汤。

【功效】滋阴补血。适用于老年气血虚弱、产后体虚乏力、营养不良引起的贫血等。

## 偏方06　冻豆腐鸡蛋清

【用料】冻豆腐、鸡蛋清各适量。

【做法】将冻豆腐以温水暖软后挤出水分，放入鸡蛋清碗内挤吸，加快蛋清吸入冻豆腐内，取出放于锅内蒸或烹。可随意食用之。

【功效】生津，补中。改善贫血状况。

## 偏方07　当归瘦肉汤

【用料】瘦猪肉 500 克，当归 30 克，食盐适量。

【做法】将瘦猪肉洗净切块，与当归同放入锅内，加水适量，用小火煎煮，除去药渣，稍加食盐调味，饮汤吃肉，分 2～3 次服食。

【功效】适用于缺铁性贫血。

## 偏方08　菠菜鸡蛋汤

【用料】菠菜 60 克，羊肝 100 克，鸡蛋 2 个，姜丝、盐各适量。

【做法】将菠菜洗净，切段，用沸水煮，水再沸放入羊肝、姜丝、盐，打入鸡蛋卧煮。日服 2 次。

【功效】经常食用对贫血有食疗作用。

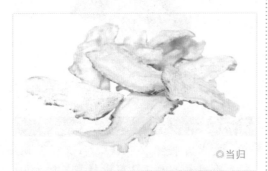

◎当归

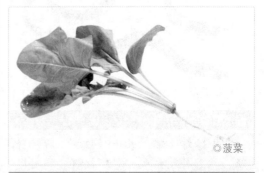

◎菠菜

### 偏方介绍

　　当归性温，味甘、辛，归肝、心、脾经，具有补血活血、调经止痛、润肠通便的功效，适用于血虚萎黄、眩晕心悸、月经不调、经闭痛经、肠燥便秘、风湿痹痛、跌扑损伤、痈疽疮疡等。

### 偏方介绍

　　菠菜性凉，味甘、辛，无毒，归大肠、胃经，具有补血止血、利五脏、通血脉、止渴润肠、滋阴平肝、助消化的功效。菠菜所含铁质对缺铁性贫血有较好的辅助治疗作用。

# 内科
# 中暑 >>

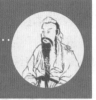

夏日炎炎，人如果长期处在烈日下或高温环境里，体温调节功能就会发生紊乱，要么体内热量散发不出去，要么大量出汗，身体水分和营养物质大量流失，当出现头晕、恶心、虚脱甚至休克的症状时，就是中暑了。

## 偏方01 海带冬瓜豆瓣汤

【用料】海带 100 克，冬瓜 500 克，去皮蚕豆瓣 100 克，香油及盐适量。

【做法】泡发海带和去皮蚕豆瓣，分别切成片块状，用香油煸炒后加水加盖烧煮，待蚕豆将熟时将切成长方块的冬瓜和盐加入，继续烧至冬瓜九成熟，即可出锅，食之。

【功效】对中暑头晕、烦渴有食疗作用。

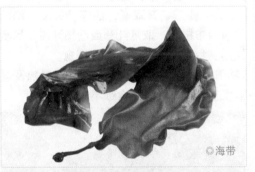

◎海带

### 偏方介绍

海带含有大量的碘质，可用来提制碘、钾等。中医入药时叫"昆布"。海带性寒，味咸，归脾、胃经，具有消痰软坚、泄热利水、止咳平喘、祛脂降压、散结抗癌的功效，适用于瘿瘤、瘰疬、疝气下坠、咳喘、水肿、高血压、中暑、冠心病、肥胖病等。

## 偏方02 扁豆荷叶粥

【用料】鲜荷叶 1 小张，白扁豆 50 克，大米 50 克，冰糖 30 克。

【做法】先用清水把大米洗净，浸泡。锅内加水 3 碗煮白扁豆，水沸后，下大米小火煎煮，待扁豆黏软，放入冰糖及洗净的鲜荷叶，再煮 20 分钟即成。随餐食之。

【功效】消暑解热，和胃厚肠，止泄泻。

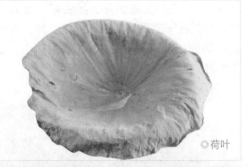

◎荷叶

### 偏方介绍

荷叶为睡莲科植物莲的干燥叶。荷叶性平，味苦、涩，归心、肝、肺经。荷叶含有莲碱、原荷叶碱和荷叶碱等多种生物碱及维生素C、多糖，有清热解毒、解暑、升发清阳、凉血止血的功效，适用于暑热烦渴、暑湿泄泻、脾虚泄泻、血热吐衄、便血崩漏。

## 偏方03　红糖绿豆沙

**【用料】**绿豆 100 克，红糖 25 克。

**【做法】**将绿豆煮烂，用勺在锅中碾碎如泥，以文火煮至无汤，加红糖调味即食。

**【功效】**清暑解毒。对小儿暑热生疮疖有食疗作用。夏季炎热时小儿常食有解暑清热、除烦解渴之功用。

## 偏方04　西瓜盅

**【用料】**西瓜 1 个，鸡肉、火腿、莲子、龙眼、胡桃、松子、杏仁各适量。

**【做法】**鸡肉和火腿切丁。将西瓜上端切下，挖去瓜瓤。将上述用料一并填入瓜内，盖上盖，隔水蒸熟即成。随餐食之。

**【功效】**清暑祛热，消烦止渴，利小便。

## 偏方05　杨梅酒

**【用料】**鲜杨梅 500 克，白糖 80 克。

**【做法】**鲜杨梅洗净，加白糖装入罐中捣烂，加盖 7 ~ 10 天发酵成酒。用纱布绞汁，即成杨梅露酒，倒入锅内加白糖煮沸，待冷装瓶密闭保存。夏季饮用最宜。

**【功效】**预防中暑。

## 偏方06　砂糖乌梅汤

**【用料】**乌梅、白砂糖各适量。

**【做法】**加水煮乌梅。用白砂糖调服，尽量饮用。痰盛、脘腹胀满或呕吐者忌用。

**【功效】**生津止渴，养阴敛汗。炎暑盛夏可代茶饮，有滋补身体之功。

## 偏方07　苦瓜茶

**【用料】**苦瓜 1 个，绿茶适量。

**【做法】**将苦瓜上端切开，挖去瓤，装入绿茶，把瓜挂于通风处阴干。取下洗净，连同茶叶切碎，混匀，每取 10 克放入杯中，以沸水冲沏闷半小时。可频频饮用。

**【功效】**清热，解暑，除烦。

## 偏方08　西瓜西红柿汁

**【用料】**西瓜 1 个，西红柿 1 千克。

**【做法】**西瓜切开取瓤，西红柿去皮，均用洁净纱布挤压，取瓜汁和西红柿液，尽量饮用。每日 2 次，连用 2 天即愈。

**【功效】**清热解暑，利水开胃。对暑热及温病发热、口渴心烦、食欲不振有疗效。

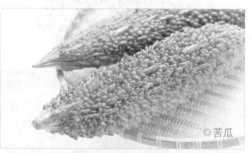
○苦瓜

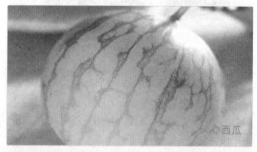
○西瓜

**偏方介绍**

苦瓜性寒，味苦，无毒，归心、肝、脾、肺经，具有清热祛暑、明目解毒、降压降糖、利尿凉血、解劳清心、益气壮阳的功效。主治中暑、暑热烦渴、暑疖、目赤肿痛、烧烫伤等。

**偏方介绍**

西瓜性凉，味甘、淡，归心、胃、膀胱经。果肉含蛋白质、葡萄糖、果糖、谷氨酸、蔗糖酶、钙、铁、磷、粗纤维及维生素等，具有消烦止渴、解暑热、疗喉痹、利小便、解酒毒等作用。

## 偏方09　荷叶绿豆粥

【用料】绿豆 20 克，粳米 50 克，鲜荷叶 1 张。

【做法】将绿豆与粳米煮粥，鲜荷叶盖于粥上，20 分钟后取走鲜荷叶，分次食用。

【功效】预防中暑。

## 偏方10　猪肉冬瓜汤

【用料】瘦猪肉 50 克，冬瓜 100 克，盐、姜片各适量。

【做法】将瘦猪肉切碎与冬瓜共煮汤，待将熟时下姜片及盐。日服 2 次。

【功效】清热解暑。适用于暑热之口渴、尿黄等。

## 偏方11　山楂荷叶茶

【用料】山楂 40 克，荷叶 12 克。

【做法】将以上两味共水煎。当茶饮用。

【功效】解暑热，清头目。夏天饮用对中暑、肝火头痛、口干口渴、呕吐反胃等有较好疗效。

## 偏方12　黍子汤

【用料】黍子 50 克。

【做法】将黍子炒黄，加水两杯，煎取 1 杯，1 次温服。加 4 碗水，再煎熏洗全身。

【功效】解暑热，止吐泻。适用于中暑身热、头痛、乏力、呕吐、腹泻等。

## 偏方13　绿晶肘

【用料】猪蹄（去骨）1000 克，绿豆 500 克，葱、姜、盐各少许。

【做法】将猪蹄收拾干净，加绿豆煮至猪蹄烂透时取出，凉凉，猪蹄上放上述调味料，倒入原汤上锅蒸烂，取出凉凉后放冰箱，凝结成冻即成。

【功效】对暑热烦渴有食疗作用。

## 偏方14　白鸭冬瓜汤

【用料】白鸭 1 只，冬瓜 2000 克，瘦猪肉 100 克，海参、薏米各 50 克，葱、姜、盐各少许。

【做法】将白鸭收拾干净，瘦猪肉切片，冬瓜洗净切块。锅内加水，下所有材料及调味料，煮至鸭肉烂熟即成。

【功效】健脾，补益，清暑。

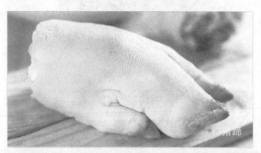

猪蹄

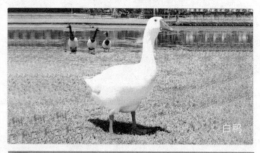

白鸭

### 偏方介绍

　　猪蹄性平，味甘、咸，具有补虚弱、填肾精等功能。现代营养学研究表明，猪蹄中含有丰富的胶原蛋白质，对老年人神经衰弱（失眠）等有良好的治疗作用。猪蹄对暑热烦渴有一定的食疗作用。

### 偏方介绍

　　鸭肉性寒，味甘、咸，归脾、胃、肺、肾经，可大补虚劳，滋五脏之阴，清虚劳之热，补血行水，养胃生津，止咳镇静，消螺蛳积，清热健脾，治身体虚弱、营养不良性水肿。

# 肺炎 >>

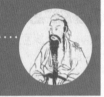

肺炎是多种原因引起的肺实质炎症的统称，最常见、症状最典型的为细菌性肺炎，约占全部肺炎患者的80%。细菌性肺炎好发于冬春季节，临床表现为突然高热、恶寒或寒战、咳嗽、胸痛、咳黄脓痰或铁锈色痰、呼吸急促等，是一种急性感染性疾病。

## 偏方01　清肺汁

【用料】大梨3个，藕1节，荷梗1米，橘络3克，甘草2.5克，生姜3片，莲子心2克，玄参6克。

【做法】将梨、藕及姜分别去皮捣汁，荷梗切碎，玄参切片，与橘络、甘草、莲心一起加水共煎半小时，滤过药汁，与梨、藕、姜汁混合即可饮用。

【功效】主治肺炎。

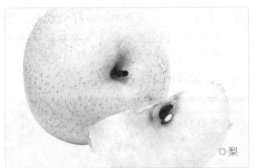

◎梨

### 偏方介绍

梨性凉，味甘、酸，具有生津止渴、降火润燥、清热润肺、祛痰止咳、健脾止泻、和胃、增进食欲、促进消化、通便、保护心血管、降血压、减轻疲劳之功效。对高血压、心脏病、口渴便秘、头昏目眩、失眠多梦有良好的食疗作用。

## 偏方02　银芦薄荷饮

【用料】金银花30克，鲜芦根60克，薄荷10克，白糖适量。

【做法】将金银花、芦根入锅，加水500毫升，煮15分钟，后下薄荷煎3分钟，滤汁加白糖温服。

【功效】本方具有清肺散热之功效，主治肺炎，症见发热、恶寒或寒战、头痛、咳嗽等。

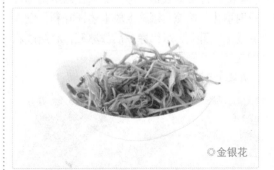

◎金银花

### 偏方介绍

金银花具有清热解毒、抗炎、补虚疗风的功效，可用于胀满下痢、温病发热、热毒痈疮和肿瘤等症。对头昏头晕、口干作渴、多汗烦闷、肠炎、菌痢、麻疹、肺炎、乙脑、急性乳腺炎、阑尾炎、皮肤感染、丹毒等病症有效。

【用料】鸭梨3个（约重350克），大米50克，冰糖适量。

【做法】将梨洗净，绞碎挤汁，大米洗净，加水煮粥，待粥将熟时放入梨汁及冰糖，再煮片刻即可。顿服。

【功效】主治肺炎。

【用料】生石膏100～200克，大米100克。

【做法】将生石膏捣碎入砂锅，煮30分钟后去渣取汁，再入大米煮粥至熟烂。候温食用，每日2～3次。

【功效】主治肺炎。

【用料】鲜百合100克，杏仁10克，大米50克，白糖适量。

【做法】米将煮熟时，放入百合、杏仁（去皮尖），煮成粥，加糖，温服，每日2次。

【功效】本方具有润肺、止咳、清热之功效，适用于肺炎恢复期。

【用料】甘蔗汁150毫升，大米100克。

【做法】将甘蔗汁兑水适量，加大米煮粥。温服，每日2次。

【功效】本方适用于肺炎恢复期，症见干咳盗汗、口干纳少、神疲乏力等。

【用料】鲜鱼腥草50克，莴笋250克。

【做法】将鱼腥草洗净，用沸水略焯捞出，加盐腌渍备用。将莴笋去皮洗净，切成粗丝，加盐渍，沥出水，与鱼腥草同入盘，拌入调味品即成。

【功效】本方清热解毒、止咳化痰，适用于高热不退、咳嗽之肺炎。

【用料】桑白皮15克，大米50克，冰糖适量。

【做法】将桑白皮入锅，加水200毫升，煎至100毫升，去渣，入大米，加冰糖，再加水400毫升煮成粥。每日2次，温服。

【功效】本方具有清泻肺热之功效，适用于高热不退、口干咽燥之肺炎。

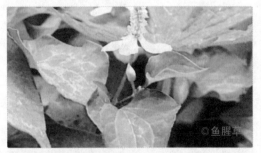

©鱼腥草

偏方介绍

鱼腥草所含的挥发油具有增强机体免疫功能、抗病原微生物、抗菌、抗病毒、抗炎、利尿、镇痛、镇静、抗惊、止血和抗癌等作用。

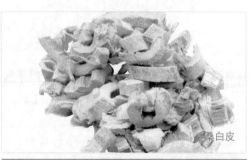

©桑白皮

偏方介绍

桑白皮性寒，味甘，入肺经，具有泻肺平喘、利水消肿的功效，对肺热咳喘、面目水肿、小便不利等症有良好的食疗作用。

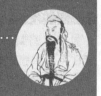

食疗
偏方

内科
# 支气管炎 >>

支气管炎是发生在气管、支气管黏膜及其周围组织的炎症，可分为急性和慢性两类，一般是由感染病毒、细菌或因过敏、大气污染、气候变化、吸烟等物理、化学刺激所致。

## 偏方01　姜糖饮

【用料】生姜汁 150 毫升，白糖 120 克。

【做法】将鲜生姜榨取汁，与白糖相和，微火煮沸。每次取半匙含口中，慢慢咽下。祛风散寒，消痰止咳。

【功效】适用于急性支气管炎，症见咳嗽喘息、恶寒发热、头痛鼻塞等。

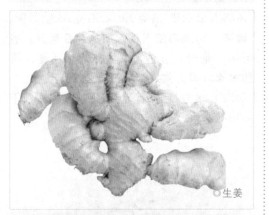

©生姜

### 偏方介绍

生姜性微温，味辛，归肺、脾、胃经，具有发汗解表、温中止呕、温肺止咳、解鱼蟹毒、解药毒的功效。生姜为芳香性、辛辣味健胃药，有温暖、兴奋、发汗、止呕、解毒、温肺止咳等作用。

## 偏方02　芦根甘草茶

【用料】芦根 40 克，甘草 5 克，绿茶 2 克。

【做法】用 1000 毫升水先煮芦根和甘草，煮沸 10 分钟，去渣，加入绿茶即可。少量多次饮。

【功效】本方清肺化痰，主治慢性支气管炎。

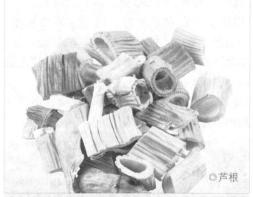

©芦根

### 偏方介绍

芦根有清热生津、除烦、止呕、利尿的功效，可用于治疗热病烦渴、胃热呕吐、肺热咳嗽、肺痈吐脓、热淋涩痛等症。

## 偏方03　柿叶茶

**【用料】** 绿茶 2 克，柿叶 10 克。

**【做法】** 将上 2 物加开水 400 ~ 500 毫升，浸泡 5 分钟。分 3 次饭后温服，日服 1 剂。

**【功效】** 主治支气管炎，症见咳嗽痰多、口淡无味、不思饮食等。

## 偏方04　燠梨方

**【用料】** 黄梨 1 个，蜀椒、面粉各适量。

**【做法】** 将黄梨刺 50 个小孔，每孔放入蜀椒 1 粒，再以面粉裹梨，放在炉灰中燠熟，空腹服。

**【功效】** 本方具有温肺化痰之功，主治寒痰型支气管炎。

## 偏方05　甘草蜜醋茶

**【用料】** 甘草 6 克，蜂蜜 30 克，醋 10 克。

**【做法】** 将上 3 物用沸水冲泡，代茶饮，早、晚各 1 次。

**【功效】** 主治慢性支气管炎。

## 偏方06　桔梗甘草茶

**【用料】** 桔梗、甘草各 100 克。

**【做法】** 将桔梗、甘草共为粗末，和匀过筛，分包，每包 10 克。用时以沸水冲泡，每次 1 包，代茶饮。

**【功效】** 主治支气管炎。

## 偏方07　核桃川贝杏仁膏

**【用料】** 核桃仁 120 克，川贝母 30 克，杏仁、冰糖各 60 克。

**【做法】** 将诸物共捣烂成膏，每次服 1 匙，每日服 2 次，白开水送服。

**【功效】** 主治慢性支气管炎。

## 偏方08　葱枣茶饮

**【用料】** 葱须 25 克，红枣 25 克，甘草 5 克，绿茶 1 克。

**【做法】** 将后 2 味加水 400 毫升先煎 15 分钟，再加入葱须、绿茶煎 1 分钟即可。分 3 ~ 6 次温饮，每日 1 剂。

**【功效】** 本方具有温肺化痰之功，对咳嗽痰多、形体消瘦之支气管炎颇具疗效。

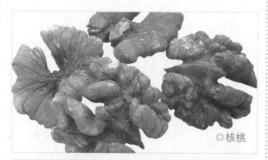

©核桃

### 偏方介绍

核桃为胡桃科植物胡桃的干燥成熟种子，性温，味甘，归肾、肺、大肠经，具有补肾、温肺、润肠的功效，用于腰膝酸软、阳痿遗精、大便秘结等病症。镇咳平喘作用十分明显。

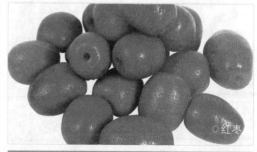

©红枣

### 偏方介绍

红枣性温，味甘，归脾、胃经，具有补中益气、和中健脾、养血安神的功效，可用于食欲不振、大便溏稀、疲乏无力、气血不足、津液亏损、心悸失眠等。

## 偏方09 枇杷叶方

【用料】枇杷叶7 ~ 8片。

【做法】将枇杷叶刷去毛洗净，放小锅中煎汁，候凉饮服。

【功效】主治支气管炎。

## 偏方10 灵芝泡酒

【用料】灵芝30克，白酒500毫升。

【做法】将灵芝放酒中浸泡15日，每日摇动数次。每次服10毫升，每日2次。

【功效】慢性支气管炎。

## 偏方11 南瓜汁

【用料】南瓜蓬茎适量。

【做法】离根约60厘米剪断，把南瓜蓬茎插入干净的玻璃瓶中，让茎中汁液流入瓶内，收取自然汁1大瓶，隔水蒸，每次服30 ~ 50毫升，一日2次。

【功效】主治慢性支气管炎。

## 偏方12 茄干茶

【用料】绿茶1克，茄子茎根（干）10 ~ 20克。

【做法】9 ~ 10月间茄子茎叶枯萎时，连根拔出，取根及粗茎，晒干，切碎，装瓶备用。用时同绿茶冲泡，10分钟后饮用。

【功效】适用于慢性支气管炎、痰稠带血者。

## 偏方13 红颜酒

【用料】核桃仁（捣碎）、红枣（捣碎）各120克，杏仁（泡去皮尖煮4 ~ 5沸，晒干捣碎）30克，白蜜100克，酥油70克，白酒1000克。

【做法】先将蜜、油溶开入酒，后将前3药入酒内浸7日即可。早、晚空腹服2 ~ 3盅。

【功效】本方具有补肾定喘之功，主治肾虚型支气管炎。

## 偏方14 西洋参酒

【用料】西洋参30克，米酒500毫升。

【做法】将西洋参装入净瓶内，用酒浸之，7日后即可取用。每次空腹饮1小杯，每日2次。

【功效】主治肺阴虚型慢性支气管炎。

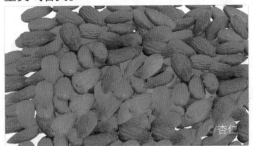
◎杏仁

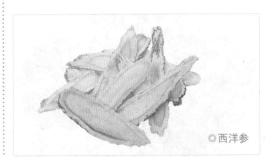
◎西洋参

### 偏方介绍

杏仁性温，味苦，归肺、脾、大肠经。杏仁苦温宣肺，润肠通便，适用于风邪、肠燥等实证之患。但凡阴亏、郁火者不宜单味药长期内服，如肺结核、支气管炎、慢性肠炎等禁忌单味药久服。

### 偏方介绍

西洋参具有补气养阴、清热生津的功效。可用于气虚阴亏、内热、咳喘痰血、虚热烦倦、消渴、口燥咽干等病症。

## 偏方15  川贝茶

【用料】川贝母 10 克，茶叶 3 克，冰糖 15 克。

【做法】将诸物共研细末，早晚 2 次开水冲服。

【功效】主治慢性支气管炎。

## 偏方16  大蒜浸醋方

【用料】大蒜 10 瓣，醋 20 毫升，红糖 10 克。

【做法】大蒜捣烂，醋内浸泡 3 天，去渣，加红糖，每次服半汤匙，每日 1 次。

【功效】主治慢性支气管炎。

## 偏方17  蓬蒿菜饮

【用料】鲜蓬蒿菜 90 克。

【做法】将蓬蒿菜水煎去渣，加冰糖适量，分 2 次饮服。

【功效】清肺化痰。主治慢性支气管炎。

## 偏方18  苦杏仁鸭梨饮

【用料】苦杏仁 10 克，大鸭梨 1 个，冰糖少许。

【做法】先将杏仁去皮尖、打碎，鸭梨去核、切块，加适量水同煎。梨熟入冰糖令溶。代茶饮用，不拘时。

【功效】主治燥热型急性气管炎。

## 偏方19  阿胶酒

【用料】阿胶 400 克，黄酒 1500 毫升。

【做法】将阿胶用文火酒煮，令其溶化，煎至 1000 毫升。分 4 次服，每日 1 次。

【功效】主治肺阴虚型支气管炎，症见咳嗽痰多、畏风自汗、动则气短等。

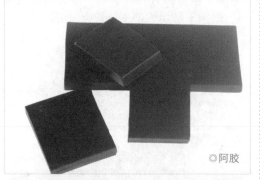

©阿胶

### 偏方介绍

阿胶为马科动物驴的皮经煎煮浓缩制成的固体胶。阿胶性平，味甘，归肺、肝、肾经，具有补血、止血、滋阴润燥的功效，还有很好的固肾安胎作用。

## 偏方20  冬瓜子饮

【用料】冬瓜子 15 克，红糖适量。

【做法】将冬瓜子加红糖捣烂研细，开水冲服，每日 2 次。

【功效】本方适用于剧烈咳嗽的支气管炎患者。

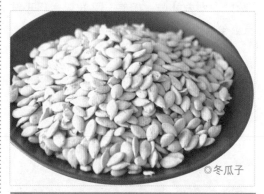

©冬瓜子

### 偏方介绍

冬瓜子味甘，性微寒，入脾、小肠经，具有润肺、化痰、消痈、利水的功效。可治痰热咳嗽、肺痈、肠痈、淋病、水肿、脚气、痔疮等病症。

## 偏方21 百部酒

【用料】百部根、酒各适量。

【做法】将百部根切碎稍炒，入酒中浸泡7天。口服，每日2～3杯，每日1次。

【功效】主治慢性支气管炎。

## 偏方22 茶树根蜜饮

【用料】茶树根100克，生姜50克，蜂蜜适量。

【做法】将茶树根同姜共煎，去渣留汁，加蜂蜜调。每次服20毫升，每日服2次。

【功效】本方具有健脾除痰之功，适用于痰量较多、胸闷气喘、大便溏薄之支气管炎。

## 偏方23 芥菜粥

【用料】鲜芥菜60克，大米100克。

【做法】将芥菜洗净切碎，与大米一起放入锅中，加水500～800毫升，煮粥。每日早晚各服1次。

【功效】解表宣肺，化痰止咳。主治急性支气管炎。

## 偏方24 莱菔子粥

【用料】莱菔子20克，大米50克。

【做法】将莱菔子水研，滤过去渣取汁100毫升，加入大米，再加水500毫升，煮粥。每日早晚各服1次。

【功效】健脾养胃，祛痰止咳。

## 偏方25 百合粥

【用料】鲜百合50克，大米50克，冰糖适量。

【做法】先用水煮米成粥，将熟前放入百合煮熟即可。加糖，晨起当早餐食之。如无鲜百合可用干百合或百合粉。

【功效】本方补肺、固表、平喘，适用于肺气虚型支气管炎。

## 偏方26 赤小豆百合粥

【用料】赤小豆60克，百合10克，杏仁6克，白糖适量。

【做法】先以水煮赤小豆，至半熟时放百合、杏仁同煮至粥成。加糖，当早餐食之。

【功效】本方具有润肺止咳、祛痰利湿的作用，适用于肺阴虚型支气管炎。

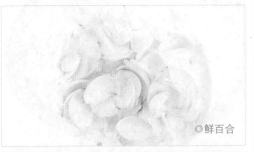
©鲜百合

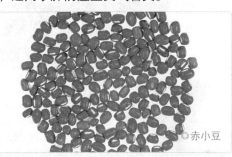
©赤小豆

### 偏方介绍

百合性微寒，味甘，归肺、心经，具有清火、润肺、安神的功效。可用于热病后余热未消、神思恍惚、失眠多梦、心情抑郁、喜悲伤欲哭等病症。

### 偏方介绍

赤小豆性平，味甘、酸，归心、小肠经，具有利水消肿、解毒排脓的功效。适用于水肿胀满、脚气浮肿、黄疸尿赤、风湿热痹、痈肿疮毒、肠痈腹痛等病症。

## 偏方27 茯苓薏苡仁粥

【用料】薏苡仁 60 克，白茯苓 50 克，糯米 100 克。

【做法】将白茯苓打碎入砂锅，加水 300 毫升，煎至 100 ~ 150 毫升，去渣。入薏苡仁、糯米，加水 500 毫升，武火煮成粥，兑入茯苓汁，煮开 2 ~ 3 沸。每日早晚各服 1 次。

【功效】本方有健脾、化痰、止咳之功，主治支气管炎。

## 偏方28 桑白皮粥

【用料】桑白皮 15 克，大米 50 克。

【做法】将桑白皮放入锅中，加水 200 毫升，煎至 100 毫升，去渣。入大米，再加水 500 毫升，煮粥。每日早晚服 1 次。

【功效】清热化痰，止咳平喘。主治急性支气管炎，症见咳嗽、咽干、大便干、小便黄等。

## 偏方29 杏仁奶粥

【用料】杏仁 20 枚，牛奶 500 毫升，桑白皮 30 克，干姜 5 克，红枣 5 枚，大米 50 克。

【做法】将杏仁去皮尖研细，放入牛奶中略浸，绞去滓。将余药煎 20 分钟，去渣取汁。将大米加入药汁中煮粥，再加入杏仁牛乳，再煮沸。不计时服之。

【功效】本方补益肺脾、止咳平喘，主治慢性支气管炎。

## 偏方30 核桃粥

【用料】核桃仁 30 ~ 50 克，大米 50 克。

【做法】将大米加水 500 毫升煮粥，核桃仁去皮捣烂，调入稀粥内，再用文火煮数沸，见粥表面有油为度。早晚各服 1 次。

【功效】补肾纳气，主治支气管炎，症见咳嗽气促、畏寒肢冷、腰膝酸软等。

## 偏方31 莲子百合煲瘦肉

【用料】莲子 50 克，百合 30 克，猪瘦肉 200 克。

【做法】将诸物加适量水，煲 1.5 小时，可随早餐食之。

【功效】本方有养神、益气、固肾之功，用于脾气虚型支气管炎，症见痰量较多、胸闷气喘、上腹胀满等。

## 偏方32 陈皮粥

【用料】陈皮 10 ~ 15 克，大米 50 克。

【做法】将陈皮加水 200 毫升，煎至 100 毫升，去渣。入大米 50 克，再加水 400 毫升，煮成稀粥。每日早晚各服 1 次。

【功效】本方具有健脾燥湿化痰之功效，主治脾虚痰盛型支气管炎。

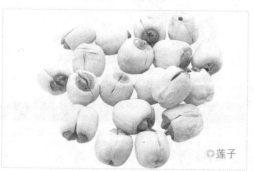

◎莲子

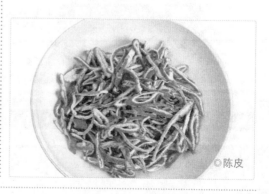

◎陈皮

## 偏方33 雪梨蜂蜜方

【用料】雪梨 2 ~ 3 个，蜂蜜 60 克。

【做法】将雪梨挖洞去核，装入蜂蜜盖严，蒸熟，睡前食用。每日 1 次，连服 20 ~ 30 日。

【功效】主治慢性支气管炎。

## 偏方34 五味子泡蛋

【用料】五味子 250 克，鸡蛋 10 个。

【做法】先将五味子煮汁，冷却后浸泡鸡蛋 6 ~ 7 日，每日吃 1 个，沸水冲服，冬至后开始服用。

【功效】本方用于肾虚型支气管炎，症见咳喘气急、腰酸耳鸣、发脱齿落等。

## 偏方35 蜜饯双仁

【用料】南杏仁 250 克，核桃仁 250 克(切碎)，蜂蜜 500 克，白糖适量。

【做法】将前 2 味加蜂蜜、白糖，熬煮后放入罐内，每日吃 1 ~ 2 汤匙。

【功效】本方补肾益肺、止咳平喘，适用于肾气不足型支气管炎。

## 偏方36 西瓜秧煮鸡

【用料】白公鸡 1 只，干西瓜秧 200 克，生姜 100 克，生豆油 150 克。

【做法】先把西瓜秧煮沸，捞出后加入收拾好的白公鸡和生姜，待鸡煮熟后，加入豆油。食肉喝汤，每晚温服 1 碗。

【功效】主治老年慢性支气管炎。

## 偏方37 助阳猪肺汤

【用料】新鲜猪肺 1 具，细辛、制附子各 15 克，麻黄 2 克。

【做法】将猪肺洗净切块。先煮麻黄、细辛、附子，加水 6 碗，煎至 5 碗。去药渣及上沫，再入猪肺块煮熟，加盐少许。分 6 次食完，每日早晚各 1 次。

【功效】温肾助阳，止咳平喘。主治脾肾阳虚型支气管炎，症见咳嗽气促、痰多清稀、畏寒肢冷等。

## 偏方38 归姜山药羊肉汤

【用料】当归、生姜（布包）各 15 克，山药 50 克，羊肉 100 克，盐少许。

【做法】将上 5 味共放瓦锅内，加水适量，同煮至烂熟，用盐调味，吃肉喝汤。每日 1 次，连服 5 ~ 7 日。

【功效】主治慢性支气管炎，症见咳嗽多痰、面色萎黄、形体消瘦等。

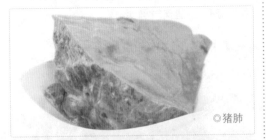

©猪肺

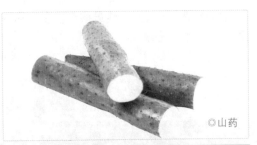

©山药

### 偏方介绍

猪肺具有补肺、止咳、止血的功效。主治肺虚咳嗽、咯血等症。

### 偏方介绍

山药可治脾虚食少、久泻不止、肺虚喘咳、肾虚遗精等症。

# 食疗偏方

## 外科
# 甲状腺肿、疝气 >>

单纯性甲状腺肿俗称"粗脖子""大脖子"，是以缺碘为主的代偿性甲状腺肿大，多见于青春期、妊娠期和更年期女性，青年女性患者较多。其伴随症状有焦虑、失眠、神经质、肌肉无力、周期性四肢麻痹、心悸、易口渴、出汗、呼吸困难等。甲状腺肿大在中医中又称"瘿瘤"。

## 偏方01 绿豆海带粥

【用料】绿豆60克，海带30克，大米30克，陈皮6克，红糖60克。

【做法】将海带泡软洗净切丝。铝锅内加清水，入大米、绿豆、海带、陈皮，煮至绿豆开花为度，放入红糖溶匀。随餐服食。

【功效】清凉解毒，消肿软坚。对瘿瘤、青春期甲亢有一定食疗效果。

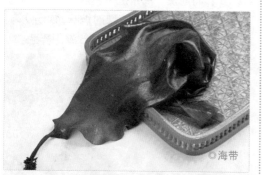

©海带

### 偏方介绍

海带性寒，味咸，入脾、胃经，具有软坚行水、破积去湿的功效。同时，海带含碘和碘化物，有防治缺碘性甲状腺肿大的作用。海带氨酸及钾盐、钙元素可降低人体对胆固醇的吸收，降低血压。搭配绿豆，对甲状腺肿大能起到更好的防治作用。

## 偏方02 苋菜猪肉饮

【用料】鲜苋菜根和茎60克，猪肉60克。

【做法】先将苋菜洗净，切成碎片，用3杯水同猪肉一起，煎取1杯。每日2次，每日1剂。

【功效】对甲状腺肿大有一定的食疗作用。

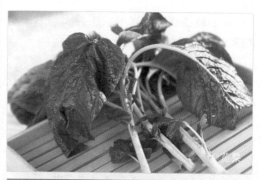

### 偏方介绍

苋菜性微寒，味甘，能清热解毒、利尿除湿、通利大便、凉血散瘀。对于湿热所致的赤白痢疾及肝火上炎所致的目赤目痛、咽喉红肿不利、甲状腺肿大等，均有一定的辅助治疗作用。

## 偏方03 糯米槐花散

【用料】糯米 50 克，槐花（选未开放者）100 克。

【做法】将糯米和槐花共炒黄，研末。每早空腹服用 15 克。

【功效】清热，凉血。对瘰疬有食疗效果。

## 偏方04 紫菜淡菜

【用料】紫菜 15 克，淡菜 60 克。

【做法】将紫菜洗净，淡菜用水浸透，入瓦锅内加水同煨至熟。吃肉饮汤。

【功效】软坚散结。对甲状腺肿初起有食疗效果。

## 偏方05 红糖腌海带

【用料】海带、红糖各适量。

【做法】海带去沙洗净，放入锅中加水煮烂后切成细丝，盛入碗中以红糖拌匀后，腌渍 2 日。常吃有效。

【功效】软坚散结，清热利水。对甲状腺肿大有一定食疗效果。

## 偏方06 常食海藻

【用料】海藻、紫菜、海带、昆布、龙须菜各 20 克。

【做法】将全部用料共煎汤。代茶饮用。

【功效】消坚散结。对甲状腺肿大、淋巴结肿大有食疗作用。

## 偏方07 紫菜汤

【用料】紫菜 20 克，调味料适量。

【做法】将紫菜加调味料冲汤。每日 2 次，连续用 1 个月。

【功效】散结软坚。对甲状腺肿大、淋巴结核及各种坚硬肿块有一定食疗作用。

## 偏方08 海藻蚝豉汤

【用料】海藻、海带各 15 克，蚝豉（牡蛎肉）60 克。

【做法】将海藻、海带洗净去沙，蚝豉用水浸透，入瓦锅加清水煮汤。熟时调味，饮汤吃肉。

【功效】消肿散结，软坚消瘿，滋阴养荣。

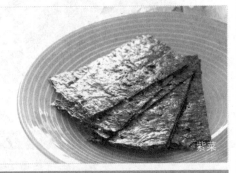

紫菜

### 偏方介绍

紫菜性寒，味甘、咸，归肺经，具有化痰软坚、清热利尿、补肾养心的功效。紫菜营养丰富，含碘量很高，可用于治疗因缺碘引起的甲状腺肿大。紫菜有软坚散结功能，对其他郁结积块也有用。

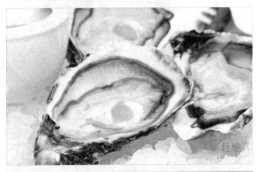

牡蛎

### 偏方介绍

蚝豉也称"蛎干"，是牡蛎肉的干制品，适宜体质虚弱儿童，肺门淋巴结核、颈淋巴结核、瘰疬之人食用，适宜阴虚烦热失眠、心神不安者食用，适宜高血压病、动脉硬化、高脂血症之人食用。

【用料】猪瘦肉 200 克，小茴香 15 克，黄酒适量。

【做法】将猪瘦肉剁成泥，小茴香研为末，与肉泥拌匀，制成肉丸子，加水煮熟，以黄酒送服。

【功效】顺气消肿，对小儿疝气致阴囊肿大有食疗效果。

【用料】玉米茎芯（玉米茎内之白色柔软绵状物质）10 尾。

【做法】将玉米茎芯加水煮汤。代茶饮用。

【功效】清热利尿。对疝气、尿道刺痛、尿白等有食疗效果。

【用料】鲫鱼鳔 7 枚，黄酒适量。

【做法】将鱼鳔焙干，不可枯焦，研末。每晚临睡前用黄酒送下。

【功效】止痛。对疝气痛有食疗效果。

【用料】荔枝核、大茴香各等份，黄酒适量。

【做法】将荔枝核炒黑，大茴香炒焦，捣碎，研末。每服 5 克，以温黄酒送服。

【功效】解郁止痛。对小肠疝气致阴囊肿胀、偏坠、疼痛有一定食疗效果。

【用料】青茄蒂适量。

【做法】将青茄蒂煎成浓汁。服后再饮白糖水 1～2 杯。见效后继续服用 2 次，可痊愈。

【功效】理气，止痛。对疝气有一定食疗效果。

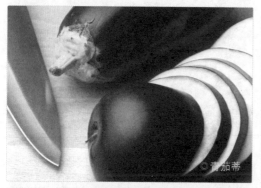

©青茄蒂

【用料】当归 15 克，羊肉 100 克，生姜 15 克。

【做法】将上物同煮熟。吃肉饮汤，日 1 次。

【功效】补血活血，行气止痛，温暖下元。对寒疝有食疗效果。

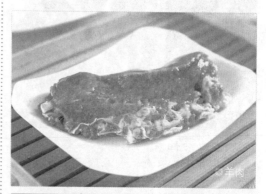

©羊肉

【偏方介绍】

　　青茄蒂为茄科植物茄的宿萼，一般夏、秋季采收，鲜用或晒干，具有凉血、解毒的功效，适用于肠风下血、痈疽肿毒、口疮、牙痛等。

【偏方介绍】

　　羊肉性温，味甘，无毒，归脾、肾经，具有补体虚、祛寒冷、温补气血、益肾气、开胃健力的功效，适用于肾虚腰疼、阳痿精衰、形瘦怕冷、病后虚寒、产后大虚或腹痛、产后出血等。

# 痔疮 >>

痔疮又称痔，按其生成部位不同分为外痔、内痔、混合痔3种。内痔临床特征以便血为主，外痔则以肛门坠胀疼痛、有异物感为主症。痔疮多因湿热内积、久坐久立、饮食辛辣、临产用力、大便秘结等导致浊气瘀血流注肛门而患病。

## 偏方01　空心菜蜜煎

【用料】空心菜2000克，蜂蜜250克。

【做法】把空心菜洗净切碎，捣汁。将菜汁放在锅内，先以武火后用文火加热煎煮浓缩，至煎液浓稠时加蜂蜜，再煎至稠黏如蜜时停火，待冷装瓶备用。每次1汤匙，沸水冲化饮用，每日2次。

【功效】对外痔有一定食疗效果。

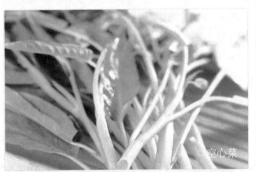

◎空心菜

### 偏方介绍

空心菜性寒，味甘，归大肠、胃经，具有清热凉血、利尿除湿、解毒的功效。适用于血热所致的鼻衄、咳血、吐血、便血、痔疮出血、尿血、热淋小便不利、妇女湿热带下、野菌中毒及疮肿、湿疹、毒蛇咬伤等。

## 偏方02　绿豆薏米大肠粥

【用料】绿豆50克，薏米30克，猪大肠250克，大米适量。

【做法】将猪大肠洗净，绿豆、薏米用水浸泡，然后放入肠内并加水少许，肠两端用线扎紧，用砂锅加水同大米煮烂熟后服用。每天1剂，连饮7~8天。

【功效】适用于内痔引起的便时无痛性出血。

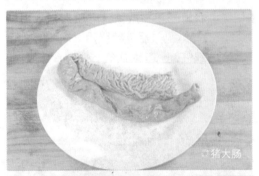

◎猪大肠

### 偏方介绍

猪大肠有润燥、补虚、止渴、止血之功效，适宜大肠病变如痔疮、便血、脱肛者食用，适宜小便频多者食用。感冒期间忌食；因性寒，凡脾虚便溏者亦忌。

## 偏方03　冬瓜绿豆汤

【用料】绿豆150克，冬瓜500克，食盐少许，猪油适量。

【做法】将冬瓜去皮，与绿豆同煮至烂熟，放入食盐、猪油即可。分3次服食绿豆、冬瓜，喝汤。

【功效】有清热解毒之功，对痔疮有食疗作用。

## 偏方04　柿饼木耳汤

【用料】柿饼50克，黑木耳6克，红糖50克。

【做法】将全部用料同煮汤服食。每日1剂，连服5～6日。

【功效】对瘀滞型内痔有食疗效果。症见痔核初发，黏膜瘀血，伴有异物感，或微出血。

## 偏方05　黄酒煮猪皮

【用料】猪皮150克，黄酒半碗，红糖50克。

【做法】用黄酒加等量水煮猪皮，用文火煮至稀烂，加红糖调和。吃猪皮饮汤，日分2次用完，可连用数天。

【功效】养阴清热。对内痔下血有食疗效果。

## 偏方06　藕蚕饮

【用料】藕500克，僵蚕7个，红糖120克。

【做法】将藕洗净切厚片，与僵蚕、红糖放锅中加水煎煮，吃藕喝汤。每日1次，连服7日。

【功效】对血虚型痔疮引起的便血日久、眩晕耳鸣、心悸乏力、面色发白有食疗效果。

## 偏方07　马齿苋猪大肠

【用料】马齿苋100克，猪大肠1截（约15厘米长）。

【做法】先将两物洗净，然后将马齿苋切碎装入猪大肠内，两头扎好，放锅内蒸熟。每日晚饭前食用，一次吃完，连续服用。

【功效】清热解毒，润肠止血。

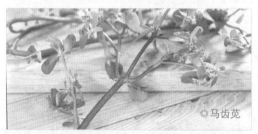

◎马齿苋

**偏方介绍**

马齿苋性寒，味甘、酸，归心、肝、脾、大肠经，具有清热解毒、利水去湿、散血消肿、除尘杀菌、消炎止痛、止血凉血的功效，适用于痢疾、肠炎、肾炎、产后子宫出血、痔疮等症。

## 偏方08　鲫鱼蒸韭菜

【用料】鲫鱼1条（约200克），韭菜适量，酱油、盐各少许。

【做法】将鱼收拾干净，鱼腹内塞满韭菜，放入蒸锅内，加酱油、盐，盖上锅盖，蒸半小时即成。食鱼肉饮汤，每日1次。

【功效】对痔漏、内外痔疮有食疗效果。

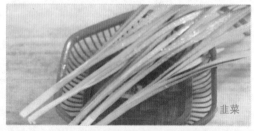

◎韭菜

**偏方介绍**

韭菜性温，味甘、辛，无毒。韭菜具有健胃、提神、止汗固涩、补肾助阳、固精等功效。韭菜含有大量维生素和粗纤维，能增进胃肠蠕动，治疗便秘，预防肠癌。

## 偏方09　清蒸茄子

【用料】茄子 1 ~ 2 个，油、盐各适量。

【做法】将茄子洗净，放碟内，加油、盐隔水蒸熟。佐餐食。

【功效】清热消肿，止痛。对内痔发炎肿痛、初期内痔便血、痔疮便秘等病症有食疗作用。

## 偏方10　牛肺

【用料】生牛肺 150 克，白糖 25 克。

【做法】将生牛肺洗净、切块，用白水煮烂。用牛肺蘸白糖吃。每日早晚饭前各 1 次。此方连续食用几日，可见效。注意禁加盐、酱油及辣物。

【功效】对痔疮有食疗效果。

## 偏方11　桑葚糯米粥

【用料】桑葚 30 克，糯米 100 克，冰糖 30 克。

【做法】把桑葚浸泡少顷，洗净后与糯米共煮成粥，调入冰糖稍煮即可服食。每日分 2 次空腹食之，7 日为 1 个疗程，可经常服用。

【功效】清热利湿，凉血止血。

## 偏方12　木耳红枣蜜

【用料】黑木耳 15 克，红枣 15 枚，蜂蜜适量。

【做法】将木耳水发，撕碎，置锅中加入红枣（去核）及适量水，煮至木耳黏稠，加蜂蜜，搅匀，共煮 5 分钟即可。晚餐后食之。

【功效】补益气血，止血润肠。对气血两虚型痔疮有食疗作用。

## 偏方13　蚌肉籼米粥

【用料】蚌肉 100 克，籼米 100 克，葱末、姜末、盐、料酒各 5 克，麻油 15 克，味精 2 克。

【做法】将蚌肉汆水，锅内放麻油、料酒、盐、姜末、葱末、味精，煸炒后装碗，籼米加水煮成粥，再将碗中蚌肉倒入稍煮即可。

【功效】对内痔引起的便血有食疗效果。

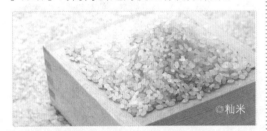

◎籼米

## 偏方14　炒田螺

【用料】田螺 700 克，油 15 克，黄酒 40 克，盐、酱油、胡椒粉、葱、姜各适量。

【做法】将田螺收拾干净；锅内放油，下田螺翻炒，加黄酒、葱、姜、盐、酱油，加水焖 10 分钟，加胡椒粉翻匀即成。

【功效】除湿解毒，清热利水。

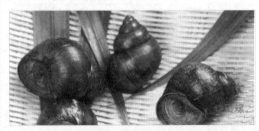

◎田螺

### 偏方介绍

　　籼米性温，味甘，归心、脾经，具有补中益气、健脾养胃、益精强志、和五脏、通血脉、聪耳明目、止烦、止渴、止泻的功效。

### 偏方介绍

　　田螺性凉，味甘、咸，归肝、脾、膀胱经，具有清热利水、除湿解毒的功效，适用于热结小便不通、黄疸、脚气、水肿、消渴（糖尿病）、痔疮、便血、目赤肿痛、疔疮肿毒。

## 偏方15　米醋煮羊血

【用料】羊血250克，米醋300克，盐少许。

【做法】羊血凝固后用开水烫一下，将污水倒出，切成小方块，用米醋煮熟，加适量盐调味。只吃羊血，不饮醋汤。

【功效】对内痔出血有较理想的食疗效果。

## 偏方16　红糖金针菜汤

【用料】红糖120克，金针菜120克。

【做法】将金针菜用2碗水煎至1碗，和入红糖。温服，每日1次。

【功效】活血消肿。对痔疮初起有消肿作用，对较重症有减轻痛苦之效。

## 偏方17　醋煮赤豆

【用料】赤小豆500克，醋、白酒各适量。

【做法】将赤小豆洗净，用醋煮熟晒干，再用白酒浸至酒尽为止，晾干，研为末。以白酒送服，每次5克，日服3次。

【功效】排脓止血。对内痔出血有食疗效果。

## 偏方18　烤鳗鲡片

【用料】鳗鲡1条，花椒、盐、酱油各少许。

【做法】将鳗鲡去头及肠等杂物，剔骨，肉切片，放于炭火上炙烤至熟，然后把炒焦的花椒及盐研成细末，同鱼片拌匀。蘸酱油食之，每日1次，经常食用有效。

【功效】对痔瘘有食疗效果。

## 偏方19　槐叶茶

【用料】嫩槐叶不拘量。

【做法】将嫩槐叶蒸熟，晒干，取15克，用沸水冲泡15分钟，代茶饮。每日1次。

【功效】对肠风便血、痔疮出血、血淋、湿热瘀滞型内痔等，症见便时无痛性出血、血鲜红、肛门灼热有食疗效果。

©槐叶

### 偏方介绍

　　槐叶性平，味苦，归肝、胃经，具有清肝泻火、凉血解毒、燥湿杀虫的功效，适用于小儿惊痫、壮热、肠风、尿血、痔疮、湿疹、疥癣、痈疮疔肿等。

## 偏方20　木耳芝麻茶

【用料】黑木耳、黑芝麻各1200克。

【做法】将上2味分别均分为两份，各取一份炒熟，其余生用。每次取二者生熟混合药15克，用沸水冲泡15分钟后，代茶频频饮之。每日1～2次。

【功效】对湿热瘀滞型内痔有食疗效果。

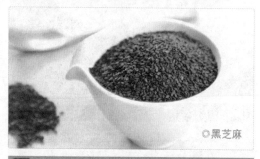
©黑芝麻

### 偏方介绍

　　黑芝麻性平，味甘，归肝、肾、大肠经，具有补肝肾、益精血、润肠燥的功效，适用于头晕眼花、耳鸣耳聋、须发早白、病后脱发、肠燥便秘等。

# 外科
# 脱肛、肛裂>>

脱肛又称直肠脱垂，指直肠壁外翻而脱垂于肛门外。其常见于体虚的小儿及老年人，或新产妇，或有长期泻痢、咳嗽等病史，或有内痔环切手术史者。肛裂是以肛门周期性疼痛，即排便时阵发性刀割样疼痛，便后数分钟缓解，随后又持续剧烈疼痛可达数小时，伴有习惯性便秘，便时出血为主要表现的疾病。本病好发于青壮年，儿童也可发生，老年人较少。

## 偏方01  猪大肠炖糯米绿豆

【用料】猪大肠 300 克，糯米 30 克，绿豆 50 克，食盐少许。

【做法】将猪大肠洗净，糯米与绿豆用清水浸泡 1 小时，然后把糯米、绿豆放入大肠内并加入少许水和食盐，肠两端用线扎紧，放入锅内加水煮 2 小时即可服食。

【功效】润肠治燥，清热。

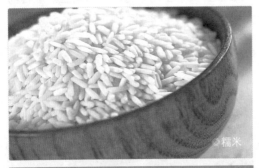

©糯米

### 偏方介绍

糯米是糯稻脱壳的米，其营养丰富，为温补强壮食品。糯米性温，味甘，归脾、胃、肺经，具有补中益气、止泻、健脾养胃、止虚汗、安神益心、调理消化和吸收的作用，对于脾胃虚弱、体疲乏力、多汗、呕吐与经常性腹泻、痔疮、脱肛、产后痢疾等病症有舒缓作用。

## 偏方02  何首乌煲鸡

【用料】何首乌 30 克，雌鸡 1 只（约 500 克），盐、油、姜、料酒各适量。

【做法】将雌鸡处理干净；何首乌末入纱布袋，纳鸡腹内，放入锅内，加水煲至鸡肉离骨。取出首乌末，加盐、油、姜、料酒调味，饮汤食鸡肉。1 日内分 2 次服完。

【功效】解毒、润肠通便。

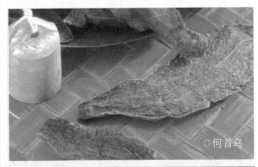

©何首乌

### 偏方介绍

何首乌性微温，味苦、甘、涩，归肝、肾经，具有补益精血、养血滋阴、润肠通便、截疟、祛风、解毒、乌须发、强筋骨、补肝肾的功效，适用于血虚头昏目眩、心悸、失眠，肝肾阴虚之腰膝酸软、须发早白、耳鸣、遗精、肠燥便秘、久疟体虚、风疹瘙痒、疮痈、瘰疬、痔疮、肛裂等。

## 偏方03 鳝鱼薏米汤

【用料】鳝鱼 250 克,薏米 50 克,盐适量。

【做法】将鳝鱼洗净,与薏米同煲汤,加盐调味服食。

【功效】清热,解毒。对脱肛有一定食疗效果。

## 偏方04 田螺炖猪肉

【用料】田螺肉 120 克,猪肉 120 克。

【做法】将洗干净的田螺肉、猪肉入锅共炖。每日 1 剂,分 4 次服食。

【功效】消肿。对脱肛有一定食疗作用。

## 偏方05 绿豆薏苡仁汤

【用料】绿豆 60 克,薏苡仁 50 克,砂糖适量。

【做法】将绿豆、薏苡仁洗净,加水煮至熟烂,原汤加砂糖调服。

【功效】清热,泻火,利湿,润燥。适用于肛裂伴皮损感染有渗液。

## 偏方06 木耳拌蜜糖

【用料】白木耳 50 克,蜜糖 30 克。

【做法】白木耳加水,用文火煮烂,加蜜糖溶化,每日 1 碗。

【功效】对气阴不足所致的口干津少、大便燥结、肛裂等有食疗效果。

## 偏方07 黄花木耳

【用料】黄花菜 100 克,木耳 25 克,白糖 5 克。

【做法】将黄花菜、木耳洗净去杂质,加水煮 1 小时。原汤加白糖调服。

【功效】清热,除湿,消肿。对脱肛、大便时肛门痛或便后滴血有食疗效果。

## 偏方08 陈醋煮红枣

【用料】陈醋 250 克,红枣 120 克。

【做法】将红枣洗净,用陈醋煮枣,待煮至醋干即成。分 2 或 3 次将枣吃完。

【功效】益气,散瘀,解毒。对久治不愈的脱肛有食疗作用。

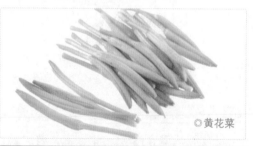

◎黄花菜

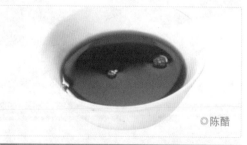

◎陈醋

### 偏方介绍

　　黄花菜性平,味甘,有小毒,归肝、脾、胃、大肠经,具有养血平肝、利尿消肿的功效,适用于头晕、耳鸣、心悸、腰痛、吐血、衄血、大肠下血、脱肛、水肿、淋病、咽痛、乳痈等症。

### 偏方介绍

　　陈醋有散瘀、止血、解毒、杀虫的功效。陈醋可预防和治疗肠炎、痢疾。由于陈醋中含有醋酸,具有收敛的作用,不仅可以抑制细菌繁殖,甚至能杀死食物里的部分细菌。脾胃湿盛、外感初起者忌服陈醋。

# 食疗偏方

## 外科
# 痈疽疔疖 >>

痈是感染毒邪、气血壅塞不通而致的局部化脓性疾病。疽是为毒邪阻滞而致的化脓性疾病。其特征是初起如粟，不发热胀痛，易向四周扩大。疔又称疔疮，该病发病迅速，且病情较重，疔疮发无定所，随处可生，一般以头面及四肢较为多见。疖又称疖疮，发于皮肤浅表，随处可生，多生于头、面、颈、项及臂臀等处。

---

### 偏方01　葱炖猪蹄

【用料】葱100克，猪蹄4只，盐适量。

【做法】将猪蹄洗净，用刀划口，加适量清水下锅。葱切段加盐适量与猪蹄同炖，烧沸后改文火，至肉烂可食。分顿食肉饮汤，日2次。

【功效】补虚消肿。对血虚之四肢疼痛、浮肿、疮疡肿痛等有食疗作用。

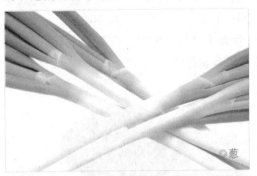

◎葱

#### 偏方介绍

葱性温，味辛，归肺、胃经，具有通阳活血、驱虫解毒、发汗解表、散寒通阳、解毒散凝的功效，适用于风寒感冒轻症、痈肿疮毒、痢疾脉微、寒凝腹痛、小便不利等病症。

---

### 偏方02　烧酒冲枸杞汁

【用料】鲜嫩枸杞、白酒各适量。

【做法】将鲜枸杞浸泡，洗净，捣烂，用纱布包好挤汁液。把白酒烧热冲入枸杞汁中。趁热饮用，每日2次。

【功效】散热，排脓，生肌。对已化脓的疮疖，有清除脓毒、使疮口愈合更快的食疗作用。

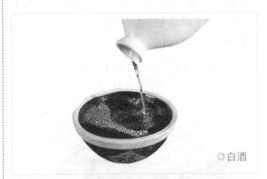

◎白酒

#### 偏方介绍

白酒性温，味苦、甘、辛，归心、肝、肺、胃经，具有通血脉、御寒气、醒脾温中、行药势的功效，适用于风寒痹痛、筋肉挛急、胸痹、心腹冷痛等。

## 偏方03 豆麦粥

【用料】绿豆 30 克,糯米 30 克,小麦 30 克。

【做法】先将上 3 味炒熟,捣碎,研末,拌匀。用时取 30 克,以沸水冲沏成粥,食之。

【功效】清热,解毒。对疮疡肿毒有食疗作用,并能解酒及误食诸毒。

## 偏方04 双豆汤

【用料】马料豆、赤小豆各 10 克。

【做法】共水煎汤。代茶饮用。

【功效】清热解毒。对小儿疮疖、脓疱疮有一定食疗效果。

## 偏方05 葱汁

【用料】鲜大葱 250 克。

【做法】将鲜大葱洗净,切碎,捣烂取汁 1 杯,加热。日服 1 次,可连续服用。

【功效】散热,消肿,解毒。对妇女乳生痛疮、红肿热痛有一定食疗效果。

## 偏方06 仙鹤糯米粥

【用料】鲜仙鹤草根 250 克,糯米适量,糖适量。

【做法】将鲜仙鹤草根洗净,加水同糯米共煮成粥。粥熟,拣去草根,加少许糖。每日服 1 次,连服 3 ~ 5 天。

【功效】消肿毒,对小儿头部肿疖有疗效。

## 偏方07 清水菠菜汤

【用料】菠菜 100 克。

【做法】将水煮沸,放入洗净切段的菠菜,煎煮 20 分钟即可。饮用,日 2 次。

【功效】凉血清热,利尿消炎。对皮肤红肿、瘙痒、化脓反复不愈者有食疗效果。

## 偏方08 大虾黄芪汤

【用料】大活虾 10 只,生黄芪 15 克。

【做法】同煮汤。食虾肉饮汤。

【功效】益气,生肌。

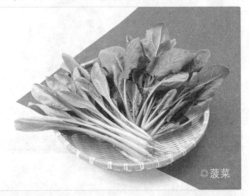

◎菠菜

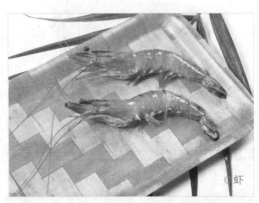

◎虾

### 偏方介绍

菠菜性凉,味甘、辛,无毒,归肠、胃经,具有补血止血、利五脏、通血脉、止渴润肠、滋阴平肝、助消化的功效,主治高血压、头痛、糖尿病、目眩、风火赤眼、便秘、痛疮等病症。

### 偏方介绍

虾性微温,味甘,归肝、肾经。虾肉有补肾壮阳、通乳抗毒、养血固精、化瘀解毒、益气壮阳、通络止痛、开胃化痰等功效,适合肾虚阳痿、遗精早泄、皮肤溃疡、身体虚弱等病人食用。

# 腰痛 >>

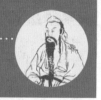

腰痛，临床以腰部一侧或两侧发生疼痛为主要症状。腰痛常可放射到腿部，常伴有外感或内伤症状。引起腰痛病的原因很多，常见的有肾虚、骨质增生、椎间盘突出症、腰部骨折等。妇女由于有月经、孕育、分娩、哺乳等生理特点，同时又常有月经病、带下病、妊娠病、妇科杂病等，所以腰痛是其常见的病症。

## 偏方01 金毛狗脊茶

【用料】金毛狗脊20克。

【做法】将金毛狗脊以水煎煮代茶饮。

【功效】对寒湿腰痛有食疗效果。

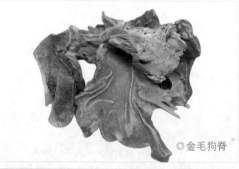

◎金毛狗脊

### 偏方介绍

金毛狗脊性温，味甘、苦，归肝、肾经，具有止血、补肝肾、强腰、祛风湿的功效。金毛狗脊属强壮筋骨药，对筋骨不健的病症有治疗和保健的双重作用。主治腰脊僵痛、不能俯仰、足膝软弱及风湿腰痛等病症。还有温补固摄作用，可治疗尿频、遗尿、带下等症。

## 偏方02 枸杞羊肾粥

【用料】枸杞叶250克，羊肾2对，羊肉50克，粳米150克，葱白5个。

【做法】将羊肾处理干净切丁，葱白洗净切节，羊肉洗净，枸杞叶洗净用纱布袋装好扎紧，粳米淘净，同放入砂锅，熬粥。酌量食羊肾、羊肉，喝粥。

【功效】对寒湿肾虚腰痛有食疗效果。

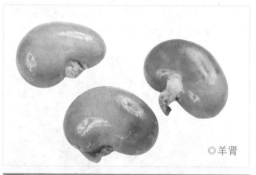

◎羊肾

### 偏方介绍

羊肾为牛科动物山羊或绵羊的肾。性温，味甘，归肝经，具有补肾气、益精髓的功效，适用于肾虚劳损、腰脊疼痛、足膝痿弱、耳聋、消渴、阳痿、尿频、遗尿等症。

## 偏方03 木瓜车前汤

【用料】木瓜 30 克,车前子( 布包 )30 克,生姜 10 克。

【做法】共水煎服,每日 1 剂,1 日 2 次。

【功效】对风湿腰痛有一定食疗作用。

## 偏方04 羊骨红枣粥

【用料】羊骨汤 1500 毫升,糯米 100 克,红枣 50 克。

【做法】将红枣去核,与粳米一同入砂锅内,加入羊骨汤,煮成稀粥即可服用。

【功效】对肾阴虚型慢性腰痛有食疗效果。

## 偏方05 竹根泡酒

【用料】竹根 30 克,陈酒适量。

【做法】竹根用陈酒煎,早晚 2 次分服。

【功效】具有清热活血止痛的食疗作用。

## 偏方06 蜂蜜姜末酒

【用料】白酒 1 瓶,蜂蜜 1 瓶,姜末少许。

【做法】将白酒与蜂蜜按 1 : 1 的比例混合在一起,将姜末泡入其中,10 天后就可服用,每日喝 1 小杯。

【功效】对腰背酸痛有食疗效果。

## 偏方07 茯苓姜枣粥

【用料】干姜 5 克,茯苓 10 ~ 15 克,粳米100 克,红枣 5 枚,红糖适量。

【做法】先煎干姜、茯苓、红枣,取汁去渣,与粳米同煮为粥,调入红糖。日分 2 次服。

【功效】对寒湿腰痛有食疗效果。

## 偏方08 茴香煨猪腰

【用料】茴香 15 克,猪腰 1 个,黄酒适量。

【做法】将猪腰对边切开,剔去筋膜,然后与茴香共置于锅内加水煨熟。趁热吃猪腰,用黄酒送服。

【功效】温肾祛寒,对腰痛有食疗效果。

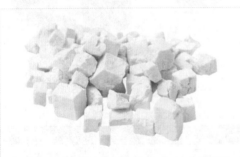

◎茯苓

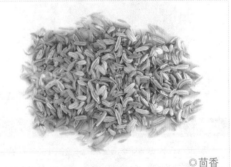

◎茴香

### 偏方介绍

茯苓性平,味甘、淡,归心、肺、脾、肾经,具有利水渗湿、益脾和胃的功用。茯苓的功效非常广泛,不分四季,将它与各种药物配伍,不管寒、温、风、湿诸疾,都能发挥独特功效。

### 偏方介绍

茴香性温,味辛,归肾、膀胱、胃经,具有开胃进食、理气散寒、助阳的功效,适用于中焦有寒、食欲减退、恶心呕吐、腹部冷痛、疝气疼痛、睾丸肿痛、脾胃气滞、脘腹胀满作痛等。

# 外科
# 胆结石 >>

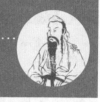

胆结石发病表现为上腹疼痛并放射到肩和背部，且可有低热、恶心、呕吐、寒战、大汗淋漓甚至伴有黄疸。中医认为胆结石是因为气滞血瘀，胆汁排泄不畅，日积月累，久受煎熬，聚结成石，结石阻滞，不通则痛。

## 偏方01　鸡内金

【用料】鸡内金1个。

【做法】将鸡内金晒干，捣碎，研末，以白水送服。每日早晚各1次，可连续服用。

【功效】化石通淋。对尿路结石、胆结石、小便淋沥、尿道刺痛有一定食疗作用。

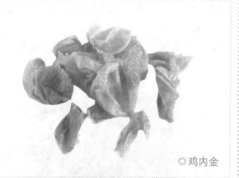

◎鸡内金

### 偏方介绍

鸡内金是指家鸡的砂囊内壁，系消化器官，用于研磨食物。鸡内金性寒，归脾、胃、小肠、膀胱经，具有消食健胃、涩精止遗、利小便、除热止烦的功效。适用于食积胀满、呕吐反胃、泻痢、疳积、消渴、遗尿、喉痹乳蛾、牙疳口疮等。

## 偏方02　核桃麻油糖

【用料】核桃仁500克，冰糖500克，麻油500克。

【做法】将以上3种材料一同放入搪瓷器皿中，隔水蒸3～4小时，放入冰箱中密闭保存。每日服3次，于7～10天用完。

【功效】对胆结石有食疗作用。

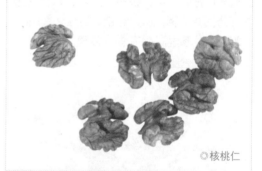

◎核桃仁

### 偏方介绍

核桃仁为胡桃科植物胡桃的干燥成熟种子。秋季果实成熟时采收，除去肉质果皮，晒干，再除去核壳及木质隔膜。核桃仁性温，味甘，归肾、肺、大肠经，具有补肾、温肺、润肠的功效，适用于腰膝酸软、阳痿遗精、寒喘嗽、大便秘结等。

# 食疗偏方

## 皮肤科
## 湿疹 >>

湿疹是一种常见的皮肤炎性皮肤病，有急性、亚急性、慢性3种，但它们都具有以下几个特点：持续性瘙痒，形态多样，原发疹中有丘疹、水疱等，继发疹中有糜烂、渗出等，反复发作，且可从一处迁延到另一处。

### 偏方01 蔬菜汤

【用料】新鲜白菜、卷心菜、胡萝卜各适量，蜂蜜、盐各少许。

【做法】将上述菜洗净切碎，按两碗菜1碗水的比例，先煮开水后加菜，煮5分钟即可食用。饮汤时可加适量蜂蜜、盐。

【功效】祛湿，止痒。对婴儿湿疹有一定食疗作用。

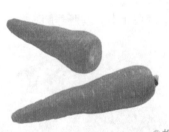

◎胡萝卜

#### 偏方介绍

胡萝卜性平，味甘，归肺、脾经。胡萝卜适宜于皮肤干燥、粗糙，或患毛发苔藓、黑头粉刺、角化型湿疹者食用。脾胃虚寒者，不可生食胡萝卜。

### 偏方02 莲花粥

【用料】初开莲花5朵，糯米80克，冰糖适量。

【做法】将莲花洗净、掰成单片，糯米淘洗干净，冰糖用温水化开。糯米入锅煮粥，煮至快熟时，放入莲花及冰糖，再煮片刻即成。

【功效】凉血止血，祛湿消风。对湿热俱盛型湿疹有一定食疗效果。

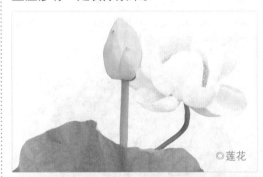

◎莲花

#### 偏方介绍

莲花性平，味苦、甘，归心、肝经。莲花清香升散，具有清心解暑、散瘀止血、消风祛湿的功效，适用于暑热烦渴、小儿惊痫、妇人血逆昏迷、跌伤呕血、月经不调、崩漏、湿疮疥癣等。

## 偏方03 荷叶粥

【用料】粳米30克,鲜荷叶1张,食糖适量。

【做法】取粳米常法煮粥,待粥煮熟时,取鲜荷叶洗净,覆盖粥上,再煮少顷,揭去荷叶,粥成淡绿色,调匀即可。加食糖少许食用。

【功效】对湿疹有一定食疗作用。

## 偏方04 冬瓜粥

【用料】粳米30克,冬瓜适量。

【做法】加水同煮食用。

【功效】对湿疹有一定食疗效果。

## 偏方05 金花菜饮

【用料】金花菜鲜根30克。

【做法】水煎去渣饮服。

【功效】清热利湿。对湿疹有一定食疗效果。

## 偏方06 银花茶

【用料】银花15克。

【做法】水煎,加糖适量,饮用。

【功效】对湿疹有一定食疗效果。

## 偏方07 百合绿豆汤

【用料】绿豆30克,百合30克,薏苡仁15克,芡实15克,山药15克,冰糖适量。

【做法】以上用料加水适量,煮熟后加冰糖即可。每日分2次服,连服数次。

【功效】清热解毒,健脾除湿。对脾虚湿盛型湿疹有一定食疗效果。

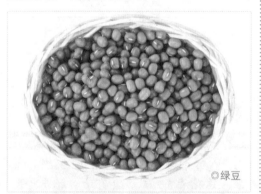

◎绿豆

## 偏方08 萝卜藕汁饮

【用料】鲜藕100克,白萝卜100克,蜂蜜30毫升。

【做法】将前两味洗净切碎,放入榨汁机榨汁,过滤后在汁中调入蜂蜜即可饮用。每日2次,随饮随榨。

【功效】凉血止血,润肠养肺。

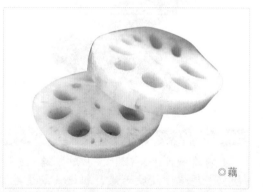

◎藕

### 偏方介绍

绿豆性寒,味甘,归心、胃经,能降压降脂、调和五脏、保肝、利水消肿、清热解毒。主治暑热烦渴、痰热哮喘、头痛目赤、水肿尿少、风疹丹毒。

### 偏方介绍

藕性寒,味甘、涩,无毒,归肝、肺、胃经,有清热凉血作用,可用来治疗热性病症,还有通便止泻、健脾开胃、养胃滋阴、益气的滋补功效,能润肠养肺,对湿疹有一定疗效。

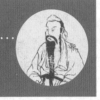

牛皮癣也称银屑病，是一种常见的原因不明并易复发的红斑、丘疹、鳞屑性慢性皮肤病，在红色丘疹或斑片上覆有银白色多层鳞屑，以四肢伸侧、头皮和背部较多。牛皮癣与遗传、细菌或病毒感染、精神紧张、内分泌失调、外伤、自身免疫功能受损、环境潮湿等因素有关。

## 偏方01　金针炖蚌肉

【用料】蚌肉30克，金针菜15克，丝瓜络10克，食盐适量。

【做法】把蚌肉洗净，与金针菜、丝瓜络共同煎汤，加食盐调味后服食，每日1剂，连服10～12剂。

【功效】对血热引起的牛皮癣有一定食疗效果。

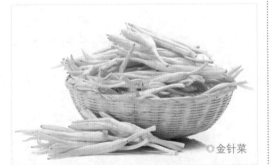
◎金针菜

### 偏方介绍

　　金针菜又名黄花菜，含丰富的花粉、糖、蛋白质、维生素C、钙、脂肪、胡萝卜素、氨基酸等人体所必需的营养成分。金针菜性平，味甘，有小毒，归肝、脾、胃、大肠经，具有养血平肝、利尿消肿的功效，适用于头晕、耳鸣、心悸、腰痛、吐血、衄血、大肠下血、水肿、淋病、咽痛、乳痈、牛皮癣等。

## 偏方02　红枣炖鸽肉

【用料】鸽子1只，红枣15枚，发菜10克，盐、味精各适量。

【做法】把鸽子洗净，与红枣、发菜一起，加水炖至鸽肉酥烂，加盐、味精调味即成，饮汤吃鸽肉、红枣。

【功效】对牛皮癣有疗效，润燥效果明显。

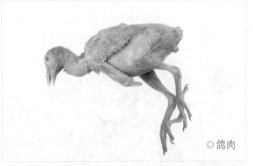
◎鸽肉

### 偏方介绍

　　鸽肉性平，味甘、咸，无毒，具有补肝肾、祛风解毒、补气虚、益精血、暖腰膝、利小便、壮体补肾、健脑安神的功效。食用鸽肉对牛皮癣有一定的疗效。

# 皮肤科
# 痤疮 >>

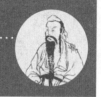

痤疮俗称青春痘、粉刺、暗疮，是皮肤科常见病、多发病。痤疮常自青春期开始发生，好发于面、胸、肩胛间等皮脂腺发达部位，表现为黑头粉刺、炎性丘疹、继发性脓疱或结节、囊肿等。痤疮多为肺气不宣，兼感风寒、风热、风湿，以致毛窍闭塞，郁久化火致经络不通，痰凝血瘀而生成。

## 偏方01　鱼腥草山楂汤

【用料】鱼腥草 15 克，山楂 15 克，地骨皮 9 克，枇杷叶 9 克。

【做法】将鱼腥草洗净沥干水，与山楂、地骨皮、枇杷叶共入锅，加水适量，中火煎 20 分钟，弃渣饮汁。每日 2 次，连服数日。

【功效】清热解毒。对丘疹、脓疱痤疮、小便黄短者有一定食疗效用。

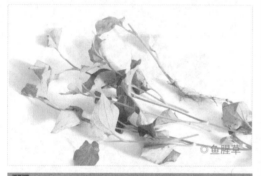

◎鱼腥草

### 偏方介绍

鱼腥草为三白草科植物蕺菜的干燥地上部分，一般夏季茎叶茂盛花穗多时采收，洗净，阴干用或鲜用。鱼腥草性微寒，味苦，归肺、膀胱、大肠经，具有清热解毒、排脓消痈、利尿通淋的功效，适用于肺痈吐脓、痰热喘咳、喉痛、热痢、痈肿疮毒、热淋等，对痤疮有很好的疗效。

## 偏方02　柴胡粥

【用料】柴胡 15 克，丹皮 15 克，粳米适量。

【做法】将上药用水煎，过滤取汁，然后加入粳米煮成粥。每日 1 剂，分早、晚两次食用，连食 1 个月。

【功效】疏肝，活血。适用于女性痤疮伴有痛经或月经不调者。

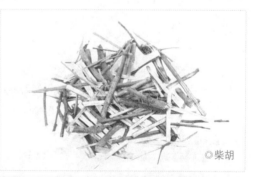

◎柴胡

### 偏方介绍

柴胡性微寒，味苦、辛，归肝、胆经，具有透表泄热、疏肝解郁、升举阳气的功效。主治感冒发热、寒热往来、肝郁气滞、子宫脱垂等症，疏肝功效与丹皮活血功效结合，对痤疮有一定食疗效果。

## 偏方03　金银花茶

【用料】金银花5克，绿茶5克。

【做法】将上两味用沸水冲泡，代茶饮。

【功效】清热，消炎。适用于痤疮皮损，发红伴疼痛。

## 偏方04　桃仁山楂饮

【用料】桃仁9克，山楂9克。

【做法】将桃仁捣成泥状，与山楂一起用水煎，过滤取汁，频频饮服。

【功效】消食，化滞，通便。适用于痤疮颜面皮肤油腻伴大便秘结者。

## 偏方05　金银甘草茶

【用料】金银花30克，甘草5克。

【做法】将上药加适量水煎煮，过滤去渣，代茶饮。

【功效】有清热解毒之功效，对青春痘有疗效。

## 偏方06　薏苡仁绿豆粥

【用料】薏苡仁100克，绿豆25克，白糖适量。

【做法】将前两味加3碗水，先用武火煮沸，然后用文火煮至粥状，调入适量白糖服食。

【功效】清热，利湿。对痤疮有食用疗效。

## 偏方07　香蕉荷叶山楂汤

【用料】香蕉2只，山楂30克，荷叶1张。

【做法】将荷叶剪成小片，山楂洗净，香蕉切段。加水500毫升，煎至300毫升，分2次食香蕉喝汤。

【功效】对痤疮有一定食疗效果。

## 偏方08　枇杷叶石膏粥

【用料】枇杷叶10克，鱼腥草100克，石膏30克，粳米100克。

【做法】将枇杷叶、鱼腥草、石膏共水煎取汁，放入粳米煮粥。分2次服。

【功效】清宣肺热，凉血，利湿。对肺经风热型痤疮有一定食疗效果。

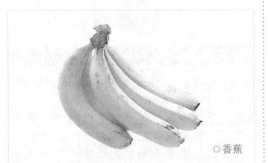

◎香蕉

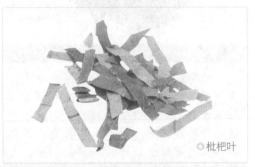

◎枇杷叶

### 偏方介绍

香蕉性凉，味甘、微酸，归脾、胃经，具有清热解毒、利尿消肿、安胎、润肠通便、润肺止咳、降低血压的作用，能清肠胃，治便秘。

### 偏方介绍

枇杷叶为蔷薇科植物枇杷的叶。枇杷叶性寒，味苦，归肺、胃经，具有清肺止咳、和胃降逆、止渴的功效，适用于肺热咳嗽、气逆喘急、胃热呕吐、呃逆等。

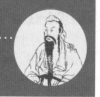

荨麻疹俗称"风疹块""风疙瘩",是一种常见的过敏性皮肤病,在接触过敏原的时候,会在身体不特定的部位冒出一块块形状、大小不一的红色斑块,这些产生斑块的部位,会出现发痒的情形。荨麻疹可以分为急性和慢性两种。

## 偏方01 三黑汁

【用料】黑芝麻9克,黑枣9克,黑豆30克。

【做法】水煎服,每日1剂。

【功效】补益肝肾。适用于妇女冲任不调型风疹块。

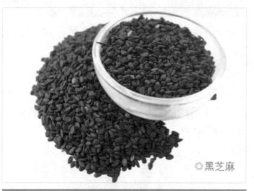

◎黑芝麻

### 偏方介绍

黑芝麻为胡麻科芝麻的黑色种子,含有大量的脂肪和蛋白质,还有糖类、维生素A、维生素E、卵磷脂、钙、铁、铬等营养成分,可以做成各种美味的食品。黑芝麻性平,味甘,归肝、肾、大肠经,可补肝肾、益精血、润肠燥,用于治疗头晕眼花、耳鸣耳聋、须发早白、病后脱发、肠燥便秘。

## 偏方02 姜醋红糖饮

【用料】醋50毫升,红糖50克,生姜10克。

【做法】水煎,分2次服,每日1剂。

【功效】健脾胃,脱敏。适用于荨麻疹。

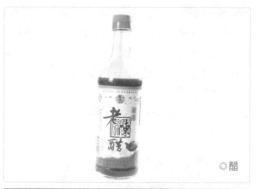

◎醋

### 偏方介绍

醋性温,味酸、苦,具有活血散瘀、开胃、消食化积、杀菌解毒、利尿、降低血压、促进新陈代谢、消除疲劳、滋润皮肤、抗衰老之功效。醋可以开胃,促进唾液和胃液的分泌,帮助消化吸收,使食欲旺盛,消食化积。

## 偏方03 菊花冬瓜茶

【用料】冬瓜皮（经霜）20克，黄菊花15克，赤芍12克，蜜蜂少许。

【做法】水煎代茶饮，每日1剂，连服7～8剂。

【功效】主治风疹。

## 偏方04 糯米汤

【用料】连壳糯米60克。

【做法】将糯米放铁锅中，文火烤至开花，然后加清水适量，放瓦盅内隔水炖服（可加盐少许）。每日1次，连服3～5日。

【功效】补脾暖胃。适用于慢性荨麻疹。

## 偏方05 参枣五味汤

【用料】红枣15克，党参9克，五味子6克。

【做法】水煎，饮汤吃枣，每日1剂。

【功效】主治脾胃虚弱型风疹，症见形寒怕冷、胸脘胀闷、神疲乏力等。

## 偏方06 玉米须酒酿

【用料】玉米须15克，发酵好的酒酿100克。

【做法】将玉米须放入锅内，加水适量，煮20分钟后捞出玉米须，再加酒酿，煮沸食用。

【功效】适用于风湿型风疹块。

## 偏方07 槐叶酒

【用料】槐叶60克，白酒适量。

【做法】将槐叶入白酒中浸泡15～30日。成人每次10毫升，小孩每次1～2毫升，日服3次，饭后服。也可在患处擦抹，每日数次。

【功效】清热利湿，活血消疹。适用于湿热型荨麻疹。

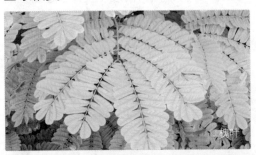

### 偏方介绍

　　槐叶性平，味苦，归肝、胃经，具有清肝泻火、凉血解毒、燥湿杀虫的功效，适用于小儿惊痫、壮热、肠风、尿血、痔疮、湿疹、疥癣、痈疮疔肿等。

## 偏方08 牛蒡蝉蜕酒

【用料】牛蒡根（或子）500克，蝉蜕30克，黄酒1500克。

【做法】将牛蒡根切片（若为子则打碎），同蝉蜕一起置干净容器中，以酒浸泡，经3～5日后开封，去渣即可。食后饮1～2盅。

【功效】本方疏风、清热、解表，主治风热引起的荨麻疹。

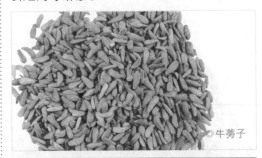

©牛蒡子

### 偏方介绍

　　牛蒡子内服可解毒、消炎、排脓。其根内服可增强新陈代谢，促进血液循环。叶外用有显著的消炎、镇痛效果。

## 偏方09　蝉蜕糯米酒

【用料】蝉蜕3克，糯米酒50毫升。

【做法】将蝉蜕研细末，糯米酒加清水250毫升煮沸，再加蝉蜕粉搅匀温服，每日2次。

【功效】主治荨麻疹。

## 偏方10　艾叶酒

【用料】生艾叶10克，白酒100毫升。

【做法】将上2味共煎至剩50毫升左右，顿服，每日1次，连服3日。

【功效】主治荨麻疹。

## 偏方11　姜醋木瓜方

【用料】鲜木瓜60克，生姜12克，米醋100毫升。

【做法】将上药共入砂锅煎煮，醋干时，取出木瓜、生姜，早、晚2次服完，每日1剂，以愈为度。

【功效】疏风，解表，止痒。主治荨麻疹遇冷加剧者。

## 偏方12　荸荠清凉饮

【用料】荸荠200克，鲜薄荷叶10克，白糖10克。

【做法】将荸荠洗净去皮，切碎捣汁。鲜薄荷叶加白糖捣烂，放入荸荠汁中，加水500毫升煎至200毫升，频饮。

【功效】祛风清热。适用于风热型风疹，症见风疹色红，遇热则剧，得冷则减。

## 偏方13　松叶酒

【用料】松叶90克，黄酒600毫升。

【做法】将松叶切细，入黄酒中，文火煮沸，候温去渣，分3次温服，饮后处温室中注意避风，覆被取汗，未愈再服。

【功效】主治风疹经年不愈。

## 偏方14　石楠肤子酒

【用料】石楠叶（去粗茎）、地肤子、当归、独活各50克，酒1杯（约15毫升）。

【做法】前4味捣碎，每次取5~6克，用酒1杯煎数沸，候温，连末空腹饮服，每日3次。

【功效】本方疏风、解表、止痒，适用于风寒引起的荨麻疹。

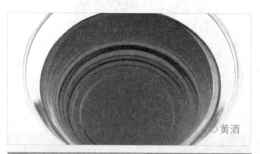

◎黄酒

**偏方介绍**

　　黄酒具有舒筋活血、祛寒祛湿、镇静安神、消积食、美容、抗衰老、延年益寿等功效。

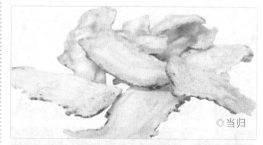

◎当归

**偏方介绍**

　　当归具有补血活血、调经止痛、润肠通便的功效，适用于血虚萎黄、眩晕心悸、月经不调、经闭痛经、肠燥便秘、风湿痹痛、跌扑损伤、痈疽疮疡等。

## 偏方15 椒盐桃仁

【用料】桃仁 300 克，花椒盐少许。

【做法】将桃仁洗净，晾干，去皮尖，油炸后，放入花椒盐拌匀。适量服食。

【功效】活血化瘀。适用于风疹。

## 偏方16 枸橘酒

【用料】枸橘60克，麦麸适量，酒500毫升。

【做法】将枸橘细切，麦麸炒黄为末，每取 6 克，酒浸少时，饮酒，每次 50 毫升，每日 1 次。

【功效】主治风疹遍身瘙痒。

## 偏方17 全蝎蛋

【用料】全蝎 1 只，鸡蛋 1 个。

【做法】在鸡蛋顶部开 1 小孔，将全蝎洗净塞入，小孔向上，放容器内蒸熟，弃蝎食蛋，每日 2 次，5 日为 1 疗程。

【功效】主治荨麻疹。

## 偏方18 黄芪狗肉粥

【用料】狗肉 300 克，黄芪 50 克，大米 500 克。

【做法】将狗肉剁烂成泥，黄芪煮水去渣，入大米煮成粥，待半熟时入狗肉泥及调料，煮熟即可。

【功效】本方益气固卫，适用于脾气不足型荨麻疹。

## 偏方19 芫荽鸡汤

【用料】鸡骨架 1 具，胡椒粉 2 克，芫荽 15 克。

【做法】将鸡骨架煮汤，熟后放入芫荽末、胡椒粉即可。

【功效】散风寒，补气血。主治荨麻疹。

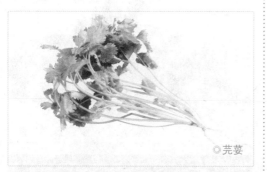

◎芫荽

### 偏方介绍

芫荽性温，味辛，具有发汗透疹、祛风解毒、消食下气、清热祛火、醒脾和中、开胃、促进血液循环之功效。

## 偏方20 珍珠粉莲子汤

【用料】莲子 18 克，珍珠粉 2 克，红糖适量。

【做法】莲子去心，加红糖适量煮熟，食莲子，汤冲珍珠粉 2 克服。每日 1 剂，连服 7 ~ 8 剂。

【功效】适用于风疹，伴恶心呕吐、腹胀腹痛、神疲乏力等。

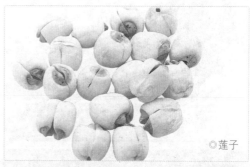

◎莲子

### 偏方介绍

莲子具有补脾止泻、益肾涩精、养心安神的功效，还能促进凝血，使某些酶活化，维持神经传导性，维持肌肉的伸缩性和心跳的节律。

## 偏方21 糖醋拌银耳

【用料】银耳 12 克，白糖、食醋适量。

【做法】将银耳泡发，再用开水冲洗，掰成小块，放在盘内，加白糖和醋拌匀后食用。

【功效】本方凉血消炎，适用于荨麻疹。

## 偏方22 南瓜炒牛肉

【用料】牛肉 300 克，南瓜 500 克。

【做法】牛肉炖至七成熟，捞出切条。南瓜去皮、瓤，洗净切条，与牛肉同炒至熟。

【功效】本方具有补益脾胃之功效，适用于荨麻疹伴恶心呕吐、腹胀腹痛者。

## 偏方23 野兔肉

【用料】野兔肉 250 克，茶油、调味品各适量。

【做法】将野兔肉切成块，加茶油炒熟，加调味品后食用。每隔 15 日食 1 次，共食 3 次。

【功效】主治慢性荨麻疹。

## 偏方24 黄芪栗子鸡

【用料】栗子 100 克，黄芪 50 克，老母鸡 1 只，葱白 20 克，姜 10 克。

【做法】将母鸡开膛洗净去内脏，栗子去皮洗净，葱白切段，与黄芪同炖。

【功效】祛风固表。适用于风寒型荨麻疹。

## 偏方25 韭菜粥

【用料】韭菜 80 克，大米 100 克。

【做法】将大米煮粥，加入韭菜（切碎），加入油、盐、姜丝再煮片刻。趁热服食，每日服 1 次，3 日为 1 疗程。

【功效】本方温中活血，适用于风寒型荨麻疹。

## 偏方26 芋头猪排汤

【用料】芋头茎（干茎）30 ～ 60 克，猪排骨适量。

【做法】将芋头茎洗净，加适量猪排骨炖熟食。每日服 1 次。

【功效】本方疏风、清热、解表，主治风热型荨麻疹，伴发热、恶寒、咽喉肿痛等症。

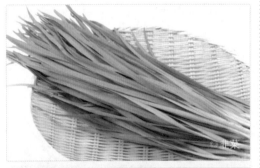

©韭菜

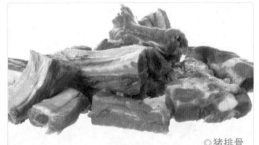

©猪排骨

### 偏方介绍

韭菜性温，味甘、辛，无毒。韭菜具有健胃、提神、止汗固涩、补肾助阳、固精等功效。韭菜含有大量维生素和粗纤维，能增进胃肠蠕动，治疗便秘，预防肠癌。

### 偏方介绍

猪排骨性温，味甘、咸，具有补中益气、补脾、润肠胃、生津液、丰润肌肤、养血健骨、促进儿童骨骼发育、延缓衰老的功效。

## 偏方27 鲜藕方

【用料】鲜藕 300 克，红糖 10 克。

【做法】将鲜藕洗净切片，开水焯过后，入调料及红糖，拌匀即可。当点心吃。

【功效】本方活血通络，适用于荨麻疹，症见风疹黯红、面色晦暗、口唇色紫等。

## 偏方28 清炒蕹菜

【用料】蕹菜 400 克，鲜黄菊花 10 克。

【做法】先煎菊花，取汁 15 ~ 20 毫升。蕹菜炒熟后，将菊花汁淋其上，加调料即可。佐餐食用。

【功效】本方清热凉血，适用于荨麻疹伴咽喉肿痛者。

## 偏方29 生地甲鱼汤

【用料】生地黄 18 克，甲鱼 1 只，苏叶适量。

【做法】将甲鱼洗净，与生地黄炖熟，放苏叶稍煮片刻即成。喝汤吃肉，每日 1 剂，连服 8 ~ 10 剂。

【功效】适用于血虚型荨麻疹。常见于老年人或久病之后，风疹色淡红，日轻夜重，或疲劳时加重。

## 偏方30 胡萝卜炒笋丝

【用料】胡萝卜、竹笋各 50 克，黄花菜 15 克，鲜金银花 10 克。

【做法】将竹笋、胡萝卜洗净切丝，与黄花菜同炒。待起锅后，拌入鲜金银花即可。佐餐食用。

【功效】本方有清热凉血之功，适用于荨麻疹，症见风疹色红，遇热则剧，得冷则减，或兼咽喉肿痛等。

## 偏方31 桂花鲜桃

【用料】鲜桃 300 克，红糖、桂花酱各 20 克。

【做法】将鲜桃洗净，去皮、核，切条，加入桂花酱、红糖，当点心吃。

【功效】本方活血散瘀，适用于荨麻疹。

## 偏方32 鲜藕方

【用料】鲜藕 300 克，红糖 10 克。

【做法】将鲜藕洗净切片，开水焯过后，入调料及红糖，拌匀即可。当点心吃。

【功效】本方活血通络，适用于荨麻疹，症见风疹黯红、面色晦暗、口唇色紫等。

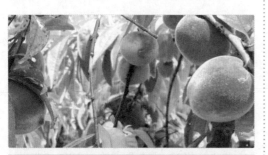

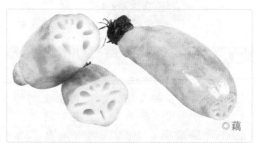

◎藕

### 偏方介绍

桃性温，味甘、酸，具有补气养血、补心、生津解渴、利水、开胃、助消化、通便、止咳、祛斑美容之功效。

### 偏方介绍

藕具有清热凉血、通便止泻、健脾开胃、养胃滋阴、健脾益气的滋补功效，能凉血止血，润肠养肺，对湿疹有一定疗效。

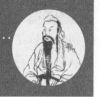

女子正值经期或行经前后，出现周期性的小腹疼痛，伴有腰痛、腹胀、乳房胀痛等症状，严重影响生活及工作者，称为痛经，又称经行腹痛。痛经主要是由肾气亏虚、气血不足，加上精神压力，令肝气郁结，以致气血运行不顺而造成的。

## 偏方01 山楂向日葵子

【用料】山楂 30 克，葵花子 15 克，红糖 30 克。

【做法】先将山楂、葵花子一同放在锅内炒，以葵花子炒香熟为度，再加水，熬成浓汁后，将红糖放入熬化即成。每次于经前 1～2 天，连服 2～3 剂，正痛时亦可服用。

【功效】对血瘀为主的痛经有一定食疗作用。

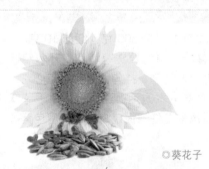

◎葵花子

### 偏方介绍

葵花子，是向日葵的果实。葵花子性平，味甘，归大肠经。生用驱虫润肠燥，具有补虚、降血脂、防癌的功效，适合神经衰弱、失眠、蛔虫病患者食用，也适合高血脂、动脉硬化、癌症患者食用；炒后性温燥，多食易引起口干、口疮、牙痛、便燥等"上火"症状，故患者不宜用。

## 偏方02 母鸡当归汤

【用料】母鸡 1 只，当归 30 克，醪糟汁 60 克，姜、葱、盐各适量。

【做法】将鸡处理干净，当归洗去浮灰，同放入砂锅，加水、醪糟汁、当归、姜、葱、盐，盖严锅盖，先在旺火上烧开，再用小火炖 3 小时，出锅时撒胡椒面，佐餐食。

【功效】对气血不足所致之痛经有疗效。

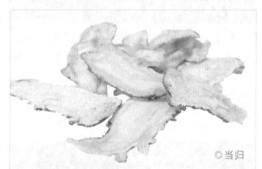

◎当归

### 偏方介绍

当归为多年生草本植物，在中国分布于甘肃、云南、四川、青海、陕西、湖南、湖北、贵州等地，具有补血活血、调经止痛、润肠通便的功效，用于治疗血虚萎黄、眩晕心悸、月经不调、经闭痛经、虚寒腹痛、肠燥便秘、风湿痹痛、跌扑损伤、痈疽疮疡等。

## 偏方03　干丝瓜汤

【用料】干丝瓜1条。

【做法】将干丝瓜加水1碗煎服。每日1次，连服3～4天。

【功效】对痛经有一定食疗效果。

## 偏方04　酒渍核桃干

【用料】黄酒、红糖各400克，核桃仁200克。

【做法】将黄酒、红糖共加热使红糖溶化，用碗装好，将核桃仁200克放入，浸渍1～2日，晒干。每日服3次，每次15～20克。

【功效】对经后腰酸、腹痛的虚寒性痛经，有一定食疗作用。

## 偏方05　艾叶姜糖水

【用料】艾叶9克，生姜2片，红糖100克。

【做法】共水煎。早晚分服。每于月经前3～4日开始服，来经停服。连用3～4个月经周期。

【功效】补中益气，温经散寒。对经前腹痛有食疗作用。

## 偏方06　鸡蛋元胡汤

【用料】鸡蛋2个，元胡20克，益母草50克。

【做法】加水同煮，鸡蛋熟后去壳，再煮片刻。食蛋饮汤，于经前开始，日服1次，连服5～7天。

【功效】对阳虚内寒之痛经，有一定食疗效果。

## 偏方07　南瓜红花汤

【用料】南瓜蒂1枚，红花5克，红糖32克。

【做法】将前2味药先煎2次，去渣，加入红糖溶化，于经前分2天服用。

【功效】对痛经有一定食疗效果。

## 偏方08　玫瑰花方

【用料】初开玫瑰花50克。

【做法】去蒂，洗净，加清水500毫升，煎取浓汁，去渣后加入红糖，熬制成膏。每日服2～3次，每次1～2匙，用温开水送服。

【功效】对月经不调、痛经，有较好的食疗作用。

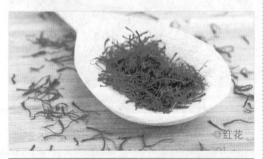

©红花

### 偏方介绍

红花性温，味辛，归心、肝经，气香行散，入血分，具有活血通经、祛瘀止痛的功效，主治痛经、经闭、产后血晕、瘀滞腹痛、胸痹心痛、血积、跌打瘀肿、关节疼痛。此药孕妇慎用。

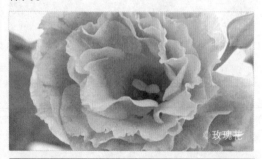

©玫瑰花

### 偏方介绍

玫瑰花性温，味甘、微苦，归肝、脾经，具有行气解郁、和血、止痛的功效。玫瑰花还具有活血调经、润肠通便、解郁安神之功效。适用于肝胃气痛、食少呕恶、月经不调、跌扑伤痛等。

# 妇产科
# 月经不调 >>

月经不调是指月经周期、经期、经量异常的一类疾病，包括月经先期、月经后期、月经先后无定期、月经过多、月经过少等。月经不调的病因病机，主要是七情所伤或外感六淫，或先天肾气不足，多产房劳，劳倦过度，使脏腑功能受损，肾肝脾功能失常，气血失调，致冲任二脉损伤，导致月经不调。

## 偏方01 牡丹甜糕方

【用料】牡丹花2朵，鸡蛋5个，牛奶250克，白面200克，白糖150克，小苏打少许。

【做法】将牡丹花瓣洗净切丝，鸡蛋去壳打花，同牛奶、白面、白糖、小苏打一起搅匀。倒一半在开了锅的湿屉布上，撒牡丹花丝，倒入余下混合料，蒸20分钟取出即成。

【功效】对月经不调、行经腹痛有疗效。

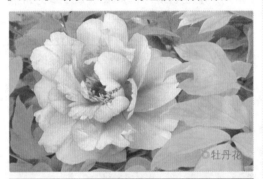

©牡丹花

### 偏方介绍

牡丹花性平，味苦、淡，归肝、脾经，具有调经活血、养血和肝、散郁祛瘀的功效，可用于妇女月经不调、经行腹痛、闭经等。牡丹花能调经止痛，还能通经络，利关节，常用作关节痹痛、妇女经闭腹痛等病症的辅助治疗食品。

## 偏方02 十全大补汤

【用料】猪肉、鸡肉、海参各100克，人参3克，干贝、熟火腿、虾米各20克，冬笋50克。

【做法】将人参切薄片，干贝、虾米浸泡，其余材料切丁。油锅烧热，放葱、姜、料酒，加水放盐和除海参、人参外的食材，小火炖至肉烂，加海参、人参煮10分钟即成。

【功效】养血美颜。对月经不调有食疗作用。

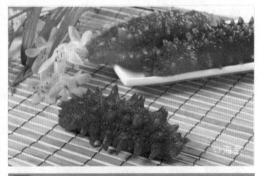

©海参

### 偏方介绍

海参性微寒，味甘、咸，归肺、肾、大肠经，具有补肾益精、养血润燥、止血的功效，用于精血亏损、虚弱劳怯、阳痿、梦遗、肠燥便秘、肺虚咳嗽、咯血、肠风便血、外伤出血等。适宜虚劳羸弱、气血不足、营养不良、病后产后体虚之人食用，也适宜肾阳不足、阳痿遗精、小便频数之人食用。

## 偏方03　米醋豆腐方

【用料】米醋 200 克，豆腐 250 克。

【做法】将豆腐切成小块用醋煮，以文火煨炖，煮熟。饭前吃，一次吃完。

【功效】活血调经。对身体尚壮妇女的月经不调，如经期过短、血色深红、量多有一定食疗效果。

## 偏方04　山楂红糖水

【用料】生山楂肉 50 克，红糖 40 克。

【做法】将生山楂肉水煎去渣，冲入红糖，热饮。非妊娠者多服几次，经血亦可自下。

【功效】活血调经。对月经错后有一定食疗作用。

## 偏方05　黑豆苏木汤

【用料】黑豆 50 克，苏木 20 克，红糖少许。

【做法】将黑豆炒熟研末，与苏木加水共煎。加红糖调服。

【功效】行血祛瘀，利水消肿。对月经不调有食疗效果。

## 偏方06　鸡蛋红糖水

【用料】鸡蛋 2 个，红糖 100 克。

【做法】将红糖加水少许，水开后打入鸡蛋稍煮即成。应在月经干净后服用，连用 2 ~ 3 次，每天 1 次。

【功效】滋阴养血，调经止痛。对妇女月经不调、血虚有一定食疗效果。

## 偏方07　豆腐羊肉汤

【用料】豆腐 2 块，羊肉 50 克，生姜 25 克，盐少许。

【做法】共煮熟加盐。饮汤食肉及豆腐。

【功效】益气血，补脾胃。对体虚及妇女月经不调、脾胃虚寒有一定食疗效果。

## 偏方08　猪肉益母草汤

【用料】瘦猪肉 50 克，益母草 10 克。

【做法】水煎煲汤，日饮 2 次。

【功效】活血调经，利尿消肿。对月经不调，如经血过多、经期不准有一定食疗作用。

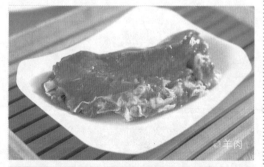

©羊肉

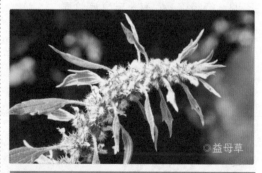

©益母草

### 偏方介绍

羊肉性温，味甘，无毒，归脾、肾经，具有补体虚、祛寒冷、温补气血、益肾气、补形衰、开胃健力的功效，适用于肾虚腰疼、阳痿精衰、病后虚寒、产妇产后大虚或腹痛、产后出血等。

### 偏方介绍

益母草性微寒，味苦、辛，归心、肝、膀胱经，具有活血调经、利水消肿、清热解毒的功效，可用于血滞经闭、痛经等。值得注意的是，益母草有毒性，慎用。

## 偏方09 红枣益母汤

【用料】红枣20枚，益母草10克，红糖10克。

【做法】加水共炖。饮汤，每日早晚各1次。

【功效】温经养血，祛瘀止痛。对经期受寒或贫血等造成的月经不调、疼痛、腰酸，有一定的疗效。

## 偏方10 藕节散

【用料】藕节500克，白酒适量。

【做法】将藕节焙干研末。每日3次，1次3克，用白酒送服。

【功效】对月经不调有一定的食疗作用。

## 偏方11 龙眼炖鸡蛋

【用料】龙眼肉50克，鸡蛋1个。

【做法】加水先煮龙眼肉，半小时后将鸡蛋打入龙眼汤内共炖至熟。在月经干净后服用，连用10天，每天早晚各1次。

【功效】补益心脾，滋阴养血。对月经不调有一定食疗作用。

## 偏方12 菱角赤小豆方

【用料】菱角100克，荷叶10克，赤小豆30克。

【做法】共水煎服，每日2次。

【功效】对月经不调有一定食疗作用。

## 偏方13 北芪鸡汤

【用料】北芪20克，老母鸡1只，盐适量。

【做法】将老母鸡破肚去杂物，洗净沥干，把北芪纳入鸡腹内，煮沸后改文火炖，待熟时加盐少许。食肉饮汤，每日2次。

【功效】补血，调经，祛风，利湿。对月经不调、行经疼痛等有一定食疗效果。

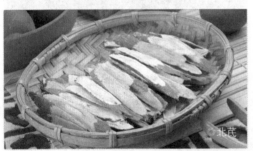
◎北芪

### 偏方介绍

北芪即黄芪，性微温，味甘，归肺、脾、肝、肾经，具有益气固表、敛汗固脱、托疮生肌、利水消肿之功效，用于治疗气虚乏力、中气下陷、久泻脱肛、便血崩漏、表虚自汗等。

## 偏方14 玫瑰花方

【用料】初开玫瑰花300朵（去心蒂），红糖适量。

【做法】在锅内煎成浓汁，去渣后加入红糖500克，熬成膏服用。

【功效】对月经不调有一定食疗效果。

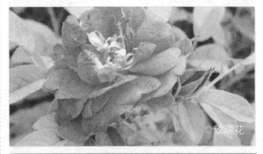
◎玫瑰花

### 偏方介绍

玫瑰花性温，味甘、微苦，归肝、脾经，具有行气解郁、和血、止痛的功效，适用于肝胃气痛、食少呕恶、月经不调、跌扑伤痛等。

# 食疗偏方 妇产科
# 流产 >>

妊娠在6个月以内，胎儿尚不具备独立的生存能力就产出，叫作流产。发生在妊娠3个月以前的流产叫早期流产；发生在3个月以后6个月以前的称为晚期流产；如在堕胎或小产以后，下次受孕仍如期而坠者，或屡孕屡坠达3次以上者，称习惯性流产（滑胎）。

## 偏方01 母鸡糯米粥

【用料】母鸡1只，墨斗鱼（乌贼）干1大尾，糯米150克，盐少许。

【做法】将母鸡收拾干净。锅内加水，将母鸡及其内脏同墨斗鱼共炖烂，取浓汤，放洗净的糯米煮粥。熟时加盐调味。食鸡肉、墨斗鱼佐粥。习惯性流产者提前2~3个月煮食。

【功效】对习惯性流产或胎动不安有疗效。

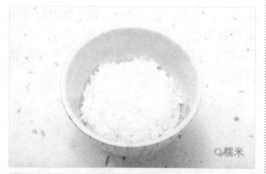

◎糯米

### 偏方介绍

糯米性温，味甘，归脾、肺经，能够补养体气，主要功能是温补脾胃，还能够缓解气虚所导致的盗汗、妊娠后腰腹坠胀、劳动损伤后气短乏力等症状。糯米适宜贫血、腹泻、脾胃虚弱、神经衰弱者食用。不适宜腹胀、咳嗽、痰黄、发热患者。

## 偏方02 鸡蛋艾叶方

【用料】鸡蛋1个，艾叶1把。

【做法】共水煮（禁用铁锅），蛋熟后去皮，再煮10分钟。吃蛋不饮汤。妊娠后即开始食用，每日1次，连续吃10天。以后每月定期吃1次，每次改食2个鸡蛋，至妊娠足月为止。

【功效】对习惯性流产有一定食疗效果。

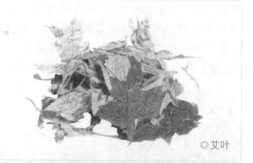

◎艾叶

### 偏方介绍

艾叶为菊科植物艾的干燥叶。艾叶性温，味苦、辛，归脾、肝、肾经，具有散寒止痛、温经止血的功效。适用于少腹冷痛、经寒不调、痛经、宫冷不孕、胎动不安、吐血、衄血、崩漏经多、妊娠下血，外治皮肤瘙痒、脱皮。

## 偏方03　桂圆莲子汤

【用料】莲子（去心）、桂圆肉各50克，山药粉适量。

【做法】将莲子用文火煮汤，加山药粉煮粥，每日食1~2次。

【功效】具有养心安神之功效。

## 偏方04　山药石莲汤

【用料】山药15克，石莲肉15克，黄芩9克，黄连3克，椿根皮9克，侧柏炭9克，阿胶15克（烊化）。

【做法】共加水1000毫升，煎取300毫升，每日1剂，早晚餐分2次服。

【功效】具有安胎养神之功效。

## 偏方05　黄芪糯米粥

【用料】糯米30克，黄芪15克，川芎5克，

【做法】将糯米、黄芪、川芎加水1000克，煎至500克，每日2次，温热服。

【功效】此方具有调气血、安胎的食疗作用。

## 偏方06　山药杜仲粥

【用料】鲜山药90克，杜仲（或续断）6克，苎麻根15克，糯米80克。

【做法】将杜仲和苎麻根用纱布包好，糯米洗净，加山药共煮成粥。随餐服用。

【功效】补益肝肾，养血安胎。对习惯性流产或先兆流产有一定食疗作用。

## 偏方07　南瓜蒂方

【用料】南瓜蒂适量。

【做法】将南瓜蒂（把）放瓦上炙灰存性，研为细末。自受孕2月起，每月吃1个，拌入炒米粉内同食，或以南瓜蒂1个，莲蓬蒂2个，烧存性，研末，开水送服。

【功效】对习惯性流产、胎动不安有疗效。

## 偏方08　玉米嫩衣汤

【用料】玉米嫩衣（即紧贴米粒之嫩皮）。

【做法】怀孕后每天以1个玉米的玉米嫩衣煎汤。代茶饮，饮到同上次流产的时间同期时用量加倍，一直服至分娩为止。

【功效】固摄安胎。对习惯性流产有一定食疗作用。

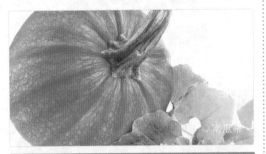

◎南瓜蒂

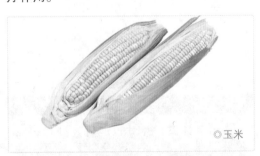

◎玉米

### 偏方介绍

南瓜蒂为葫芦科植物南瓜的瓜蒂。南瓜蒂性平，味苦、微甘，归肺、肝经，具有解毒、利水、安胎的功效。适用于痈疽肿毒、疔疮、烫伤、疮溃不敛、水肿腹水、胎动不安等。

### 偏方介绍

玉米性平，味甘，归胃、膀胱经，具有调中开胃、益肺宁心、清湿热、利肝胆的功效。可用于食欲不振、饮食减少、水湿停滞、小便不利或水肿、高脂血症、冠心病和霍乱下痢等。

## 食疗偏方

### 妇产科
# 产后体虚 >>

体虚是孕妇产后最常见的不适症状。出现产后体虚是由于产妇在怀孕、生产期间消耗过多的能量、体力及营养补充不足，导致产妇身体功能低下，免疫力下降。

---

### 偏方01 糖醋猪蹄方

【**用料**】甜醋10份，猪蹄3份，生姜3份，鸡蛋2份，油、红糖各适量。

【**做法**】将生姜去皮切片，入油炒至五成干。将鸡蛋煮熟去壳、猪蹄煮熟切块、甜醋入砂锅煮沸，加姜片、鸡蛋煮15分钟，加红糖浸渍20天。醋煮沸放猪蹄煮15分钟，浸5天即成。

【**功效**】补虚活血，祛风散寒。

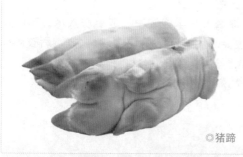
◎猪蹄

#### 偏方介绍

　　猪蹄性平，味甘、咸，归肾、胃经。猪蹄作用较多，如《随息居饮食谱》所载，能"填肾精而健腰脚，滋胃液以滑皮肤，长肌肉可愈漏疮，助血脉能充乳汁，较肉尤补"。一般多用来催乳，也可治疗产后体虚、气血不足、乳汁缺乏，单用该品或加黄芪、当归炖熟服食。

---

### 偏方02 乳鸽枸杞汤

【**用料**】乳鸽1只，枸杞30克，盐少许。

【**做法**】将乳鸽去毛及肚内杂物，洗净，放入锅内加水与枸杞共炖，熟时下盐少许。吃肉饮汤，每日2次。

【**功效**】益气，补血，理虚。对产后体虚及病后气虚之体倦乏力、自汗有良好的食疗效果。

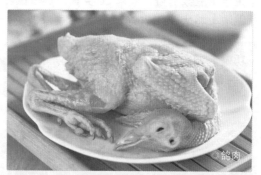
◎鸽肉

#### 偏方介绍

　　鸽肉性平，味甘、咸，无毒，具有补肝肾、益气血、祛风解毒、补气虚、益精血、暖腰膝、利小便、壮体补肾、健脑安神的功效。鸽肉清蒸食用，对神经衰弱、健忘失眠、体弱阳痿等有良好的疗效。鸽肉对产妇、体弱患者、老年人具有明显的滋补和改善体质的功能。

## 偏方03　鸡蛋枣汤

【用料】鸡蛋 2 个,红枣 10 枚,红糖适量。

【做法】锅内水沸打入鸡蛋卧煮,水再沸下红枣及红糖,文火煮 20 分钟即成。

【功效】补中益气、养血。作为贫血及病后、产后气血不足的辅助疗法,功效较好。

## 偏方04　红枣鸡汤

【用料】红枣 15 枚,枸杞 10 克,生姜 3 片,老母鸡 1 只。

【做法】将老母鸡开膛去肠及杂物,红枣、枸杞、生姜纳入鸡腹,加水煮烂。可食可饮。

【功效】补血祛风,理虚扶羸。对产后血虚动风、素体虚寒有一定食疗效果。

## 偏方05　猪油酒蜜膏

【用料】猪油 100 克,鲜姜汁 100 克,黄酒 50 毫升。

【做法】将上述 3 味共放入锅中煮沸,待冷,装入瓶内备用。日服 2 次,每次 1 汤匙,以沸水冲沏饮用。

【功效】滋阴,清热,理虚。

## 偏方06　母鸡参芪汤

【用料】老母鸡 1 只,党参 50 克,黄芪 100 克,淮山药 50 克,红枣 50 克,黄酒适量。

【做法】将宰杀去毛及肠肚的老母鸡,加黄酒淹没,其他 4 味放在鸡的周围,隔水蒸熟。分数次服食。

【功效】益气补血。

## 偏方07　豆浆大米粥

【用料】豆浆 2 碗,大米 50 克,白糖适量。

【做法】将大米淘洗净,以豆浆煮米做粥,熟后加白糖。每早空腹食用。

【功效】调和脾胃,清热润燥。对产后体虚调养有一定食疗效果。

## 偏方08　当归羊肉汤

【用料】羊肉 500 克,当归 60 克,生姜片 30 克,盐少许。

【做法】将羊肉洗净切成小块入水,当归及生姜片用纱布包好,先用大火煮沸后改用小火至煮烂。加盐服食,日用 2 次。

【功效】补气益血,强身壮体。

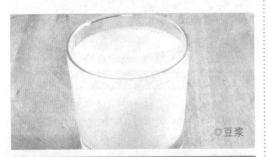

◎豆浆

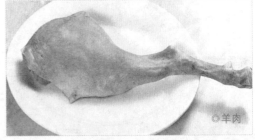

◎羊肉

### 偏方介绍

　　豆浆性平,味甘,无毒,归胃、肺经,具有补虚、清热、化痰、通淋、降血压、利大肠的功效,适用于身体虚弱、营养不良、肺痿肺痈、口干咽痛、小便不通、乳汁缺乏等。

### 偏方介绍

　　羊肉性温,味甘,无毒,归脾、肾经,具有补体虚、祛寒冷、温补气血、益肾气、补形衰、补益产妇、通乳治带的功效,适用于肾虚腰疼、阳痿精衰、产妇产后大虚或腹痛、产后无乳或带下等。

# 妇产科
# 更年期综合征 >>

更年期是女性生殖功能逐渐衰退直到完全停止的一个过渡时期。一般可持续10年，一般为45～55岁，有的可能更早或更晚。在此阶段，女性会因为机体衰老引起一系列身体不适，如发热、出汗、心慌、失眠等，统称为更年期综合征。

## 偏方01　红枣银耳汤

【用料】红枣60克，银耳20克，白糖适量。

【做法】将红枣洗净，去核，银耳用温水泡发，去杂洗净，撕成小片，备用。锅内加水适量，放入红枣，大火烧沸，改用文火煮10分钟，加入银耳片，再煮2～3分钟，调入白糖即成。每日1剂，连服10～15天。

【功效】对更年期综合征有食疗作用。

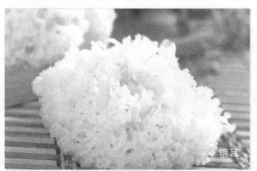
○银耳

### 偏方介绍

真菌类银耳科银耳又称白木耳、雪耳，有"菌中之冠"的美称。银耳性平，味甘，归肺、胃、肾经，有强精、补肾、润肠、益胃、补气、和血、强心、滋阴、润肺、生津、壮身、补脑、提神、美容等功效。适用于虚劳咳嗽、痰中带血、津少口渴、病后体虚、气短乏力等。

## 偏方02　柴胡当归粥

【用料】柴胡、香附、枳壳、白芍各9克，合欢花12克，当归、沉香、路路通、川芎各6克，粳米150克，白糖适量。

【做法】将上9味药入砂锅加水煎汁，去渣，汁留用；粳米淘净入锅，加水烧开，小火煮粥，粥将熟时下药汁和白糖，稍煮即成。

【功效】疏肝理气，解郁宁神。

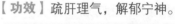
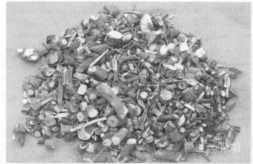
○柴胡

### 偏方介绍

柴胡为伞形科植物柴胡或狭叶柴胡的干燥根，按性状不同，分别习称"北柴胡"及"南柴胡"。柴胡性微寒，味苦、辛，归肝经、胆经，具有透表泄热、疏肝解郁、升举阳气的功效，主治感冒发热、寒热往来、疟疾、肝郁气滞、胸肋胀痛、脱肛、子宫脱落、月经不调等。

# 男科及泌尿科
# 阳痿 >>

阳痿是指阴茎不能勃起或举而不坚以致影响性生活的一种性功能障碍现象。中医认为阳痿和其他疾病一样，也是阴阳平衡失调的结果。导致阴阳失调的原因有外部原因和内部原因。外部原因有突受惊恐刺激，或感受湿热；内部原因有思虑忧郁，劳伤心脾，或饮食所伤等。

## 偏方01 虫草炖甲鱼

【用料】冬虫夏草10克，甲鱼1只，料酒30克，盐、味精、葱、姜、蒜、鸡清汤各适量。

【做法】将冬虫夏草洗净，甲鱼切成4块入锅煮沸捞出，剥去腿油，洗净，放碗中，上放冬虫夏草，加料酒、盐、味精、葱、姜、蒜和鸡清汤隔水炖2小时即成。

【功效】滋阴益气，温阳固精。

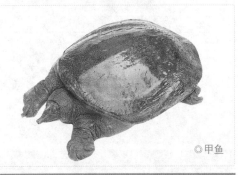

◎甲鱼

### 偏方介绍

甲鱼肉性平，味甘，归肝经，具有滋阴清热、补虚养肾、补血补肝的功效，是滋阴补肾的佳品。甲鱼壳对肝硬化、脾肿大有治疗作用，还能调节免疫功能，提高淋巴细胞转化率，促进骨髓造血功能。甲鱼含高蛋白质和脂肪，不容易消化吸收，一次不宜吃得太多。

## 偏方02 肝胆丸

【用料】雄鸡肝4个，鲤鱼胆4个，菟丝子粉30克，麻雀蛋1枚。

【做法】将雄鸡肝、鲤鱼胆风干，百日后研细，加菟丝子粉、麻雀蛋清（蛋黄不用）拌匀，做成黄豆大药丸烘干或晒干。每日3次，每次1粒，温开水送服。

【功效】补肾助阳。对阳痿有一定疗效。

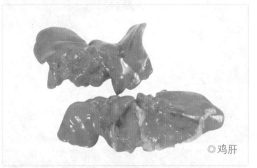

◎鸡肝

### 偏方介绍

鸡肝为雉科动物家鸡的肝脏。鸡肝性温，味甘、微苦，归肝、肾经，具有补肝益肾、明目养血等功效。肝脏是动物体内储存养料和解毒的重要器官，含有丰富的营养物质，具有营养保健功能，是理想的补血佳品之一，能补肝肾，治肝虚目暗、小儿疳积、妇人胎漏等。

## 偏方03　肉苁蓉粥

【用料】肉苁蓉 15 克，精羊肉 60 克，粳米 100 克，葱白 2 根，生姜 3 片，精盐适量。

【做法】分别将精羊肉、肉苁蓉切细。先用砂锅加水煎肉苁蓉取汁，入羊肉、粳米同煮，待沸后加盐、葱、姜，煮成稠粥。秋冬季服用，每日 1 次，5 ~ 7 天 1 疗程。

【功效】滋肾益精，助阳滑肠。

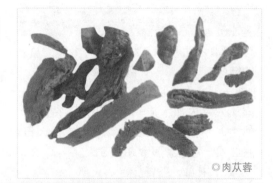

◎肉苁蓉

### 偏方介绍

肉苁蓉性温，味甘、咸，归肾、大肠经。断面呈棕褐色，有淡棕色点状维管束，排列成波状环纹。气微，味甜、微苦，具有补肾阳、益精血、润肠通便的功效。适用于阳痿、不孕、腰膝酸软、筋骨无力、肠燥便秘等。阴虚火旺及大便泄泻者忌服。

## 偏方04　炖麻雀虾

【用料】麻雀 5 只，鲜虾仁 50 ~ 100 克，姜 3 片、盐、酱油、味精、白酒各少许。

【做法】将麻雀收拾干净。将麻雀、鲜虾仁、姜片及盐、酱油放入炖盅，注入八成满开水，加盖，放到沸水锅内，隔水炖 3 小时，放味精、白酒即成。食肉饮汤。

【功效】壮阳暖肾。常人食用可强身补力。

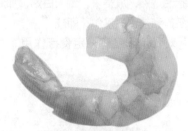

◎虾仁

### 偏方介绍

虾仁具有补肾壮阳、健胃的功效，熟食能温补肾阳；生虾仁捣烂外敷，可治脓疮。凡久病体虚、短气乏力、面黄肌瘦者，可将虾仁作为食疗补品，而健康人食之可健身强力。虾仁以酒浸炒，可治肾虚下寒、阳痿不起、遗精早泄等。

## 偏方05　鹿肉汤

【用料】鹿肉 2000 克，菟丝子、薏苡仁各 15 克，杜仲、仙茅各 10 克，姜片 50 克，料酒、盐、味精各适量。

【做法】将鹿肉洗净切小块。将全部药物装入纱布袋，与鹿肉同煮，加料酒、姜片，小火煨炖至鹿肉酥烂捞出药袋，加盐、味精即可。

【功效】疏肝健胃，补肾壮阳。

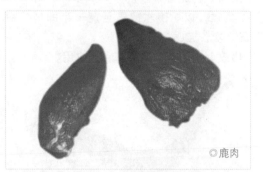

◎鹿肉

### 偏方介绍

鹿肉性温，味甘，能益气血、补虚赢、补肾益精，适用于虚损赢瘦、气血不足、体倦乏力、产后缺乳、肾虚阳衰、肾精不足、腰脊酸软、畏寒肢冷、阳痿精少等。

## 偏方06  炖虫草鸡

【用料】冬虫夏草5枚，母鸡1只，盐、味精各适量。

【做法】将母鸡收拾干净，与冬虫夏草一同放入锅内加水炖一个半小时，待鸡肉熟烂时下盐和味精少许。吃肉饮汤，日服2次，可连续服食3~5天。

【功效】补肺，益肾。

## 偏方07  乌龟汤

【用料】乌龟1只，人参10克，鹿茸片10克，枸杞15克，料酒、姜片、盐各适量。

【做法】将乌龟收拾干净、切块，人参、鹿茸、枸杞洗净，和龟肉同入砂锅，加料酒、姜片及水同煮，沸后改小火隔水蒸熟，加盐调味即可。

【功效】温肾壮阳，补脾填精。

## 偏方08  山药桂圆炖甲鱼

【用料】淮山药15~20克，桂圆肉15~20克，甲鱼1只。

【做法】将甲鱼收拾干净，切成小块。将甲鱼肉、甲壳、淮山药、桂圆肉放入炖盅内加水适量，隔水炖熟。喝汤吃肉，每周1次。

【功效】补肾益脾，固精扶阳。

## 偏方09  麻雀蛋

【用料】麻雀蛋6个，盐末。

【做法】将麻雀蛋蒸熟剥皮蘸盐末吃。每次吃3个，日用2次，可连吃3~5天。

【功效】补肾，壮阳，强身。对肾虚阳痿不举、举而不坚及早泄有一定食疗效用。服食期间禁忌房事，宜补，宜养。

## 偏方10  泥鳅枣汤

【用料】泥鳅400克，大枣6枚（去核），生姜2片。

【做法】将泥鳅开膛洗净，加水与大枣、生姜共煮，以1碗水煎煮至剩一半即成。每日2次，连服多日。

【功效】对阳痿、遗精有食疗效用。

## 偏方11  海参羹

【用料】水发海参100克，冬笋片20克，水发冬菇5克，猪油3克，姜末、盐各适量。

【做法】将水发海参切丁，水发冬菇片、冬笋切碎，猪油烧熟，放姜末，倒入白汤，加海参、冬菇、冬笋和盐，煮沸勾芡即成。

【功效】对肾虚阳痿有一定食疗作用。

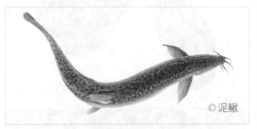
◎泥鳅

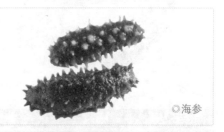
◎海参

### 偏方介绍

泥鳅性平，味甘，归脾、肝、肾经，具有补中益气、除湿退黄、益肾助阳、祛湿止泻、暖脾胃、疗痔、止虚汗之功效。

### 偏方介绍

海参性微寒，味甘、咸，归肺、肾、大肠经，具有补肾益精、养血润燥、止血的功效，适用于精血亏损、虚弱劳怯、阳痿、梦遗、肠燥便秘、肺虚咳嗽咯血、肠风便血、外伤出血等。

## 偏方12 菟丝子枸杞雀蛋

【用料】菟丝子 15 克，枸杞 15 克，麻雀蛋 10 个。

【做法】先将麻雀蛋煮熟，剥皮。加水煮两味中药约半小时，下麻雀蛋再煮 15 分钟即成。饮汤吃蛋，连吃多次。

【功效】对肝肾两虚之阳痿有食疗作用。

## 偏方13 羊肉海参汤

【用料】羊肉、海参、盐、姜各适量。

【做法】将海参浸发洗净，切片，加姜、盐，同羊肉煮汤。可连续食用。

【功效】补虚损，壮肾阳。对阳痿、遗精、腰酸腿软有食疗作用。

## 偏方14 清炒虾仁

【用料】虾仁 250 克，鸡蛋清 1 个，淀粉 5 克，盐少许，白汤 30 克，猪油适量。

【做法】将虾仁、鸡蛋清、盐、淀粉拌匀。锅内放猪油，倒入拌匀的材料，至变白时倒入漏勺，用淀粉勾芡即成。

【功效】对肾虚引起的遗精、阳痿有疗效。

## 偏方15 麻雀大米粥

【用料】麻雀 5 只，大米 50 ~ 100 克，油、盐、葱末各适量。

【做法】将麻雀收拾干净，切碎块。油锅烧热先煸葱末，再下麻雀炒半熟，同淘洗干净的大米共煮做粥，加盐调味。空腹服食，日 1 次。

【功效】对肾虚之阳痿、早泄有疗效。

## 偏方16 椰子饭

【用料】椰子肉、糯米、鸡肉各适量。

【做法】将椰子肉切成小块，加糯米、鸡肉，置大碗内加水蒸熟。当主食用，每日 1 次。

【功效】补虚损，壮筋骨，益精髓。对早泄、阳痿、四肢乏力、食欲不振、头晕困倦等有食疗效用。

## 偏方17 韭菜炒羊肝

【用料】韭菜 100 克，羊肝 120 克，油、盐、酱油各适量。

【做法】将韭菜洗净，切成小段，羊肝切片。入油锅，置旺火上爆炒，加盐、酱油即成。每日 1 次，佐餐食用。

【功效】适用于男子阳痿、遗精。

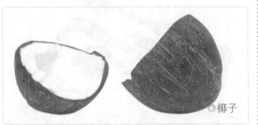

◎椰子

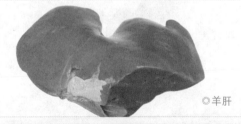

◎羊肝

### 偏方介绍

椰子性平，味甘，归胃、脾、大肠经。椰肉具有补虚强壮、益气祛风、消疳杀虫的功效，久食能令人面部润泽、益人气力及耐受饥饿，治小儿绦虫、姜片虫病。

### 偏方介绍

羊肝性凉，味甘、苦，归肝经，具有养肝、明目、补血、清虚热的功效，适用于血虚萎黄羸瘦、肝虚目暗昏花、雀目、青盲、障翳。

## 偏方18　猪肝腰饭

【用料】猪肝50克,猪腰50克,大米100克,豉油、熟食油、姜汁、白酒、白糖各少许。

【做法】将猪肝、猪腰收拾干净切片,用上述调味料浸食抓匀。大米焖饭,当水将尽时,将猪肝、腰片平摆在饭上,小火焖熟拌匀即可。

【功效】补肝养血,益肾扶阳。

## 偏方19　烫活虾

【用料】活虾100克,热黄酒半杯。

【做法】将活虾洗净,用滚热黄酒烫死。吃虾喝酒,每日1次,连吃7天为1疗程。

【功效】补肾壮阳。对阳痿、遗精有一定食疗作用。

## 偏方20　鹿鞭酒

【用料】鹿鞭1条,鹿茸30克,蛤蚧1对,酒1000克。

【做法】将前3味药泡酒,7日后,早、晚各饮30克。

【功效】壮阳。对阳痿有一定食疗效果。

## 偏方21　鹿肾粥

【用料】鹿肾1对,粳米100克,姜、葱、食盐各少许。

【做法】将鹿肾剖开去脂膜,切细,与粳米共煮粥,并入姜、葱、盐。空腹食之。

【功效】填精,壮阳。对肾虚之耳聋耳鸣、腰酸腿软、阳事不兴等有疗效。

## 偏方22　炒苦瓜子

【用料】苦瓜子、黄酒各适量。

【做法】苦瓜子炒熟研末。黄酒送服,每次15克,每日3次,10天为1疗程。

【功效】健脾补肾。对阳痿、早泄有食疗效果。

## 偏方23　鹿鞭炖鸡

【用料】鹿鞭100克,杜仲、巴戟天、龙眼肉、肉苁蓉各15克,陈皮5克,母鸡1只,白酒适量。

【做法】鹿鞭用白酒泡软,与上述中药、嫩母鸡、生姜入砂锅,加水煮沸,小火炖至鸡烂熟即可。

【功效】补肾益精。

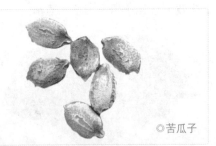

◎苦瓜子

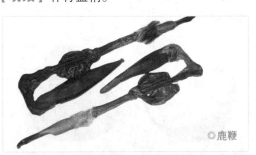

◎鹿鞭

### 偏方介绍

　　苦瓜子味苦、甘,归肾、脾经,具有益气壮阳的功效,可用于肾虚、阳痿,对于男性遗精以及不育症有很好的疗效。在冬季很适合肾虚气短的男士。

### 偏方介绍

　　鹿鞭为雄性鹿科动物梅花鹿或马鹿的外生殖器。鹿鞭性温,味咸、辛,无毒,归肝、肾、膀胱经。适用于阳痿、肾虚耳鸣、妇人子宫寒冷久不受孕、慢性睾丸发炎等。素体阳盛者慎服鹿鞭。

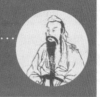

# 男科及泌尿科
# 遗精 >>

发育成熟的男子，未经过性交，每月偶有1～2次梦中醒来有精液自行外泄，且无任何不适者属正常生理现象，但若遗精频繁，每周达2次以上，严重影响到日常生活时，应视作性功能方面的一种病态。中医认为，肾藏精，宜封固不宜外泄。此病是精关不固致肾虚，虚火扰动而致。

## 偏方01 核桃猪肾

【用料】核桃仁30克，猪肾2个，葱、姜各5片，油、盐、酱油、味精各适量。

【做法】将猪肾收拾干净，切薄片。锅内放油煸炒肾片，取出沥尽污水。将锅烧热加油，葱、姜片炝锅，放肾片、核桃仁、盐、酱油翻炒，放味精起锅即成。连服1周有效。

【功效】对腰酸腿痛、梦遗滑精等有疗效。

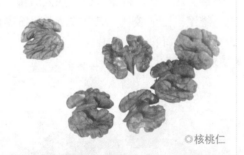

◎核桃仁

### 偏方介绍

核桃仁性温，味甘，归肾、肺、大肠经，可补肾，固精强腰，温肺定喘，润肠通便，适用于肾虚喘嗽、腰痛。核桃仁无论是配药用，还是单独生吃、水煮、做糖蘸、烧菜，都有补血养气、补肾填精、止咳平喘、润肠通便等良好功效。核桃仁的食法很多，与薏苡仁、栗子等同煮做粥吃，能治尿频、遗精、五更泻等。

## 偏方02 肾鞭汤

【用料】羊肾2个，羊鞭2条，肉苁蓉、巴戟天各12克，枸杞、熟地黄各10克，山药15克。

【做法】将羊肾剖开取去网膜及导管后切片，羊鞭里外洗净，肉苁蓉等5味用纱布包好，锅内放水同炖，开锅后改文火。吃肉饮汤，日服1次，连续食完。

【功效】对阳痿不举或举而不久有疗效。

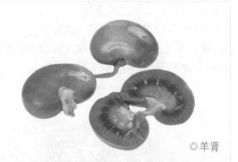

◎羊肾

### 偏方介绍

羊肾为牛科动物山羊或绵羊的肾。性温，味甘，归肝经，具有补肾气、益精髓的功效，适用于肾虚劳损、腰脊疼痛、足膝痿弱、耳聋、消渴、阳痿、尿频、遗尿等。

## 偏方03　白果莲子粥

【用料】白果仁10枚,莲子50克,白糖适量。

【做法】将莲子加水煮熟,加入炒熟白果仁共煮粥,加白糖调味食用。

【功效】补肾壮阳,固精止遗。对男子肾阳亏损、肝肾不足所致的遗精有一定食疗效果。

## 偏方04　蒸白果鸡蛋

【用料】生白果仁2枚,鸡蛋1个。

【做法】将生白果仁研碎,把鸡蛋打一小孔,将碎白果仁塞入,用纸糊封,然后上笼蒸熟。每日早晚各吃1个鸡蛋,可连续食用至愈。

【功效】滋阴补肾。对遗精、遗尿有疗效。

## 偏方05　酒炒田螺

【用料】田螺500克,白酒适量。

【做法】将田螺洗净,置铁锅中炒热,加适量白酒和水,煮至汤将尽时起锅。用针挑田螺肉蘸调料食用。

【功效】清热,利湿,止遗。对梦遗滑精、小便白浊不利等有一定食疗作用。

## 偏方06　荔枝树根猪肚

【用料】荔枝树根60克,猪小肚1个。

【做法】将荔枝树根切成段,洗净,同猪小肚一起以水两碗同炖至剩1碗,去渣。食小肚并饮汤。

【功效】补益精血。对遗精日久、神衰乏力有一定食疗效果。

## 偏方07　蒸鸽蛋

【用料】鸽蛋2个,龙眼肉、枸杞、五味子各15克,白糖适量。

【做法】鸽蛋去壳,同龙眼肉、枸杞、五味子放于碗内加水蒸熟。加白糖食用。

【功效】补心肾,益气血。对腰酸腿痛、遗精、头晕心悸等有一定食疗效果。

## 偏方08　沙果方

【用料】沙果500克,蜂蜜250克。

【做法】将沙果切成厚片,加水800毫升,烧开后,小火煮至沙果酥时,加入蜂蜜250克,继续煮至成胶状,取出放凉。每日嚼食2～3次,每次2～3片。

【功效】生津止渴,涩精止泻。

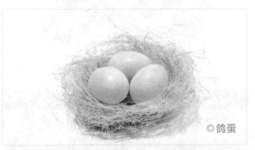

◎鸽蛋

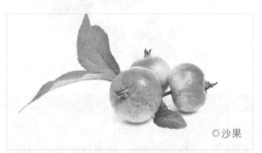

◎沙果

### 偏方介绍

鸽蛋味甘、咸,性平,具有补肝肾、解疮毒、益精气、丰肌肤、助阳提神的功效。可治疗阳痿、营养不良,主要用于肾虚所致的腰膝酸软、疲乏无力、心悸失眠等。

### 偏方介绍

沙果性平,味酸、甘,归心、肝、肺经,具有止渴生津、消食化滞、涩精的功效,适用于津伤口渴、消渴、泻痢、遗精等。沙果味酸涩而收敛,是泄泻下痢、遗精滑泄者的食疗良品。

## 偏方09 韭菜籽末

【用料】韭菜籽100克，白酒75克。

【做法】将韭菜籽焙干研末，以白酒冲服。分3次服，1天服完。

【功效】补肾壮阳，收敛固精。对梦遗、见色流精或精液随小便流出有一定食疗作用。

## 偏方10 韭菜籽补骨脂方

【用料】韭菜籽30克，补骨脂30克。

【做法】捣碎共研为末。白水送服，每服9克，日3次。

【功效】温肾壮阳，固精止遗。对命门火衰、精关不固引起的遗精滑泄、神衰无力有一定食疗效果。

## 偏方11 核桃烧酒

【用料】核桃仁60克，白酒、红糖各适量。

【做法】先将核桃仁切碎，与红糖同放碗内调匀，然后将烫热的白酒倒入盛有核桃仁的碗中。趁热一次用完。

【功效】补肾益精。对腰痛、遗精有一定食疗效果。

## 偏方12 枸杞鳖肉汤

【用料】鳖（甲鱼）1只，枸杞50克，淮山药50克，女贞子25克，熟地黄25克。

【做法】将鳖去头及内脏杂物，切块，洗净，同其他中药共煮，去药。食肉饮汤。

【功效】补肝肾，益精血。对肝肾阴虚所致的腰痛、遗精等有一定食疗作用。

## 偏方13 金樱鲫鱼汤

【用料】金樱子30克，鲫鱼250克，香油、食盐各5克。

【做法】将鲫鱼去鳞、内脏洗净，加金樱子及适量水煲汤，加香油、食盐调味即成。

【功效】补肾固精，利尿消肿。适用于男子肾气不固而致遗精、滑精等。

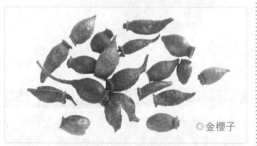

©金樱子

## 偏方14 芡实莲子饭

【用料】大米500克，莲子50克，芡实50克。

【做法】将大米淘洗净，莲子温水泡发，去心去皮，芡实也用温水泡发。大米、莲子、芡实同入铝锅内，搅匀，加适量水，如焖米饭样焖熟。食时将饭搅开，常食有益。

【功效】健脾固肾，涩精止遗。

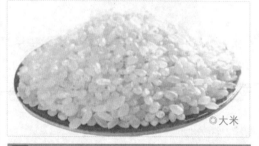

©大米

### 偏方介绍

金樱子性平，味酸、甘、涩，归肾、膀胱、大肠经，具有固精缩尿、涩肠止泻功效。金樱子中含有大量的酸性物质，能固精，防止男子遗精滑泄、女子带下过多。

### 偏方介绍

大米性平，味甘，具有补中益气、健脾养胃、益精强志、和五脏、通血脉、聪耳明目、止烦、止渴、止泻的功效。

# 男科及泌尿科
# 早泄 >>

早泄是指男性性交时间极短，或阴茎勃起后尚未进入阴道内即行射精，不能正常性交的一种病症，常伴心悸、面色萎黄、神疲乏力、失眠梦多、汗多、不思饮食等，为常见的男性性功能障碍。中医认为此症是由于纵欲过度，或因犯手淫，致损伤精气，命门大衰，或思虑忧郁，损伤心脾，或恐惧过度，损伤肾气所致。

## 偏方01　狗肉煲

【用料】狗肉500克，油、八角、小茴香、桂皮、生姜、大蒜、胡椒面、精盐各适量。

【做法】狗肉洗净切块，氽水入热油锅中炸至金黄捞出。另取砂锅，加狗肉及上3味香料、大蒜、生姜。加水浸没，旺火烧沸后转小火烧2小时，调入精盐、胡椒面，稍焖即成。

【功效】温阳祛寒，补虚健脾。

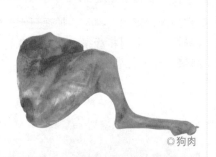

◎狗肉

### 偏方介绍

狗肉性温，味咸，归脾、胃、肾经，具有补中益气、温肾助阳的功效，适用于脾肾阳虚、畏寒肢冷、腰膝酸软、阳痿不举、遗精遗尿、小便清长等；也可用于肝肾精血亏虚所致的身体衰弱、腰酸腿软、阳痿早泄等。

## 偏方02　枸杞炖鹌鹑

【用料】枸杞20克，鹌鹑2只，黄酒、葱、姜各适量。

【做法】将枸杞洗净备用，鹌鹑活杀，去头爪、皮毛、内脏，洗净。同置锅中，加黄酒、葱、姜，隔水清炖30分钟，分次食用。

【功效】温补中气。对心脾两虚型早泄、失眠多梦、面色不华者有一定食疗效用。

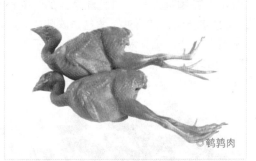

◎鹌鹑肉

### 偏方介绍

鹌鹑肉性平，味甘，归大肠、心、肝、脾、肺、肾经，可补中益气，清利湿热，主治浮肿、肥胖型高血压、糖尿病、贫血、胃病、肝大、肝硬化、腹水等多种疾病。在医疗上常用于治疗糖尿病、贫血、肝炎、营养不良等病，药用价值被视为"动物人参"。

## 偏方03 黄芪乳鸽汤

**【用料】** 黄芪、枸杞各 30 克，乳鸽 1 只，葱、姜、盐各适量。

**【做法】** 乳鸽去毛和内脏，同黄芪、枸杞一起，加入葱、姜、盐炖熟。饮汤食肉，每 3 日炖 1 次，3 ~ 5 次为 1 个疗程。

**【功效】** 对性交即泄、脉虚弱有食疗作用。

## 偏方04 杞枣煮鸡蛋

**【用料】** 枸杞 20 克，南枣 8 枚，鸡蛋 2 只。

**【做法】** 将上述材料洗净，共置锅内，加水同煮，鸡蛋熟后去壳再入锅煮 15 ~ 20 分钟即成。每日 1 剂。

**【功效】** 滋阴补肾，益气养心。对早泄有一定食疗作用。

## 偏方05 炸麻雀

**【用料】** 麻雀 4 只，花生油、盐末各适量。

**【做法】** 将麻雀收拾干净，晾干。将花生油放入锅内烧至六成热，下麻雀炸至金黄色取出，把油倒出，用原锅炒盐末少许即成。吃时蘸盐，每日 2 次，每次 2 只，可连用几天。

**【功效】** 对早泄、阳痿有较好疗效。

## 偏方06 核桃韭菜子汤

**【用料】** 核桃仁 15 克，韭菜子 10 克，黄酒少许。

**【做法】** 将核桃仁捣成小颗粒，加水 250 毫升，与韭菜子一同煮熟，去渣滤汁，加黄酒少许冲服。

**【功效】** 壮阳强腰，对早泄有食疗作用。

## 偏方07 蚯蚓韭菜饮

**【用料】** 大蚯蚓（最好是韭菜地里的）10 尾，韭菜 250 克。

**【做法】** 将大蚯蚓剖开，洗净捣烂；韭菜洗净切碎，绞汁，同装于大茶盅中，冲入滚开水，盖闷 10 分钟。1 次温服。

**【功效】** 壮阳固精，补肾。

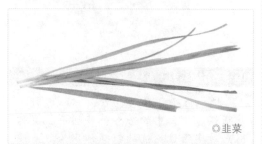

◎韭菜

### 偏方介绍

　　韭菜属百合科多年生草本植物，以种子和叶等入药，具健胃、提神、止汗固涩、补肾助阳、固精等功效。韭菜性温，味甘、辛，无毒。

## 偏方08 锁阳鸡汤

**【用料】** 锁阳、金樱子、党参、淮山药各 20 克，五味子 15 克，小公鸡 1 只。

**【做法】** 将小公鸡收拾干净，连同上述药物一并放入大炖盅内，注入开水至八成满，盖上盅盖，放入滚水锅中，隔水炖 4 小时即成。

**【功效】** 对肾虚阳痿、早泄等有食疗作用。

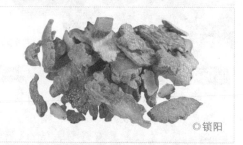

◎锁阳

### 偏方介绍

　　锁阳为锁阳科寄生草本植物锁阳的肉质茎。锁阳性温，味甘，归肝、肾经，能补肾阳，益精血，润肠通便。锁阳含三萜皂苷、花色苷、鞣质，适用于肾阳不足、精血虚亏、阳痿、不孕、腰膝酸软、肠燥便秘。

# 五官科
# 慢性鼻炎 >>

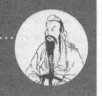

本病主要症状为鼻流浊涕，通气受碍，嗅觉失灵，头涨头痛等，发病大多与伤风感冒有关。其可见于任何季节，但秋冬风寒之季比较多见，或病情每见加重。中医学认为本病是由于外感六淫之邪，或热邪窒肺使肺气不宣、肺窍闭塞所致。

## 偏方01　丝瓜藤煲猪肉

【用料】丝瓜藤（近根部者佳）1.5米，猪瘦肉60克，盐、味精各适量。

【做法】将丝瓜藤洗净剪段，猪瘦肉洗净切块，同入砂锅内煮汤，至肉熟，加盐、味精调味即可。日服1次，5次为1个疗程，连服1～3个疗程。

【功效】对慢性鼻炎急性发作有疗效。

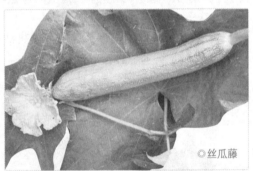

◎丝瓜藤

### 偏方介绍

　　丝瓜藤为葫芦科植物丝瓜或粤丝瓜的茎。丝瓜藤性微寒，味苦，有小毒，归心、脾、肾经，具有舒筋、活血、健脾、杀虫等功效，可用于治疗腰膝四肢麻木、月经不调、水肿、齿露、鼻渊、牙宣等。治鼻中时时流臭黄水，甚至脑亦时痛时，可用丝瓜藤近根1米，烧存性为细末，酒调服之。

## 偏方02　桃仁粳米粥

【用料】桃仁10克（去皮、尖），粳米50克。

【做法】将桃仁加清水研磨取汁，放入粳米煮粥食用。

【功效】活血行气。对邪毒久留、气滞血瘀型慢性鼻炎有食疗作用，症见鼻塞呈持续性、涕多或黄稠、黏白，舌质红或有瘀点。

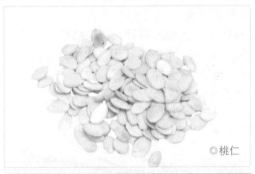

◎桃仁

### 偏方介绍

　　桃仁性平，味苦、甘，归心、肝、大肠经。桃仁中的苦杏仁苷亦有抗炎作用，对实验性炎症的镇痛作用为氨基比林的1/2，对肉芽肿法或角叉菜胶足跖水肿法的抑制作用为保泰松的1/2，对热水性足跖水肿也有完全相同的效果。动物实验证明：苦杏仁苷口服效果最强，腹腔注射次之，静脉注射几乎无活性。

# 五官科
# 鼻窦炎 >>

鼻窦炎属中医学"鼻渊"的范畴。鼻窦炎是一种常见病，以鼻塞、多脓涕、头痛及嗅觉障碍为主要特征。其病因是外感风寒入里化热、胆腑郁热、脾经湿热、肺脾气虚等所致。

## 偏方01 蜂房方

【用料】蜂房（蜂巢）不限量。

【做法】将蜂房冲洗干净，撕成块状，放于口中嚼烂，吐渣咽液。每日嚼3次，每次嚼36立方厘米以上。

【功效】祛风，攻毒，杀虫。对鼻窦炎、牙痛、气管炎有食疗作用。

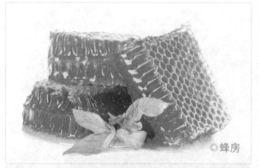

◎蜂房

### 偏方介绍

蜂房指蜂窝，是饲养蜜蜂的场所，尤指蜂群或蜜蜂种群储存蜂蜜的蜂巢。本品为胡蜂科昆虫果马蜂、日本长脚胡蜂或异腹胡蜂的巢。蜂房性平，味甘，归胃经，具有祛风、攻毒、杀虫、止痛、抗过敏的功效，适用于龋齿牙痛、疮疡肿毒、乳痈、瘰疬、皮肤顽癣、鹅掌风、过敏性疾病等。

## 偏方02 猪胆汁调藿香

【用料】藿香40克，苍耳子15克，猪胆汁适量。

【做法】将藿香研为细末，用猪胆汁调拌成糊。每餐后服25克，日2次，用苍耳子煎汤送下。

【功效】散风湿，通鼻窍，清热止痛。对鼻窦炎有食疗作用。

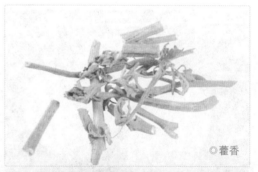

◎藿香

### 偏方介绍

藿香性微温，味辛，归肺、脾、胃经，具有祛暑解表、化湿和胃的功效。适用于夏令感冒、呕吐泄泻、妊娠呕吐、鼻渊等。在药用配伍方面，治鼻渊，常可配猪胆汁等同用，用于湿阻脾胃、脘腹胀满、湿温初起。若湿阻中焦、脘闷纳呆者，与佩兰等同用。

# 食疗偏方

## 五官科
# 牙痛 >>

牙痛是由牙病引起，可分以下几种情况：龋齿牙痛为牙体腐蚀有小孔，遇到冷、热、甜、酸时才感到疼痛；患急性牙髓炎引起剧烈牙痛；患急性牙周膜炎，牙痛剧烈，呈持续性的跳痛；急性智齿冠周炎，主要是第三磨牙位置不正，牙冠面上部分被牙龈覆盖和食物嵌塞，容易发炎而致牙痛。

## 偏方01　生地黄煮鸭蛋

【用料】生地黄 50 克，鸭蛋 2 个，冰糖 5 克。

【做法】用砂锅加入清水 2 碗浸泡生地黄半小时，将鸭蛋洗净同生地黄共煮，蛋熟后剥去皮，再入生地黄汤内煮片刻，服用时加冰糖调味。吃蛋饮汤。

【功效】清热生津，对风火牙痛有疗效。

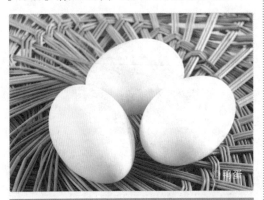

鸭蛋

### 偏方介绍

鸭蛋为鸭科动物家鸭的卵。鸭蛋性凉，味甘、咸，归肺、脾经，具有大补虚劳、滋阴养血、润肺美肤等功效。适用于热膈、咳嗽、齿痛等。

## 偏方02　丝瓜姜汤

【用料】丝瓜 500 克，鲜姜 100 克。

【做法】将丝瓜洗净，切段，鲜姜洗净，切片，两味加水共煎煮 3 小时。日饮汤 2 次。

【功效】清热，消肿，止痛。对牙龈肿痛、口干鼻涸、鼻出血（流鼻血）有食疗作用。

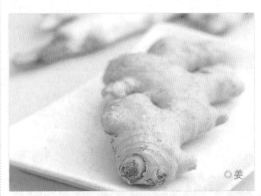

©姜

### 偏方介绍

姜是姜科草本植物姜的根茎。姜性温，味辛，归肺、脾经，能开胃止呕、化痰止咳，发汗解表，适用于风寒表证、脾胃虚寒、食欲减退、恶心呕吐、痰饮呕吐、胃气不和的呕吐、风寒或寒痰咳嗽。姜对呼吸系统、循环系统及运动中枢有兴奋作用，能促进血液循环。

# 食疗偏方

## 五官科
# 口腔溃疡 >>

口腔溃疡属于中医"口疮""口糜"范畴。溃疡好发于口腔前半部，多见于唇、舌、颊、口底等部位，龈、腭比较少见，初起红赤，稍隆起，渐渐中间出现溃点，逐渐扩大凹陷，呈绿豆或黄豆粒大小，表面多覆有黄白色膜。口腔溃疡微疼或不疼。发病与心肾不交、虚火上升或脾胃湿热有关。

## 偏方01 石榴水

【用料】鲜石榴2个。

【做法】将鲜石榴剥开取子，捣碎，以开水浸泡，凉凉后过滤。每日含漱数次。

【功效】消炎杀菌。治口腔炎、扁桃体炎、喉痛或口舌生疮。

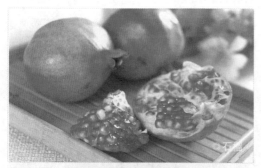

◎石榴

### 偏方介绍

石榴性温，味甘、酸、涩，归肺、肾、大肠经，具有生津止渴、收敛固涩、止泻止血的功效。适用于津亏口燥咽干、烦渴、久泻、久痢、便血、崩漏等。石榴皮中含有多种生物碱，抑菌试验证实，石榴的醇浸出物及果皮水煎剂，具有广谱抗菌作用。

## 偏方02 雪梨萝卜汤

【用料】雪梨250克，萝卜200克。

【做法】将雪梨去皮核，洗净切片，萝卜洗净切片，同放于砂锅中，加清水500毫升，大火烧开后，加入冰糖，煮至酥烂，分2次食梨和萝卜，喝汤。

【功效】对热病初期口舌生疮、口腔糜烂、口腔溃疡、口腔炎有食疗作用。

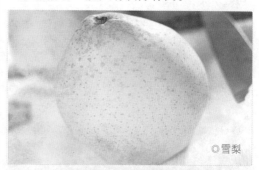

◎雪梨

### 偏方介绍

雪梨味甘性寒，含苹果酸、柠檬酸、维生素$B_1$、维生素$B_2$、维生素C、胡萝卜素等，具生津润燥、清热化痰之功效，特别适合秋天食用。现代医学研究证明，雪梨确有润肺清燥、止咳化痰、养血生肌的作用。因此雪梨对急性气管炎和上呼吸道感染的患者出现的咽喉干、痒、痛，音哑，痰稠，便秘，尿赤均有良效。

## 偏方03 西瓜翠衣茶

【用料】西瓜皮 30 ~ 50 克，白糖少许。

【做法】将西瓜皮切成小块，加水煎汤，取汁去渣，加入白糖，代茶饮。

【功效】具有泄热解暑、生津止渴的功效。对口疮反复发作有食疗作用。

## 偏方04 木槿叶茶

【用料】木槿嫩叶 60 克。

【做法】将木槿嫩叶洗净，用沸水冲泡，代茶饮。

【功效】清热解毒。对口舌生疮、咽喉肿痛有食疗作用。

## 偏方05 苹果胡萝卜汁

【用料】苹果 250 克，胡萝卜 200 克。

【做法】洗净，绞汁，混合均匀。分 2 ~ 3 次服。

【功效】对热病初期口舌生疮、口腔糜烂、口腔溃疡、口腔炎有食疗作用。

## 偏方06 莲子白萝卜汤

【用料】莲子 30 克，白萝卜 250 克。

【做法】共煮服，每日 2 次，喝汤食莲子。

【功效】对口疮有食疗作用。

## 偏方07 西瓜汁

【用料】西瓜半个。

【做法】挖出西瓜瓤挤取汁液，瓜汁含于口中，2 ~ 3 分钟咽下，再含新瓜汁，反复多次。

【功效】清热解毒。

## 偏方08 蒲公英汤

【用料】生蒲公英 30 克。

【做法】水煎服。

【功效】清热解毒。对口疮、口腔炎、舌炎有食疗作用。

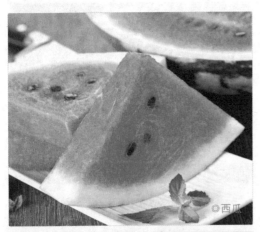

©西瓜

**偏方介绍**

西瓜性凉，味甘、淡，归心、胃、膀胱经。果肉含蛋白质、葡萄糖、果糖、谷氨酸、瓜氨酸、蔗糖酶、钙、铁、磷、粗纤维及维生素等，具有消烦止渴、解暑热、利小便、治口疮等作用。

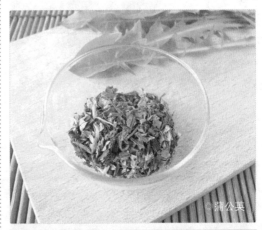

©蒲公英

**偏方介绍**

蒲公英性寒，味苦、甘，归肝、胃经，能清热解毒、消肿散结，适用于上呼吸道感染、胃炎、痢疾、肝炎、胆囊炎、急性阑尾炎、泌尿系统感染、盆腔炎、痈疖疔疮、咽炎、口腔炎。

# 食疗偏方 五官科

# 咽喉炎 >>

咽喉炎是咽喉部黏膜的急性炎症。本病发病初期，咽喉处可感到发热、刺痒和干燥。病重者可出现咽喉肿痛、舌根僵硬、流涎、喘急、胸膈不利，伴有畏寒、发热、全身不适的症状。如患喉炎，患者声音可变为嘶哑，严重时失声；喉内多痰而不易咯出，常黏附于声带表面。

## 偏方01　含蒜片

【用料】生大蒜1瓣。

【做法】将1瓣生大蒜去皮切成1～2片。含于口中，当大蒜片含到全无辣味时，则需嚼一下，以略觉有点儿辣味而又不感到难受为度。每天上下午各1次，每次含半小时至1小时。

【功效】对咽炎、口腔溃疡等有食疗作用。

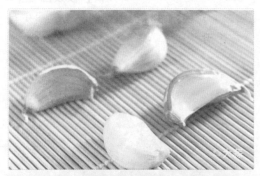

### 偏方介绍

大蒜性温，味辛，归脾、胃、肺经，能解毒杀虫，消肿止痛，止泻止痢，治肺病，驱虫。此外，还能温脾暖胃。治白秃癣疮、痢疾泄泻、肺痨顿咳、蛔虫蛲虫、饮食积滞、脘腹冷痛、水肿胀满。常用于感冒、细菌性痢疾、阿米巴痢疾、咽炎、肠炎、饮食积滞。阴虚火旺及慢性胃炎溃疡病患者应慎食大蒜。

## 偏方02　橄榄酸梅汤

【用料】橄榄60克，酸梅10克，白糖适量。

【做法】将橄榄、酸梅分别洗净去核，加水600毫升，小火煮半小时，去渣，下白糖溶化。当茶饮。

【功效】解毒，利咽。对急性咽炎、扁桃体炎、咳嗽痰多、酒醉烦渴有一定食疗作用。

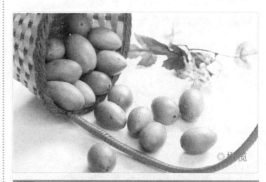

### 偏方介绍

橄榄又名青果。橄榄性平，味甘、酸，归脾、胃、肺经。橄榄果肉内含蛋白质、碳水化合物、脂肪、维生素C以及钙、磷、铁等矿物质，具有清热解毒、利咽化痰、生津止渴的功效，能治咽炎喉咙不适，除烦醒酒，有化刺除鲠之功。冬春季节，每日嚼食2～3枚鲜橄榄，可预防上呼吸道感染。

## 偏方03　糖渍海带

【用料】水发海带 500 克，白糖 250 克。

【做法】将海带漂洗干净，切丝，放锅内加水适量煮熟，捞出，放在小盆里，拌入白糖腌渍 1 天后即可食用。每日 2 次，每次 50 克。

【功效】对慢性咽炎有食疗作用。

## 偏方04　绿豆水

【用料】绿豆 30 克，荷花 30 克，五味子 6 克。

【做法】水煎服，每日 1 ～ 2 次。

【功效】对咽喉炎有食疗效果。

## 偏方05　柿霜方

【用料】柿霜 3 克，乌梅炭 3 克，硼砂 0.3 克，大青盐少许。

【做法】共研为细末，含化之。

【功效】对慢性咽炎有食疗效果。

## 偏方06　西瓜朴硝方

【用料】大西瓜 1 个，朴硝适量。

【做法】在西瓜蒂上切一小孔，挖去瓤子，装满朴硝，将蒂部盖上，用绳缚定，悬挂于通风处，待析出白霜，以鹅毛扫下，研细，贮于瓶中备用。用时以笔管将其吹于喉部。

【功效】清热，消肿。对咽喉炎有食疗效果。

## 偏方07　杏仁莲藕方

【用料】藕 100 克，竹叶 10 克，杏仁 10 克。

【做法】水煎服，每日 1 ～ 2 次。

【功效】对咽喉炎有食疗作用。

## 偏方08　鲜姜胡萝卜汁

【用料】胡萝卜 200 克，鲜生姜 100 克。

【做法】捣烂绞汁。不计用量，频频含咽。

【功效】对因急性咽炎引起的失音、喉痛有食疗作用。

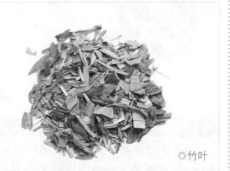

◎竹叶

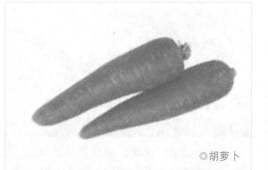

◎胡萝卜

### 偏方介绍

竹叶性寒，味甘、淡，归心、肺、胆、胃经。竹叶清热除烦，生津利尿，用于热病烦渴、小儿惊痫、咳逆吐衄、面赤、小便短赤、口糜舌疮等。

### 偏方介绍

胡萝卜性平，味甘，归肺、脾经，具有健脾和胃、补肝明目、清热解毒、壮阳补肾、透疹、降气止咳等功效，可用于肠胃不适、便秘、久痢、饱闷气胀、夜盲症、麻疹、营养不良等。

## 食疗偏方

## 五官科
# 扁桃体炎 >>

本病属于祖国医学"乳蛾"范畴。急性扁桃体炎发病较急，主要症状有恶寒、发热、全身不适、扁桃体红肿、吞咽困难且疼痛等。慢性扁桃体炎症状较轻，常感到咽喉部不适，有轻度梗阻感，有时影响吞咽和呼吸。其主要原因为内有积热、复感风邪，风热相搏，气血壅滞，结于咽旁所致。

---

### 偏方01　双花豆腐汤

【用料】金银花 30 克，野菊花 30 克，鲜豆腐 200 克，食盐少许。

【做法】将鲜豆腐加清水适量煲汤，再置入金银花、野菊花同煲 10 分钟，用食盐少许调味，饮汤（豆腐可吃可不吃）。

【功效】疏散风热，清热解毒。对急性扁桃体炎有食疗效果。

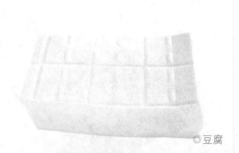

◎豆腐

#### 偏方介绍

豆腐性凉，味甘，归脾、胃、大肠经，具有益气宽中、生津润燥、清热解毒、和脾胃、抗癌的功效。身体虚弱、营养不良、气血双亏、年老羸瘦者宜食豆腐；高脂血症、高胆固醇、肥胖者及血管硬化者、糖尿病病人、妇女产后乳汁不足者、青少年儿童、痰火咳嗽哮喘者宜食豆腐。

---

### 偏方02　生地黄山楂粥

【用料】生地黄 25 克，山楂 25 克，玄参 25 克，粳米 100 克。

【做法】将上述诸药水煎取汁，与粳米同煮为粥。每日 1 剂，早晚服用。

【功效】对肺阴亏损型急慢性扁桃体炎有食疗作用。症见咽喉干燥不适，微痛，微痒，干咳无痰，午后颧红，手足心热。

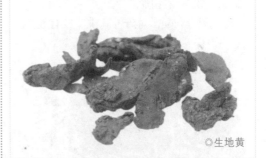

◎生地黄

#### 偏方介绍

生地黄为玄参科植物地黄的新鲜或干燥块根。生地黄性寒，味甘、苦，归心、肝、肾经，具有清热、生津、滋阴、养血的功效，主治阴虚发热、消渴、吐血、衄血、血崩、月经不调、胎动不安、阴伤便秘。

## 偏方03　蒲公英粥

【用料】蒲公英 40~60 克（鲜品用量 60~90 克），粳米 50~100 克。

【做法】取干蒲公英或鲜蒲公英带根的全草，洗净，切碎，煎取药汁，去渣，入粳米同煮为稀粥。

【功效】对急慢性扁桃体炎，症见咽部疼痛渐重，伴咽干灼热，有食疗效果。

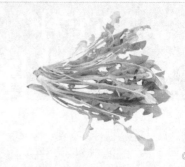
◎蒲公英

### 偏方介绍

　　蒲公英含蒲公英醇、蒲公英素、胆碱等多种营养成分，有利尿、缓泻、退黄疸、利胆等功效。蒲公英性寒，味苦、甘，归肝、胃经，能清热解毒，消肿散结。适用于上呼吸道感染、胃炎、痢疾、肝炎、胆囊炎、急性阑尾炎、咽炎、口腔炎。

## 偏方04　薄荷煲猪肺

【用料】薄荷 10 克，牛蒡子 10 克，猪肺 200 克，食盐少许。

【做法】将猪肺切成块状，用手挤洗去除泡沫，加清水适量煲汤。将起锅时，把薄荷、牛蒡子下入锅中煮 3 ~ 5 分钟，用食盐少许调味。饮汤食猪肺，每日 4 ~ 5 次。

【功效】解毒利咽，对急性扁桃体炎有效。

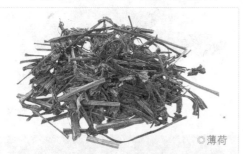
◎薄荷

### 偏方介绍

　　薄荷又称"银丹草"。薄荷性凉，味辛，归肺、肝经，清香升散，具有疏风散热、清头目、利咽喉、透疹、解郁的功效。主治风热表证、头痛眩晕、目赤肿痛、咽痛声哑、鼻渊、牙痛、麻疹不透、隐疹瘙痒、肝郁胁痛脘胀、瘰疬结核。

## 偏方05　桑叶菊花粥

【用料】桑叶 15 克，菊花 15 克，粳米 100 克。

【做法】先将前 2 味水煎取汁，粳米洗净，共煮为粥。每日 1 剂，早晚服用。

【功效】对急慢性扁桃体炎症见咽部疼痛渐重，伴咽干灼热，兼发热恶寒、头痛、舌尖红，有食疗作用。

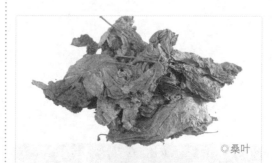
◎桑叶

### 偏方介绍

　　桑叶为桑科植物桑的干燥叶。桑叶性寒，味甘、苦，归肺、肝经，具有疏散风热、清肺润燥、平抑肝阳、清肝明目、凉血止血的功效。桑叶具有抑菌、抗炎的作用。

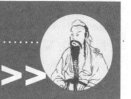

# 食疗偏方

## 五官科

# 失音、声音嘶哑 >>

失音或声音嘶哑是指声音失去正常的圆润清亮的音调，常见于喉炎、声带麻痹、喉肿瘤等。中年以上的患者，若声音嘶哑持续不愈，应考虑喉部肿瘤的可能，须及时就医诊治。

## 偏方01 甜蛋花汤

【用料】生鸡蛋1个，冰糖10克。

【做法】将生鸡蛋打破置于碗中，放入冰糖，调匀，用少量开水冲沏，每晚睡前服。

【功效】滋阴润燥。对声音嘶哑有一定食疗作用。

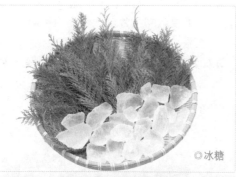

◎冰糖

### 偏方介绍

冰糖是砂糖的结晶再制品。冰糖性平，味甘，归肺、脾经。冰糖养阴生津，润肺止咳，对肺燥咳嗽、咯痰带血都有很好的辅助治疗作用，适用于肺虚、风寒劳累所致的咳喘、噤口痢、口疮、风火牙痛。

## 偏方02 橄竹梅茶汤

【用料】咸橄榄5个，竹叶5克，乌梅2个，绿茶5克，白糖10克。

【做法】用水共煮。饮汤，日服2次，每次1杯。

【功效】清咽润喉。对久咳及劳累过度或烟酒过量所引起的失音有食疗作用。

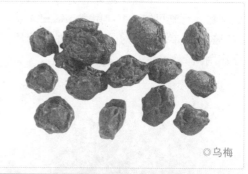

◎乌梅

### 偏方介绍

乌梅性平，味酸、涩，归肝、脾、肺、大肠经，具有敛肺、涩肠、生津、安蛔的作用，适用于肺虚久咳、虚热烦渴、久疟、久泻、呕吐、钩虫病。乌梅也可用于久咳引起的失音等。

## 偏方03 冰糖梨水

【用料】冰糖 50 克，梨（鸭梨、秋梨或雪梨）2 个。

【做法】将梨洗净切块，同冰糖共放入锅中加水煮烂。日分 2 次服。

【功效】清肺润喉，消痰降火。对音哑、肺热久咳患者有一定食疗作用。

## 偏方04 腌雪里蕻

【用料】腌雪里蕻(老腌菜最佳)茎 30 克。

【做法】将腌雪里蕻洗净，切碎，用开水冲汤。待水温后含漱多次，余汤可内服。

【功效】宣肺利咽。对声音嘶哑及风寒痰盛咳嗽有食疗作用。

## 偏方05 猪皮汤

【用料】猪皮 500 克，盐少许。

【做法】将猪皮洗净，加水炖至极烂。分3 次食，连用 20 天。

【功效】对邪热所致的声嘶音哑、咽喉肿痛有食疗作用。

## 偏方06 公猪油

【用料】公猪油 500 克。

【做法】将公猪油炼去滓，入蜜 500 克，再炼，等冷成膏，每次 10 克，不拘时服。

【功效】滋阴润喉，对失音有一定食疗效果。

## 偏方07 花生米汤

【用料】花生米（连内皮）60 克。

【做法】用 1 碗水煮花生米，开锅后改用文火煨熟。可吃可饮，1 次用完，每日 1 次。

【功效】润肺利咽。对外感引起的失音有食疗作用。

## 偏方08 金针汤

【用料】金针菜( 即黄花菜 )50 克,蜂蜜适量。

【做法】将金针菜加水 1 碗煮熟，调入蜂蜜。含在口里浸漱咽喉片刻，然后徐徐咽下，日分 3 次服。

【功效】对声带劳累引起的声音嘶哑有疗效。

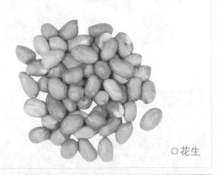

◎花生

### 偏方介绍

　　花生性平，味甘，归脾、肺经，具有健脾和胃、利肾去水、理气通乳、治诸血证的功效。花生还有扶正补虚、润肺化痰、止血生乳、清咽止疟的作用。

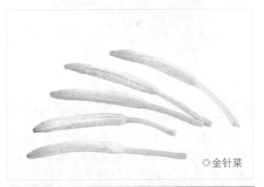

◎金针菜

### 偏方介绍

　　金针菜性平，味甘，有小毒，归肝、脾、胃、大肠经，具有养血平肝、利尿消肿的功效，适用于头晕、耳鸣、心悸、腰痛、吐血、衄血、大肠下血、水肿、淋病、咽痛、乳痈等症。

耳鸣是指耳内听到异常响声，耳聋是指不同程度的听力下降。耳聋除突发性聋之外，则多由耳鸣发展而来。二者病因很多：有感受外邪，邪气郁遏，并上犯于耳；有饮食不节，饮酒，多食厚味肥甘，郁久化火，痰火上攻，上壅清窍，以致耳鸣耳聋；或情志抑郁，肝气失于疏泄，郁而化火，清窍被蒙。

## 偏方01　菖蒲猪腰汤

【用料】猪腰 2 个，石菖蒲 15 克，五味子 12 克，葱白、盐、味精各适量。

【做法】将猪腰处理干净、切成腰花，葱白洗净、切段，石菖蒲、五味子洗净，入锅加水煎煮，取汁，煮沸，放入腰花煮熟，加葱段、盐、味精，即可食用。

【功效】养生滋阴，填精聪耳。

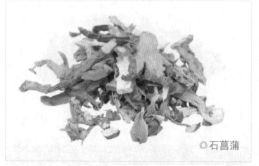

◎石菖蒲

### 偏方介绍

　　石菖蒲为天南星科植物石菖蒲的根茎。石菖蒲性温，味辛、苦，归心、胃经，具有化湿开胃、开窍豁痰、醒神益志的功效，适用于脘痞不饥、噤口下痢、神昏癫痫、健忘耳聋。

## 偏方02　地黄猪腰汤

【用料】猪腰 2 个，生地黄 20 克，决明子 20 克，羚羊角粉 2 克。

【做法】将猪腰剖开，剔去臊腺，洗净，切成腰花，加以上诸味共煮 30 分钟，调味，去药渣，饮汤食猪腰。

【功效】潜阳熄风，泻火通窍。

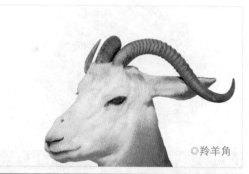

◎羚羊角

### 偏方介绍

　　羚羊角为常用中药。羚羊角性寒，味咸，具有清热镇痉、熄风止痉、平肝熄风、清肝明目、清热解毒、解毒消肿的功效。

## 偏方03 猪皮煲

【用料】猪皮、香葱各60 ~ 90克,食盐少许。

【做法】同剁烂, 稍加食盐, 蒸熟后一次吃完, 连吃3天。

【功效】对耳鸣有一定食疗作用。

## 偏方04 白毛乌骨雄鸡汤

【用料】白毛乌骨雄鸡1只,甜酒1200克。

【做法】同煮, 去酒食肉, 共食用3 ~ 5只即可。

【功效】对耳鸣有一定食疗作用。

## 偏方05 青仁豆鸡蛋汤

【用料】鸡蛋2个, 青仁豆60克, 红糖60克。

【做法】加水煮熟, 空腹服用, 每日1剂。

【功效】对耳鸣有一定食疗作用。

## 偏方06 芹菜槐花汤

【用料】芹菜100克, 槐花20克, 车前子20克 ( 包 )。

【做法】水煎服, 每日2次。

【功效】对耳鸣有一定食疗效果。

## 偏方07 三七花蒸酒酿

【用料】三七花10克, 酒酿50克。

【做法】同装于碗中, 隔水蒸熟。分1 ~ 2次连渣服, 连服7天。

【功效】对耳鸣有食疗效果。

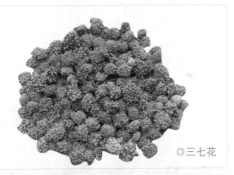

◎三七花

## 偏方08 白果枸杞方

【用料】白果10克, 枸杞30克。

【做法】水煎服, 每日2 ~ 3次。

【功效】对耳鸣有一定食疗作用。

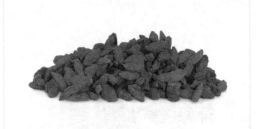

◎枸杞

### 偏方介绍

三七花又称田七花, 是三七全株中三七皂苷含量最高的部分。性凉, 味甘, 具有清热解毒、平肝明目、降血压、消炎止痛、止血、抗癌等功效。适用于头昏耳鸣、高血压和急性咽喉炎等。

### 偏方介绍

枸杞性平, 味甘, 归肝、肾、肺经, 具有滋肾、润肺、补肝、明目的功效。主治肝肾阴亏、腰膝酸软、头晕目眩、虚劳咳嗽、消渴、遗精等病症, 对肝肾阴虚引起的耳鸣有一定的食疗效果。

# 第二篇

## 中药老偏方

　　偏方是指人们在长期临床实践中总结出来的经验之方，这些结合古代民间流传已久的传统秘方，汇聚了古今诸多名方、妙方、秘术，其用药独特，组方巧妙，对某些病症每每会收到意想不到的神奇效果。偏方在构成上，除了采用各类食材之外，运用最多的还是各种中草药。这些中药的方剂，包含了中医的智慧，很多偏方、验方都能起到去除病根，不仅治标还治本的效果。下面就为大家介绍这些能治病固本的中药小偏方。

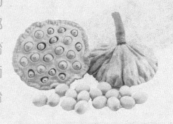

# 内科

# 高血压 >>

高血压是一种以动脉压升高为特征，可伴有心脏、血管、脑和肾脏等器官功能性或器质性改变的全身性疾病。高血压的临床表现有情志失调、肝阳上亢、肾精不足、气血亏虚、痰浊中阻等。中医常用天麻、钩藤、罗布麻、夏枯草、决明子等几味药材来调理该病症。

## 偏方01 平肝降压汤

【用料】天麻、杜仲、寄生、黄芩、益母草、山栀、朱茯神、夜交藤各 10 克，钩藤、川牛膝各 12 克，生石决明 18 克。

【做法】水煎服，每日 1 剂，每日 3 次。

【功效】平肝潜阳。治肝阳上亢型高血压引起的头涨头痛，眩晕，急易怒，面红目赤，尿黄便结，舌红苔少、黄。

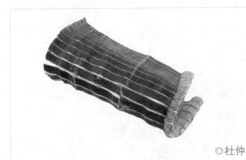

◎杜仲

### 偏方介绍

杜仲性温，味甘、微辛，归肝、肾经。杜仲为杜仲科植物杜仲的干燥树皮，具补肝肾、强筋骨、降血压、安胎等诸多功效。杜仲的降压作用是经过多年临床实践证实的。此外，近年的研究认为杜仲对血压具有化学降压药无法比拟的"双向调节"功能，即高血压患者服后可降压，低血压患者服后可升压。

## 偏方02 健脾化痰汤

【用料】天麻、制半夏、白蒺藜、枳壳、陈皮各 10 克，炒白术、竹茹各 12 克，钩藤、茯苓各 15 克，炒薏米 20 克。

【做法】水煎服，每日 1 剂，每日 3 次。

【功效】健脾化痰。治痰浊中阻型高血压，症见头晕目眩、头涨如蒙、恶心呕吐、胸闷脘痞、纳食不佳、舌苔薄白。

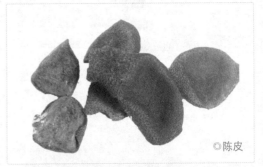

◎陈皮

### 偏方介绍

陈皮性温，味辛、微苦，归脾、肺经，有理气调中、燥湿化痰的功效，可用于治疗脾胃气滞、呕吐或湿浊中阻所致胸闷、纳呆、便溏。近代研究认为，陈皮的挥发油有刺激性祛痰和扩张支气管的作用，对胃肠道平滑肌有温和的刺激作用，能促进消化液的分泌和消除肠道积气。

## 偏方03　西瓜皮决明子汤

【用料】风干西瓜皮30克，决明子15克。

【做法】加水煎汤，代茶饮。

【功效】清热散风。主治高血压。

## 偏方04　白芍杜仲汤

【用料】生白芍、生杜仲、夏枯草各15克，生黄芩6克。

【做法】将生白芍、生杜仲、夏枯草加水先煎半小时，再入生黄芩，继续煎5分钟。早、晚各服1次。

【功效】对单纯性高血压头晕有治疗作用。

## 偏方05　荠菜车前草汤

【用料】荠菜、车前草各15克。

【做法】切碎，水煎服。

【功效】对高血压有治疗作用。

## 偏方06　毛冬青钩藤方

【用料】毛冬青90克，钩藤60克，牛膝20克，葛根30克。

【做法】水煎，每日1剂，分2次服，10天为1个疗程。

【功效】活血化瘀，祛风，主治高血压。

## 偏方07　滋肝补肾汤

【用料】熟地黄24克，山药、山茱萸各12克，茯苓、丹皮、泽泻各9克，枸杞、龟板各10克，炙草6克。

【做法】水煎服，每日1剂，每日3次。

【功效】滋补肝肾。治肝肾阴虚型高血压引起的腰膝酸软、头晕、盗汗等症。

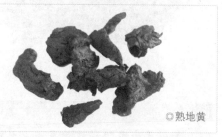

◎熟地黄

## 偏方介绍

　　熟地黄性温，味甘，归肝、肾经，功专养血滋阴，填精益髓，凡真阴不足、精髓亏虚者，皆可用之。常与山药、山茱萸等同用，治疗肝肾阴虚所致的遗精、盗汗、耳鸣、耳聋及消渴等，可补肝肾，益精髓。

## 偏方08　夏枯草降压方

【用料】夏枯草15克，生白芍10克，生杜仲12克，生黄芩6克。

【做法】先将夏枯草、生白芍、生杜仲，以开水500毫升煎煮30分钟，再加入生黄芩煎煮10分钟即可。每日1剂，日服3次。

【功效】本方降压作用慢而久，适合老年人。

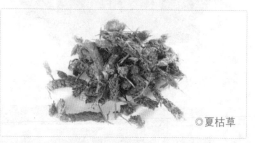

◎夏枯草

## 偏方介绍

　　夏枯草全株均有降压作用，穗之作用较弱。夏枯草性寒，味苦、辛，归肝、胆经，能清肝，散结，利尿，治瘰病、乳痈、目痛、黄疸、淋病、高血压等，叶可代茶。

肝炎是指肝脏的炎症。它通常是指由多种致病因素，如病毒、细菌、寄生虫、化学毒物、药物和酒精等，侵害肝脏，使得肝脏的细胞受到破坏，肝脏的功能受到损害。肝炎可以引起身体内一系列不适症状，使肝功能指标异常。

## 偏方01　茵栀大黄汤

【用料】茵陈 30 克，栀子 10 克，大黄 30 克，车前子 5 克。

【做法】水煎服，1 日 2 次。

【功效】对急性黄疸型肝炎有治疗作用。适用于黄疸鲜明、目黄身黄、口苦喉干者。

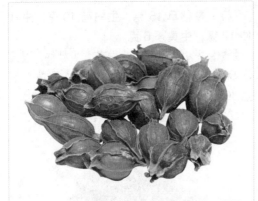

◎栀子

### 偏方介绍

栀子性寒，味苦，归心、肺、胃、三焦经，具有护肝、利胆、降压、镇静、止血、消肿等作用，在中医临床常用于治疗黄疸型肝炎、扭挫伤、高血压、糖尿病等。

## 偏方02　龙胆草鸡苦胆

【用料】龙胆草 30 克，鲜雄鸡苦胆 1 个。

【做法】用龙胆草加水煎汁，和鲜雄鸡苦胆汁同服，1 日 2 次。

【功效】清热利湿，治肝胆湿热型肝炎，常见症状有口苦、胸闷纳呆、恶心呕吐等。

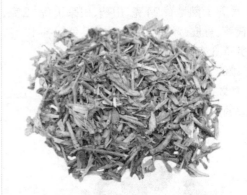

◎龙胆草

### 偏方介绍

龙胆草为龙胆科植物龙胆、尾叶龙胆、三花龙胆和滇龙胆的根和根茎。前3种习称"龙胆"，后一种习称"坚龙胆"。龙胆草性寒，味苦，归肝、胆经，具有清热燥湿、泻肝定惊的功效。可用于治疗湿热黄疸、小便淋痛、阴肿阴痒、湿热带下、目赤肿痛、耳聋耳肿、胁痛口苦、热病惊风抽搐等。

## 偏方03 泡桐树皮汤

【用料】泡桐树皮 10 克，厚朴 10 克，川芎 8 克，胡椒 6 克。

【做法】水煎服，1 日 2 次。

【功效】对水湿内阻型肝硬化腹水有治疗作用。对因肝硬化引起的腹膨如鼓、脘闷纳呆、恶心呕吐、小便短少等症状有一定疗效。

## 偏方04 甘遂大戟酒

【用料】甘遂 12 克，大戟 12 克，肉豆蔻 12 克，白酒 500 克，猪膀胱 1 只。

【做法】将 3 味药捣烂，与酒拌匀，共入猪膀胱内。将猪膀胱固定于患者脐部 2 ~ 3 日。

【功效】对因肝硬化而产生的脘闷纳呆、恶心呕吐、小便短少等病症有治疗作用。

## 偏方05 香橼消胀汤

【用料】大腹皮 30 克，香橼、莱菔子、神曲各 20 克，川朴、鸡内金各 15 克，砂仁、干蝼蛄各 10 克，益母草 100 克，鳖甲 30 克。

【做法】上药共水煎至 300 毫升，日 1 剂，分 2 次服。

【功效】对肝硬化腹水有治疗作用。

## 偏方06 半枝莲汤

【用料】白花蛇舌草、半枝莲、黄芪各 30 克，党参、丹参、白术、当归、赤芍、白芍、鸡内金、熟地黄、枳实、枳壳、车前子、香附各 10 克，三棱、桃仁、红花、甘草各 5 克。

【做法】水煎服，每日 1 剂。

【功效】对肝硬化有治疗作用。

## 偏方07 祛瘀通络汤

【用料】丹参、牡蛎各 30 克，当归、炮甲各 15 克，郁金、桃仁、红花、青皮、赤芍各 10 克。

【做法】水煎服，每日 1 剂。

【功效】活血祛瘀，通络散结。治气滞血瘀型肝硬化。

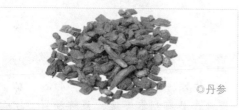

©丹参

### 偏方介绍

丹参性微寒，味苦，归心、肝经，能活血调经，祛瘀止痛，凉血消痈，清心除烦，养血安神。适用于气滞血瘀兼有血热的肝硬化患者。此外，目黄、尿黄者可在此方基础上加茵陈、金钱草各15克。

## 偏方08 益气化积汤

【用料】黄芪、丹参、泽兰叶、黑豆皮各 20 克，芍药、败酱草各 15 克，白术、茯苓、泽泻、郁金、当归、莱菔子各 12 克。

【做法】水煎服，并送紫河车粉、水牛角粉各 3 克，三七粉 6 克，二丑粉 9 克。每日 3 剂。

【功效】对肝硬化腹水有治疗作用。

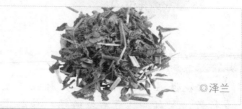

©泽兰

### 偏方介绍

泽兰性微温，味苦、辛，归肝、脾经，具有活血化瘀、行水消肿的功效，适用于月经不调、闭经、痛经、产后瘀血腹痛、水肿等，对肝硬化、肝腹水也有一定的疗效。

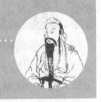

脂肪肝以患者右肋疼痛、不适、倦怠乏力等为主要临床特征，因脂肪在肝内堆积所致。本病多因饮食失调、肝气郁结、湿热蕴结、中毒所伤而起，如酗酒、糖尿病、肝炎病人吃糖过多等原因都会引起脂肪肝。

## 偏方01　丹红黄豆汁

【用料】丹参100克，红花50克，黄豆1000克，黄酒、冰糖适量。

【做法】将丹参、红花用冷水泡1小时，水煎2次，滤汁备用。将黄豆泡1小时，加水和少许黄酒煮，滤汁。两汁混合加冰糖蒸2小时，冷却装瓶。每日2次，每次15毫升，饭后服用。

【功效】适用于瘀血阻络型脂肪肝。

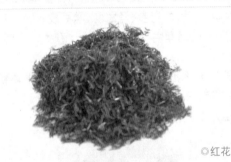

◎红花

### 偏方介绍

　　红花性温，味辛，归心、肝经。气香行散，入血，具有活血通经、祛瘀止痛的功效，主治痛经、经闭、产后血晕、瘀滞腹痛、胸痹心痛、血积。此方孕妇慎用。

## 偏方02　疏肝化瘀汤

【用料】枳实、茯苓、三棱、赤芍、丹参、虎杖各10克，白术、党参、黄芪各15克，柴胡12克，三七粉30克，山楂30克。

【做法】水煎服，每日2次。

【功效】健脾益气，疏肝化瘀。治气虚血瘀型脂肪肝，改善因脂肪肝病而引起的胁下刺痛、气短乏力、红色血痣等症状。

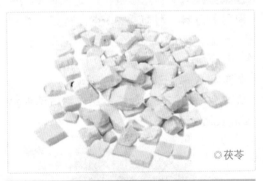

◎茯苓

### 偏方介绍

　　茯苓性平，味甘、淡，归心、肺、肾经，具有利水渗湿、益脾和胃、宁心安神之功用。茯苓的功效非常广泛，不分四季，将它与各种药物配伍，不管寒、温、风、湿诸疾，都能发挥独特功效。现代医学研究发现，茯苓能增强机体免疫功能，茯苓多糖有明显的抗肿瘤及保肝作用。

## 偏方03 理气和中汤

【用料】苍术、陈皮、皂角刺、胆南星、香附、决明子各10克，半夏、茯苓、柴胡、白芍、枳实各12克。

【做法】水煎服，每日2次。

【功效】化痰祛湿，理气和中。治痰湿内阻型脂肪肝。

## 偏方04 柴胡理气汤

【用料】柴胡、白芍、山楂各12克，枳壳、香附、虎杖、陈皮、川楝子、郁金、莱菔子各10克，甘草6克。

【做法】水煎服，每日2次。

【功效】疏肝理气，健脾和胃。治肝郁气滞型脂肪肝病。

## 偏方05 茵陈玉米须

【用料】玉米须100克，茵陈50克，山栀子25克，广郁金25克。

【做法】水煎，去渣。每日2或3次分服。

【功效】清利湿热。用治黄疸型肝炎、脂肪肝，有降低血脂之作用。

## 偏方06 枸杞桂圆膏

【用料】枸杞、桂圆肉、何首乌各等量。

【做法】加水，小火多次煎煮，去渣取汁，继续煎熬浓缩成膏。每次10~20毫升，沸水冲服。

【功效】补益肝肾，养血安神。对肝肾阴虚型脂肪肝，有一定疗效。

## 偏方07 佛手香橼汤

【用料】佛手、香橼各6克，白糖少量。

【做法】将前两味共水煎，取汁，加少量白糖。分2次服。每日1剂。

【功效】疏肝解郁、理气化痰。对肝郁气滞型脂肪肝，有一定食疗作用。

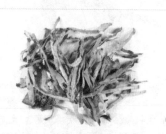

©香橼

### 偏方介绍

香橼性温，味辛、苦，归肝、肺、脾经，具有理气宽中、消胀降痰的功效。香橼味中的"辛"能行、散，"苦"能疏泄，入肝经而能疏理肝气而止痛。常配柴胡、郁金、佛手等同用。

## 偏方08 丹参陈皮膏

【用料】丹参100克，陈皮30克，蜂蜜100毫升。

【做法】将丹参、陈皮加水煎煮，去渣取浓汁，加蜂蜜收膏。每次服20毫升，每日2次。

【功效】可活血化瘀、行气祛痰，对脂肪肝病有一定疗效。

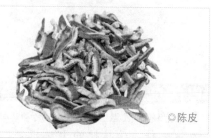

©陈皮

### 偏方介绍

陈皮性温，味辛、微苦，归脾、肺经，有理气调中、燥湿化痰的功效，可用于治疗脾胃气滞，呕吐。

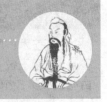

# 中药偏方

## 内科
## 感冒 >>

中医认为，寒邪引发的感冒为风寒感冒，火热邪气过强引起的感冒为风热感冒，还有夏季常见的由湿邪造成的暑湿感冒。针对不同类型的感冒，治疗上应各有注意。风寒型感冒应讲究辛温解表，风热型感冒应讲究辛凉解表，而暑湿型感冒绝非单纯的阳证、热证、实证，而常伴有气虚、阴伤的证候。

### 偏方01　宣肺散寒汤

【用料】柴胡5克，茯苓10克，陈皮5克，桔梗10克，甘草5克，荆芥3克，防风10克，黄芩15克，杏仁10克，麻黄4克，苏子10克。

【做法】水煎，每日1剂，分2次服，连服3剂。

【功效】辛温解表，宣肺散寒。治风寒感冒，能改善鼻塞、流涕、咳嗽、恶寒重、头痛、肢体酸楚、脉浮等症状。

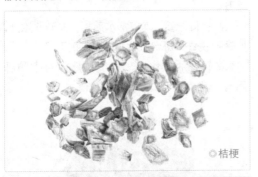

◎桔梗

**偏方介绍**

桔梗性微温，味苦、辛，归肺经，为桔梗科植物桔梗的干燥根部，能宣肺、祛痰、镇咳、利咽、抗炎、排脓、利五脏、补气血、补五劳、养气。主治外感咳嗽，咳嗽痰多，咽喉肿痛，肺痈吐脓，胸满胁痛，痢疾腹痛，口舌生疮、目赤肿痛、小便癃闭等症。阴虚久嗽、气逆及咳血者忌服。

### 偏方02　解表清热汤

【用料】竹叶15克，石膏20克，甘草5克，牛蒡子10克，金银花10克，连翘15克，杏仁10克，薄荷4克（后下），什胆2丸（送服）。

【做法】每日1剂，连服3剂。

【功效】辛凉解表，祛风清热。改善感冒引起的发热、汗出不畅、头痛、鼻塞、咳嗽、咳黄黏痰、脉浮数等症状。

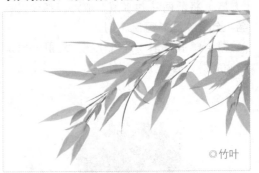

◎竹叶

**偏方介绍**

竹叶性微寒，味甘、淡，无毒，归心、肺、胃经。竹叶能清心利尿，清热除烦，生津止渴，治小儿惊痫、咳逆吐衄、面赤、小便短赤、口糜舌疮。用于心火炽盛引起的口舌生疮、尿少而赤，或热淋尿痛，常配生地黄、甘草梢；用于热病后余热未尽之燥热心烦，常配生石膏、麦冬等。

## 偏方03 清暑利湿汤

**【用料】**青蒿20克，杏仁10克，薏米30克，佩兰10克，石膏20克，滑石粉20克，陈皮8克，甘草5克，黄芩10克，茯苓20克，车前子10克，羚羊角粉2克（冲服）。

**【做法】**水煎，每日1剂，分2次服，连服3剂。

**【功效】**解表，清暑，祛湿。

## 偏方04 香薷饮

**【用料】**香薷10克，厚朴5克，白扁豆5克，白糖适量。

**【做法】**将香薷、厚朴剪碎，白扁豆炒黄捣碎，以沸水冲泡，盖严温浸1小时。代茶频饮。

**【功效】**解表清暑。适用于夏季感冒。

## 偏方05 苍术贯众方

**【用料】**苍术、贯众各15克。

**【做法】**以上两味共水煎3次，代茶饮用。

**【功效】**可预防流行性感冒。

## 偏方06 五神汤

**【用料】**荆芥、苏叶各10克，茶叶6克，鲜姜10克，红糖30克。

**【做法】**先以文火煎煮荆芥、苏叶、茶叶、鲜姜，20分钟后，加入红糖，待红糖溶化即成。每日2次，量不拘。

**【功效】**发散风寒，祛风止痛。

## 偏方07 感冒茶

**【用料】**贯众、板蓝根各30克，甘草3克。

**【做法】**以上3味开水冲泡代茶饮。每日1剂。

**【功效】**清热利咽。用于治疗风热感冒及咽喉肿痛。

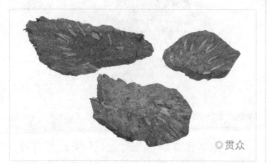

◎贯众

### 偏方介绍

贯众性寒，味辛、苦，归肺经，有清热解毒、凉血止血的功效，用于时邪外感偏热者（发热重、恶寒轻、头痛、咽红、咽肿、口干而渴、舌质红、苔薄白、脉浮）。

## 偏方08 清热感冒茶

**【用料】**板蓝根、大青叶各50克，野菊花、金银花各30克。

**【做法】**将以上几味同放入大茶缸中用沸水冲泡，片刻后代茶饮用。

**【功效】**清热解毒，治疗风热感冒发热、咽痛。

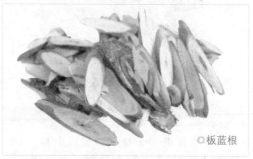

◎板蓝根

### 偏方介绍

板蓝根性寒，味苦，无毒，归肝、胃经，具有清热解毒、凉血利咽的作用，主治高热头痛、烂喉丹痧、疮肿、痈肿、水痘、麻疹、肝炎、流行性感冒、流行性乙型脑炎、肺炎、咽肿。

# 内科
# 咳嗽 >>

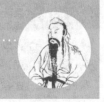

咳嗽较典型的证型有风寒型、风热型、燥热伤肺型、痰湿蕴肺型、痰热壅肺型等，治疗时需根据不同的类型进行调理。风寒型咳嗽治疗宜疏风散寒，宣肺止咳；风热型咳嗽治疗宜疏风清热，宣肺化痰；燥热伤肺型咳嗽治疗宜疏风清肺，润燥止咳；痰湿蕴肺型咳嗽治疗宜健脾燥湿，化痰止咳；痰热壅肺型咳嗽治疗宜清热化痰。

## 偏方01  温肾散寒汤

【用料】熟地黄、淮山药各30克，党参15克，当归、鹿角霜、杏仁、川贝母、桑白皮、陈皮、黄芩、白茯苓、僵蚕、甘草各10克，鸡内金、炙麻黄、蝉蜕、炒葶苈子各6克。

【做法】水煎服，1日1剂，分2次服。

【功效】散寒化痰，治咳嗽气短、吐痰清稀、面白微浮、汗出肢冷。

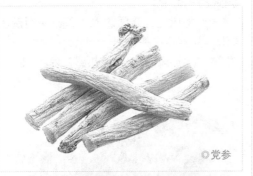

◎党参

### 偏方介绍

党参性平，味甘、微酸，归脾、肺经，具有补中益气、健脾益肺、和脾胃、除烦渴的功效。用于脾肺虚弱、气短心悸、食少便溏、虚喘咳嗽、内热消渴等。该品为临床常用的补气药，功能补脾益肺，适用于各种气虚不足者，常与黄芪、白术、山药等配伍应用。

## 偏方02  益肺化痰汤

【用料】茜草9克（鲜品加倍），橙皮18克。

【做法】水煎服，1日1剂，分2次服。

【功效】补益肺气，燥湿化痰。对肺气不足、咳嗽声低无力、气短、痰多清稀、神疲、自汗、易于感冒、脉弱等有疗效。

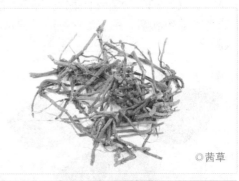

◎茜草

### 偏方介绍

茜草性寒，味苦，归肝经，具有凉血、止血、祛瘀、通经、镇咳、祛痰作用，用于吐血、衄血、崩漏、外伤出血、经闭瘀阻、关节痹痛、跌扑肿痛。对严重咳嗽致咳血也有疗效。橙皮即黄果皮，性温，味辛、微苦，归脾、肺经，也能治咳嗽，化痰。两者配合使用，能化痰止咳。

## 偏方03 润肺止咳汤

【用料】桑叶、杏仁、黄芩、象贝母、炒栀子、沙参各10克,白茅根、芦根各15克,甘草3克。

【做法】水煎服,每日1剂,每日3次。

【功效】疏风清热,润肺止咳。用于干咳少痰、形寒身热等症。

## 偏方04 葱白甘草汤

【用料】葱白3根,甘草10克。

【做法】先煎煮甘草10分钟,加葱白,稍煮片刻即可。一日2次服用。

【功效】对痉挛性咳嗽(尤以百日咳多见)有治疗作用。

## 偏方05 化痰止咳汤

【用料】葛根30克,红花6克,杏仁10克,鱼腥草15克,川贝母、百部、款冬花各10克。

【做法】水煎服,1日1剂,分2次服。

【功效】化痰止咳,解痉活血。治肺阴亏耗,对咳嗽、气短、痰多、精神疲倦、动则气急、头昏腰酸、苔薄腻等症有疗效。

## 偏方06 冰糖黄精

【用料】黄精30克,冰糖50克。

【做法】将黄精洗净,用冷水发泡,置砂锅内,再放入冰糖,加水适量,以武火煎煮,后用文火煨熬,直至黄精烂熟为止。每日1剂,分2次服,吃黄精、饮汤。

【功效】清肺,理脾,益精。

## 偏方07 浙贝母丸

【用料】浙贝母45克,杏仁45克、甘草9克。

【做法】捣碎研末,炼蜜为丸,如梧桐子大,每次含2~3丸。

【功效】含化咽津,可清肺热,化痰。治肺热咳嗽痰多、咽干。

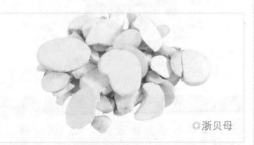
◎浙贝母

## 偏方08 百部汤

【用料】百部25克,白及20克,瓜蒌25克,蜂蜜20克。

【做法】先将前3味共水煎,去渣取汁,再调入蜂蜜搅匀,每日1剂,分2次服。

【功效】润肺止咳,清热止血。用治痰中带血及肺结核久咳。

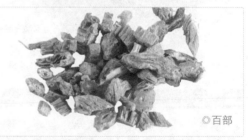
◎百部

### 偏方介绍

　　浙贝母性寒,味苦,归心、肺经,能清热化痰,散结解毒,主治上呼吸道感染,咽喉肿痛,支气管炎,肺脓肿,肺热咳嗽、痰多,胃、十二指肠溃疡,乳腺炎,甲状腺肿大,痈疖肿毒。

### 偏方介绍

　　百部性微温,味甘、苦,归肺经,能润肺下气止咳,杀虫,用于新久咳嗽、肺痨咳嗽、百日咳,可配合紫菀、款冬花、黄芩、白及等同用。百部还可外用于头虱、体虱、蛲虫病、阴部瘙痒。

## 中药偏方

## 内科
# 肺炎 >>

肺炎是指终末气道、肺泡和肺间质的炎症，为内科、儿科常见病之一。其症状为发热，呼吸急促，深呼吸和咳嗽时胸痛，有小量痰或大量痰，痰见血丝。本病患者多数起病急骤，常有受凉淋雨、劳累、病毒感染等诱因，约1/3患者患病前有上呼吸道感染。一旦怀疑自己患了肺炎，应及时去医院做进一步检查，以明确诊断并及时治疗，以免贻误病情。

---

### 偏方01 麻黄汤

【用料】甘草、麻黄各3克，杏仁6克，生石膏9克。

【做法】水煎服。分多次服，每日1剂，连服2～3日。

【功效】对因肺炎而引起的烦渴、发绀、气促、鼻翼翕动等症有疗效，适用于小儿高热无汗或微汗、肺炎症状明显者。

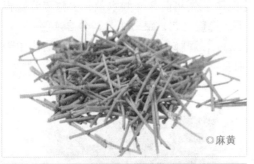

◎麻黄

#### 偏方介绍

麻黄性温，味辛、微苦，归肺、膀胱经，能发汗散寒，宣肺平喘，利水消肿，对肺炎有疗效。用于风寒外束、肺气壅遏所致的喘咳证。能开宣肺气，散风寒而平喘，与杏仁、甘草配伍，即三拗汤，可增强平喘功效；若属热邪壅肺而致喘咳者，可与石膏、杏仁、甘草等配伍以清肺平喘。

---

### 偏方02 桔梗甘草方

【用料】桔梗50克，甘草50克，重楼50克，红曲50克。

【做法】以上4味药，分别挑选、粉碎成细粉，过筛，混匀，即得。每日3～4次，每次2～4克。用水50～100毫升，煎30分钟，凉凉服。

【功效】止咳，祛痰。

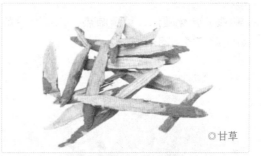

◎甘草

#### 偏方介绍

甘草性平，味甘，归心、脾、肺、胃经，能补脾益气，清热解毒，祛痰止咳，缓急止痛，调和诸药。用于脾胃虚弱，倦怠乏力，心悸气短，咳嗽痰多，脘腹、四肢挛急疼痛，痈肿疮毒，缓解药物毒性、烈性。甘草还能用于气喘咳嗽。可单用，亦可配伍其他药物应用。

## 偏方03 白茅根鱼腥草

【用料】白茅根30克，鱼腥草30克，金银花15克，连翘10克。

【做法】水煎服，每日1剂，日服3次，连服3天。

【功效】清热解毒，消炎。治肺炎。

## 偏方04 文蛤粉汤

【用料】文蛤粉、麒麟菜、芦根、薏苡仁各30克，桃仁10克，冬瓜仁15克。

【做法】将上6味药放入砂锅，加水煎煮，连煎2次，将2次药液混合。每日1剂，分2次服。

【功效】清肺解毒，化痰止咳。治肺炎。

## 偏方05 昆布海带根汤

【用料】昆布、海带根各30克，知母15克，桔梗、浙贝各10克。

【做法】上药连煎2次，2次煎液混合后服。每日1剂，分2次服。

【功效】清热化痰，止咳。治疗肺炎、支气管炎。

## 偏方06 马勃白矾丸

【用料】马勃粉200克，白矾粉20克，蜂蜜适量。

【做法】将前两味混合，加蜂蜜调制为丸服用。

【功效】对支气管肺炎有治疗作用。

## 偏方07 石膏朱砂散

【用料】生石膏、川贝母各9克，天竺黄、朱砂各6克，麝香、牛黄各0.6克。

【做法】研末服。

【功效】对细菌性肺炎有治疗作用。

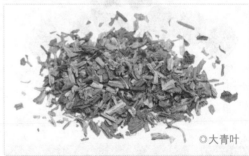
◎生石膏

## 偏方08 大青叶芦根汤

【用料】大青叶60克，芦根30克，猪胆汁20克。

【做法】将前2味药水煎，取汁。用煎汁冲服猪胆汁5克，每日2次。

【功效】对大叶性肺炎有治疗作用。

◎大青叶

**偏方介绍**

生石膏性微寒，味辛、甘，归肺、胃经，能清热泻火，除烦止渴，收敛生肌，用于肺热喘咳、心烦口渴。生石膏内服经胃酸作用，一部分变成可溶性钙盐，有解热、止痉、消炎等作用。

**偏方介绍**

大青叶性寒，味苦，无毒，归肝、心、胃经，有清热、解毒、凉血、止血之功效，能治温病热盛烦渴、流行性感冒、急性传染性肝炎、急性胃肠炎、丹毒、吐血、黄疸、喉痹、口疮等。

# 慢性胆囊炎 >>

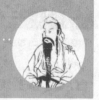

慢性胆囊炎是胆囊疾病中最常见的疾病，一般患者有轻重不同的腹胀、上腹部或右上腹不适感、持续性疼痛或右肩胛区放射性疼痛、胃中有灼热感、嗳气、反酸，特别是在饱餐后或食油煎及高脂肪食物后加剧。中医认为，本病是由于饮食不节、进食油腻食品、寒温不调、情志不畅等因素，导致肝胆气滞、湿热壅阻、通降失常而成。

## 偏方01 乌梅茵陈蜜露

【用料】乌梅肉 60 克，绵茵陈 30 克，蜂蜜250 克。

【做法】将乌梅、绵茵陈洗净水煎，复渣再煎，去渣，把 2 次煎出液和匀。在药汁中加蜂蜜，搅匀，放入瓷盆内，加盖，文火隔水炖 2 小时，冷却备用。饭后开水送服，1 次 1 ~ 2 匙，1 日 2 次。

【功效】利胆祛湿。适用于慢性胆囊炎。

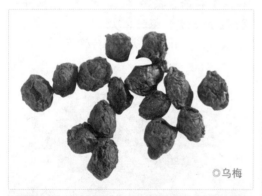

◎乌梅

### 偏方介绍

乌梅性平，味酸、涩，归肝、脾、肺、大肠经，具有敛肺、涩肠、生津、安蛔的作用，用于肺虚久咳、虚热烦渴、久疟、久泻、尿血、蛔厥腹痛、呕吐。同时，也可用于胆囊炎、胆结石等病症。

## 偏方02 柴胡白芍方

【用料】柴胡 12 克，白芍 15 克，党参 10 克，白术 12 克，黄芪 19 克，黄连 6 克，半夏10 克，陈皮、茯苓、泽泻各 12 克，防风 10 克，羌活、独活各 8 克，炙甘草、生姜、大枣各 10 克。

【做法】水煎服，日 1 剂，分 2 次服。

【功效】利胆和胃。适用于慢性胆囊炎。

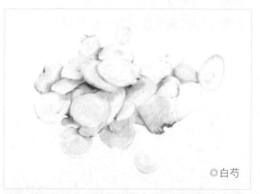

◎白芍

### 偏方介绍

白芍性微寒，味苦、酸，归肝、脾经，具有养血敛阴、柔肝止痛、平抑肝阳的作用。白芍提取物对D-半乳糖胺所致肝损伤和谷丙转氨酶升高有明显的对抗作用，能使谷丙转氨酶降低，并使肝细胞的病变和坏死恢复正常。

【用料】鲜牛胆2枚，黑豆100克，郁金、半夏、枳壳、白术各30克。

【做法】将药物装入鲜牛胆，待胆汁渗完，焙干，研为末。每次冲服5克，日3～4次。

【功效】对慢性胆囊炎有治疗作用。

【用料】野荞麦块根10克，核桃3个。

【做法】将野荞麦块根洗净，与3个核桃仁一起嚼服，每日2次，饭后服。

【功效】对急慢性胆囊炎有治疗作用。

【用料】茵陈30克，山栀子15克，广郁金15克。

【做法】水煎去渣。1日2～3次分服。

【功效】清热解郁、利胆。治慢性胆囊炎及胃脘不适或隐痛、痛连肩背、呃逆嗳气、四肢倦怠等症状。

【用料】连翘、白蔻仁各10克，板蓝根20克。

【做法】水煎服。

【功效】对慢性胆囊炎有治疗作用。

【用料】蒲公英100克。

【做法】采鲜蒲公英全草100克，水煎服，连续服用多日。

【功效】对慢性胆囊炎恢复期，急性、亚急性胆囊炎有辅助治疗作用。

【用料】柴胡、青蒿、枳实、茯苓、郁金、陈皮、法半夏各10克，白芍6～10克，威灵仙15～30克，生甘草3克。

【做法】水煎服，每日1剂，分2次服。

【功效】疏肝利胆，和胃。治慢性胆囊炎。

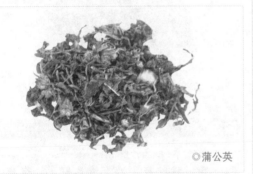

◎蒲公英

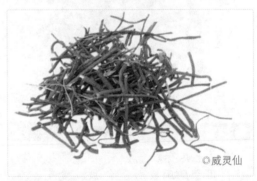

◎威灵仙

**偏方介绍**

　　蒲公英性寒，味苦、甘，归肝、胃经。蒲公英植物体中含有蒲公英醇、蒲公英素、胆碱、有机酸、菊糖等多种营养成分，有利尿、缓泻、退黄疸、利胆等功效，对胆囊炎有疗效。

**偏方介绍**

　　威灵仙性温，味辛、咸，归肺、肾经，具有祛风湿、通经络、消骨鲠之功效。在现代临床实践中还发现能治疗胆结石、跟骨骨刺、足跟痛、食管癌等。气血亏虚及孕妇慎服威灵仙。

# 急性胆囊炎 >>

　　急性胆囊炎是由于胆汁滞留和细菌感染而引起的胆囊炎症，常因胆囊内结石阻塞胆道使胆汁滞留形成对胆囊的慢性刺激所引起，也可因肝脏的长期炎症，使肝周围组织发生炎性病变所引起。本病多发于中年女性。患者患病以后可有上腹疼痛及消化不良等症状。腹痛可为针刺样或刀割样，并有规律性发作。

## 偏方01　柴胡枳壳汤

【用料】柴胡12克，枳壳12克，延胡索12克，黄芩12克，川楝子12克，生大黄10克。

【做法】共水煎，生大黄后下。1日2次。

【功效】利胆行气。治急性胆囊炎，对因胆囊炎引起的右上腹间歇性绞痛或闷痛、食欲减退、轻度恶心呕吐有一定疗效。

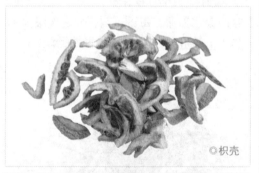

◎枳壳

### 偏方介绍

　　枳壳具有破气、行痰、消积的功效，用于胸膈痰滞、食积、嗳气、呕逆、下痢后重、脱肛、子宫脱垂。枳壳对急性胆囊炎有一定的疗效。

## 偏方02　茵陈金钱草汤

【用料】茵陈30克，金钱草50克，柴胡12克，半夏12克，郁金6克，山栀6克，生大黄10克，枳壳12克，蒲公英20克，归尾15克，赤芍12克。

【做法】共水煎，生大黄后下。1日2次。

【功效】清热祛湿。治急性胆囊炎，对因胆囊炎引起的持续性胀痛、高热等症有疗效。

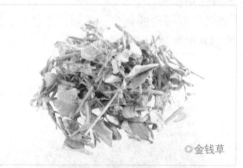

◎金钱草

### 偏方介绍

　　金钱草性凉，味甘、微苦，归肝、胆、肾、膀胱经，具有清热解毒、散瘀消肿、利湿退黄之功效，可用于热淋、石淋、尿涩作痛、黄疸尿赤、痈肿疔疮、毒蛇咬伤、肝胆结石、尿路结石等。现代研究，该品还具有排石、抑菌、抗炎作用，对体液免疫、细胞免疫均有抑制作用。

## 偏方03 黄白汤

【用料】大黄45克，白芍60克。

【做法】加水煎，去渣。频服，以缓泻为度，日2次。

【功效】对急性胆囊炎有治疗作用。

## 偏方04 茵陈板蓝根汤

【用料】茵陈30克，栀子6克，黄芩10克，龙胆草10克，黄连3克，生大黄12克，芒硝9克，生石膏20克，板蓝根20克，鲜生地黄15克，厚朴9克，金钱草60克。

【做法】水煎服。每日1剂分2次服。

【功效】解毒排脓。治急性胆囊炎。

## 偏方05 蒲公英茵陈汤

【用料】蒲公英30克，茵陈30克，红枣6粒。

【做法】水煎服，或水煎去渣，加白糖服。

【功效】利胆解毒，治急性胆囊炎引起的右胁疼痛、痛连肩背、发热口渴、时有呕吐、轻度黄疸。

## 偏方06 大黄郁金汤

【用料】生大黄、郁金各10克，山楂、金铃子各120克，积雪草20克。

【做法】水煎服，每日1剂。

【功效】对急性胆囊炎有治疗作用。

## 偏方07 苍术陈皮煎剂

【用料】苍术10克，陈皮6克，枳壳10克，川楝子12克，厚朴9克，甘草10克，大黄6克。

【做法】水煎服，每日1剂，分2次服完。

【功效】对急性胆囊炎有治疗作用。

## 偏方08 大黄黄柏煎剂

【用料】大黄、黄柏、柴胡各12克，白芍、枳实、半夏、郁金各9克，龙胆草6克，干姜10克。

【做法】水煎服，每日1剂，分2次服完。

【功效】对急性胆囊炎有治疗作用。

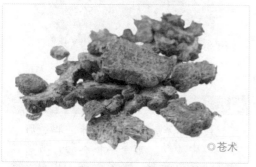
◎苍术

◎龙胆草

### 偏方介绍

苍术性温，味辛、苦，归脾、胃、肝经，具有燥湿健脾、辟秽化浊、祛风散寒的功效。苍术主要有效成分是以β-桉叶醇及茅苍术醇为代表的挥发油，能调整胃肠运动功能、抗溃疡、保肝、抑菌。

### 偏方介绍

龙胆草性寒，味苦，归肝、胆经，具有清热燥湿、泻火解毒、除骨蒸清虚热的功效，用于湿热泻痢、黄疸、带下、热淋、脚气、痿痹、骨蒸劳热、盗汗、遗精、疮疡肿毒、湿疹瘙痒。

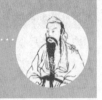

# 内科
# 腹泻 >>

腹泻是一种常见病症，是指排便次数明显超过平日习惯的频率，粪质稀薄，水分增加，常伴有腹痛等。西医治疗一般采用控制感染、补液等措施，中医在治疗上则注意清热化湿、止泻治痢、消食化滞、理气和胃、散寒回阳。

## 偏方01 清热止泻汤

【用料】葛根 20 克，黄芩 15 克，黄连 3 克，枳壳 15 克，厚朴 5 克，陈皮 10 克，甘草 3 克，延胡索 10 克，升麻 3 克，白头翁 20 克。

【做法】水煎，每日 1 剂，分 2 次服，连服 3 剂。

【功效】对腹痛泄泻、泻下急迫、泻而不爽、肛门灼热、烦热口渴、小便短赤、舌苔黄腻、脉濡数或滑数有治疗作用。

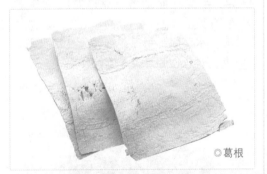

◎葛根

### 偏方介绍

葛根性平，味甘、辛，归脾、胃经，具有升阳解肌、透疹止泻、除烦止渴的功效。葛根轻清升散，药性升发，升举阳气，鼓舞机体正气上升，津液布行。升发脾胃清阳之气而止渴，止泻痢。故常用于治疗内热消渴、麻疹透发不畅、腹泻、痢疾等病症。

## 偏方02 化湿治痢汤

【用料】大黄、枳实、厚朴、地榆、甘草、升麻各 5 克，白芍 20 克，黄芩 15 克，白头翁 20 克，延胡索 10 克，陈皮 10 克，白花蛇舌草 20 克，黄连 6 克。

【做法】水煎，每日 1 剂，分 2 次服，连服 3 剂。

【功效】清热解毒，化湿止泻。治腹痛、里急后重、下痢赤白相杂、肛门灼热、小便短赤。

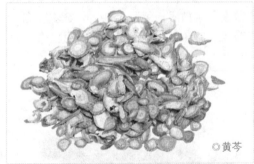

◎黄芩

### 偏方介绍

黄芩性寒，味苦，归肺、胆、脾、大肠、小肠经。黄芩以根入药，有清热燥湿、凉血安胎、泻火解毒、止血、降血压、解毒功效。主治温热病、上呼吸道感染、肺热咳嗽、湿热黄疸、肺炎、痢疾、咳血、目赤、胎动不安、高血压、痈肿疔疮等。黄芩在临床应用中抗菌效果比黄连还好，且人体使用后不产生抗药性。

## 偏方03 散寒化湿汤

【用料】苍术、法半夏各10克，厚朴、陈皮、白术各5克，枳壳、白芍、黄芩各15克，葛根、白头翁各20克。

【做法】水煎，每日1剂，分2次服，连服3剂。

【功效】对泄泻清稀、腹痛肠鸣、脘闷食少、恶寒、头痛、肢体酸楚有治疗作用。

## 偏方04 朱蕉赪桐方

【用料】朱蕉赪、桐根、朱槿根各适量。

【做法】以上3味药各取10～15克，水煎服，每日1剂，分3次温服。

【功效】对各种原因引起的腹泻、腹胀、腹痛、痢疾便下红白、里急后重等有治疗作用。

## 偏方05 回阳救急汤

【用料】党参15克，边尾参10克，白术5克，陈皮10克，炙甘草3克，茯苓15克，肉桂3克（焗），焙附子10克，干姜5克，五味子4克，白芍15克，什胆丸2粒（送服）。

【做法】水煎，每日1剂，分2次服，连服3剂。

【功效】对吐泻过甚、厥冷有治疗作用。

## 偏方06 红糖无花果叶

【用料】无花果鲜叶100克，红糖适量。

【做法】将无花果鲜叶切碎，加入红糖同炒研末。以开水送服，1次喝下。

【功效】对经年腹泻不愈有明显疗效。

## 偏方07 赤石脂方

【用料】赤石脂18克，炒白术9克，干姜3克，麦芽15克。

【做法】每日1剂，水煎分2次服。

【功效】对虚寒型久泻有治疗作用。

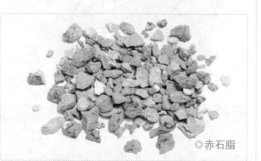

◎赤石脂

**偏方介绍**

赤石脂性温，味甘、涩、酸，无毒，归脾、胃、心、大肠经，具有涩肠、收敛止血、收湿敛疮、生肌的功效，主治久泻、久痢、便血、脱肛、遗精、崩漏、带下、外伤出血等。

## 偏方08 生姜黄连

【用料】生姜160克，黄连40克。

【做法】将上两味切成黄豆粒大小的小块。用文火烤，待生姜烤透时，去生姜，只将黄连研末，1次4克，空腹频服。

【功效】治慢性腹泻。

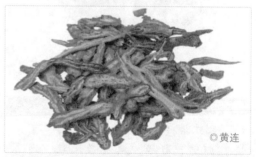

◎黄连

**偏方介绍**

黄连性寒，味苦，无毒，归心、脾、胃、肝、胆、大肠经，具有清热燥湿、泻火解毒的功效，用于湿热痞满、呕吐、黄疸、心火亢盛、心烦不寐、牙痛、消渴、痈肿疔疮，外治湿疹、耳道流脓等。

# 内科
# 头痛 >>

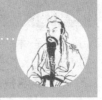

　　头痛是指额、顶、颞及枕部的疼痛。头痛是一种常见的症状，在许多疾病过程中都可以出现，大多无特异性，且痛过如常，但有些头痛症状却是严重疾病的信号。疼痛的性质有昏痛、隐痛、胀痛、刺痛等。中医认为，本病也称"头风"，多因外邪侵袭，或内伤诸疾，导致气血逆乱，瘀阻脉络，脑失所养所致。

## 偏方01　清热止痛汤

【用料】苍耳子10克，升麻5克，细辛3克，生地黄20克，牛膝15克，代赭石20克，菊花15克，黄芪15克，延胡索10克。

【做法】水煎，每日1剂，分2次服完，连服3剂。

【功效】有宣化湿浊、清热止痛的功效。治头痛昏沉、首重如裹、肢体重着。

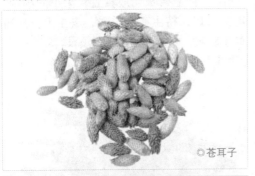

◎苍耳子

### 偏方介绍

　　苍耳子性温，味苦、甘、辛，有小毒，归肺、肝经，具有散风寒、通鼻窍、祛风湿、止痒的功效，主治鼻渊、风寒头痛、风湿痹痛、风疹、湿疹、疥癣。此外，需要注意的是，苍耳草或全草亦可作药用，但苍耳为有毒植物，以果实为最毒，使用须严格遵照医嘱。

## 偏方02　芎芷麻汤

【用料】川芎9克，白芷9克，升麻9克，麻黄9克，天麻10克，荆芥穗10克，陈皮12克，茯苓12克，生甘草6克，蜈蚣2条。

【做法】每日1剂，分早、晚各服1次，小儿量酌减。

【功效】祛风解表，除湿化痰，疏通经络。治外感所致痰湿内停引起的头痛。

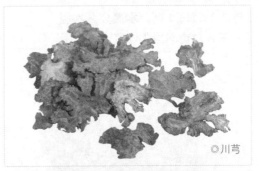

◎川芎

### 偏方介绍

　　川芎性温，味辛，归肝、胆、心经。川芎具有行气开郁、祛风止痛的功效，是治疗头痛之首选药物。川芎辛温香燥，走而不守，既能行散，上行可达巅顶，又入血分，下行可达血海。适宜治疗瘀血阻滞的各种病症。祛风止痛效用甚佳，可治头风头痛、风湿痹痛等。月经过多者、孕妇忌用川芎。

# 内科
# 风湿性关节炎 >>

　　风湿性关节炎是一种常见的急性或慢性结缔组织炎症。其临床以关节和肌肉游走性酸楚、重着、疼痛为特征，属变态反应性疾病。其还是风湿热的主要表现之一。

## 偏方01　青风藤菝葜汁

【用料】青风藤 15 克，菝葜 50 克。

【做法】将上药加水 500 毫升，煎煮 30 分钟，取药汁置保温瓶中。再加水 500 毫升，煎煮 30 分钟，取药汁与之前煎的药汁混匀，代茶饮。1 日内分数次饮完。每日 1 剂。

【功效】对风湿性关节炎或类风湿性关节炎有治疗作用，痛势较剧者饮其可缓解症状。

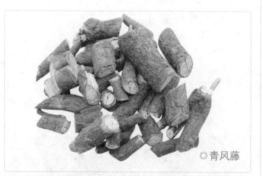

◎青风藤

### 偏方介绍

　　青风藤为防己科植物青藤或毛青藤等的藤茎，6~7月割取藤茎，除去细茎、枝叶，晒干；或用水润透，切段，晒干。青风藤性平，味苦、辛，归肝、脾经，具有祛风湿、通经络、利小便的功效，用于风湿痹痛、关节肿胀、麻痹瘙痒等。菝葜能治"腰背寒痛，风痹"。

## 偏方02　枸骨叶茶

【用料】枸骨叶 500 克，茶叶 500 克。

【做法】上 2 味晒干共研粗末，和匀，加入适量面粉糊作黏合剂，用模具制压成方块状，每块重约 4 克烘干即可，瓷罐密贮备用。每日 2 次，每次 1 块，以沸水冲泡 10 分钟，温服。

【功效】对风湿性关节炎引起的关节疼痛、局部红肿灼热、舌苔黄燥有治疗作用。

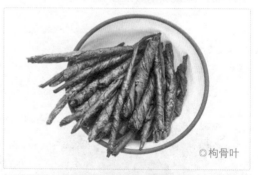

◎枸骨叶

### 偏方介绍

　　枸骨叶为冬青科植物枸骨的叶。枸骨叶性凉，味苦，归肝、肾经。化学成分含三萜烯、咖啡因、皂苷、鞣质、苦味质，具有清热养阴、平肝、益肾的功效，能补肝肾，养气血，祛风湿，通经络，用于风湿痹痛、跌打损伤、腰膝痿弱等。脾胃虚弱者使用枸骨叶时需配伍健胃药使用。

## 偏方03　臭梧桐方

【用料】豨莶草 200 克，臭梧桐 500 克。

【做法】共研细末，炼蜜为丸如梧子大，每日早、晚各服 6 克，开水送下。也可用豨莶草、臭梧桐各等份，共研细末后水泛为丸如梧子大，用黄酒送服 4.5 克。

【功效】对风湿性关节炎有治疗作用。

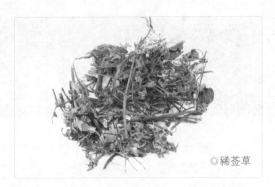

◎豨莶草

**偏方介绍**

　　豨莶草性寒，味苦、辛，归肝、肾经，具有祛风湿、利关节、解毒的功效，可用于风湿痹痛、筋骨无力、腰膝酸软、四肢麻痹、半身不遂、风疹湿疮等症。

## 偏方04　仙灵脾饮

【用料】仙灵脾 15 克，川木瓜 12 克，甘草 9 克。

【做法】将上 3 味加水适量煎汁，或将上 3 味制粗末，装入热水瓶内，用开水泡透，饮之。每日 1 剂，不拘时服。

【功效】对风寒湿型风湿性关节炎引起的关节疼痛、四肢麻木有治疗作用。

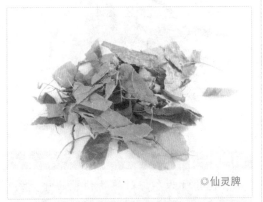

◎仙灵脾

**偏方介绍**

　　仙灵脾又名淫羊藿，性温，味辛、甘，归肝、肾经，具有补肾阳、强筋骨、祛风湿的功效，可用于阳痿遗精、筋骨痿软、风湿痹痛、麻木拘挛、更年期高血压等。

## 偏方05　僵蚕良姜茶

【用料】白僵蚕、高良姜各等份，茶叶适量。

【做法】将白僵蚕、高良姜共研细末，和匀，瓷罐密贮备用。每日 2 次，每次取上末 3 克，以绿茶 3 ~ 5 克煎汤或沸水冲泡茶叶，调服。

【功效】对风湿性关节炎有治疗作用。适用于平时患有四肢关节冷痛，或每遇阴雨寒湿气候而作痹痛者。

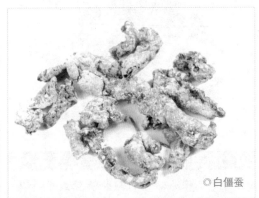

◎白僵蚕

**偏方介绍**

　　白僵蚕性平，味咸、辛，归肝、肺、胃经，具有祛风解痉、化痰散结、清热解毒燥湿的功效，临床多用于治热咳、痰喘、跌打损伤、风湿痛等。

## 偏方06 独活茶

【用料】独活 20 克。

【做法】将上药以水煎煮代茶饮。

【功效】对风湿性关节炎，伴有腰膝酸痛、手脚挛痛等有治疗作用。

## 偏方07 温经除湿汤

【用料】鸡血藤 150 克，川芎 60 克，当归、赤芍、白芍各 50 克，冰糖适量。

【做法】水煎取药汁，加入适量冰糖，熬成浓膏，每次 8 ～ 15 克，每日 3 次。

【功效】祛风除湿、温经通络。治风湿性关节炎。

## 偏方08 龟板杜仲酒

【用料】龟板（乌龟的腹甲）、杜仲、白酒各适量。

【做法】将前两味浸入白酒内，40 天后可服用。

【功效】祛湿宣痹。治风湿性关节炎引起的疼痛。

## 偏方09 巨胜薏苡仁酒

【用料】巨胜子（即黑芝麻，炒香）300 克，薏苡仁 300 克，生地黄 480 克。

【做法】上 3 味入布袋，浸入 1500 毫升白酒 10～15 日，取上清液。每服 30 毫升，每日 2 次。

【功效】对肝肾亏损型风湿性关节炎有治疗作用。

## 偏方10 祛湿通络丸

【用料】鹿衔草 120 克，海桐皮 100 克，生地黄、熟地黄各 60 克。

【做法】共研细末，加入姜汁做成小丸，每日 8 ～ 15 克，每日 3 次。

【功效】祛湿通络。治风湿性关节炎。

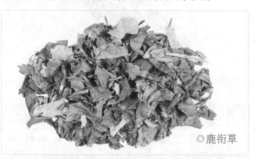

◎鹿衔草

### 偏方介绍

鹿衔草性温，味甘、苦，归肺、胃、肝、肾经，能补虚，益肾，祛风除湿，活血调经，补肾强骨，止血，主治肾虚腰痛、风湿痹痛、筋骨痿软、新久咳嗽、吐血、衄血、外伤出血。

## 偏方11 松子四味汤

【用料】松子 10 ～ 15 克，当归、桂枝、羌活各 6 克，黄酒适量。

【做法】将松子及 3 味中药加水和与水等量黄酒共煎。每日 2 次分服。

【功效】活血，通络，祛风。治风湿性关节痛。

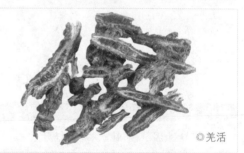

◎羌活

### 偏方介绍

羌活性温，味辛、苦，归膀胱、肾经，能散表寒，祛风湿，利关节，止痛，主治外感风寒、头痛无汗、寒湿痹、风水浮肿、疮疡肿毒。羌活祛风湿的作用甚为显著，为祛风胜湿常用之品。

# 外科
# 痔疮 >>

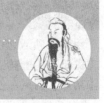

医学所指痔疮包括内痔、外痔、混合痔三种，是肛门直肠底部及肛门黏膜的静脉丛发生曲张而形成的一个或多个柔软的静脉团的一种慢性疾病。治疗痔疮的中药大都具清热解毒、凉血止痛、疏风润燥的功效，但须根据症状选择。大便干燥、出血者需润肠通便、活血止血；出血较多者可配合止血药物，如三七粉、云南白药等。

## 偏方01　补血消痔汤

【用料】白术、当归、槐花、赤芍、地榆各12克，党参、首乌各20克，黄芪25克，炙甘草5克，茯苓15克，龙眼肉18克，红花6克，桑白皮30克。

【做法】水煎服，每日1剂，分早晚2次服。

【功效】补气养血。主治内痔之虚证出血。

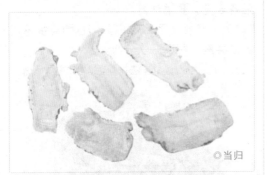

◎当归

### 偏方介绍

当归性温，味甘、辛，归肝、心、脾经。当归以根入药，表面棕黄色或黄褐色，断面黄白色或淡黄色，具油性，气芳香，味甘、微苦，具有补血活血、调经止痛、润肠通便的功效，用于血虚萎黄、眩晕心悸、月经不调、经闭痛经、虚寒腹痛、肠燥便秘、风湿痹痛、跌扑损伤、痈疽疮疡等。

## 偏方02　蝎蚕蛋

【用料】全蝎6克，僵蚕6克，鸡蛋适量。

【做法】将全蝎、僵蚕研成细末，共分为15份。取鸡蛋1枚，在蛋壳上打一小孔，将1份全蝎僵蚕粉从小孔内装入鸡蛋，搅匀，用面粉将小孔糊上，放入锅内蒸熟。服用时鸡蛋去皮吃下，每日1个，连吃15天为1疗程。

【功效】理气血，除热毒。用治痔疮。

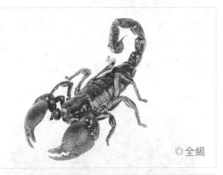

◎全蝎

### 偏方介绍

全蝎又名钳蝎、蝎子，为钳蝎科动物东亚钳蝎的干燥体。全蝎性平，味辛，有毒，归肝经，具有熄风镇痉、攻毒散结、通络止痛的功效，用于小儿惊风、抽搐痉挛、中风口㖞、半身不遂、破伤风、风湿顽痹、偏正头痛、疮疡、瘰疬等。

## 偏方03 槐花地榆饮

【用料】槐花15克，地榆15克，苦参15克，赤芍10克。

【做法】水煎。每日2次分服。

【功效】对内痔引起的便时无痛性出血、肛门灼热有治疗作用。

## 偏方04 祛湿清热汤

【用料】生地黄30克，苦参30克，生大黄15克，槐花15克。

【做法】水煎。每日2次分服。

【功效】对内痔引起的便时无痛性出血、血鲜红、肛门灼热有治疗作用。

## 偏方05 木耳贝母苦参煎

【用料】木耳10克，贝母15克，苦参15克。

【做法】水煎。每日2次分服。

【功效】对内痔便时无痛性出血有治疗作用。

## 偏方06 槐米黄芪枸杞汤

【用料】槐米10克，黄芪15克，鱼腥草20克，枸杞根20克。

【做法】水煎。每日2次分服。

【功效】对内痔引起的便血日久、眩晕耳鸣、心悸乏力等症状有治疗作用。

## 偏方07 归赤榆槐汤

【用料】当归10克，赤豆10克，地榆10克，槐花5克。

【做法】水煎。每日2次分服。

【功效】对血虚型内痔引起的便血日久、眩晕耳鸣、心悸乏力等症有治疗作用。

## 偏方08 祛风润燥汤

【用料】槐角、赤芍、泽泻、地榆、制大黄各10克，细生地黄12克，黄柏、苍术各6克，丹皮5克。

【做法】水煎服。

【功效】清热利湿、祛风润燥。主治内痔之实证出血或疼痛继发感染等。

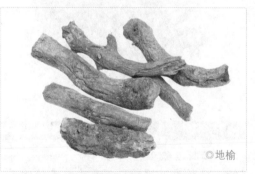

◎地榆

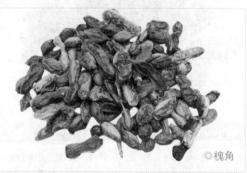

◎槐角

### 偏方介绍

地榆性寒，味苦、酸，无毒，归肝、肺、肾、大肠经，具有凉血止血、清热解毒、消肿敛疮的功效，是凉血止血药，主治吐血、尿血、血痢、崩漏、疮痈肿痛、湿疹、阴痒、蛇虫咬伤。

### 偏方介绍

槐角性寒，味苦，归肝、大肠经，具有清热泻火、凉血止血的功效。用于肠热便血、痔肿出血、肝热头痛、眩晕目赤等。

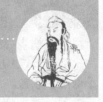

　　腰痛是以腰部一侧或两侧疼痛为主要症状的一种病症。西医的肾脏疾病、风湿病、腰肌劳损、脊椎及脊髓疾病均可致腰痛。中医学中，缠腰疼痛多由肾阳不足，寒凝带脉，或肝经湿热侵及带脉，经行之际，阳虚气弱，以致带脉气结不通而出现疼痛，或冲任气血充盛，以致带脉壅滞，湿热滞留而疼痛。

## 偏方01　温经散寒汤

【用料】当归、熟地黄、白芍、牛膝、秦艽、茯苓各10克，川芎、木瓜、肉桂、防风、独活各5克，浮麦、炙甘草各3克，生姜1片。

【做法】水煎后，兑黄酒适量服用，每日1剂。

【功效】此方祛风胜湿、温经散寒。主治老年风湿腰痛，症状表现为腰痛起病或急或缓，遇阴雨冷湿天气加重更为明显。

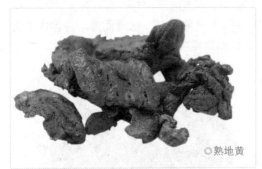

◎熟地黄

### 偏方介绍

　　熟地黄，为玄参科植物地黄的块根，经加工炮制而成。通常以酒、砂仁、陈皮为辅料经反复蒸晒，至内外色黑油润，质地柔软黏腻。切片用，或炒炭用。熟地黄性温，味甘，归肝、肾经，养血滋阴，填精益髓。可用于血虚萎黄、眩晕、心悸失眠、月经不调、崩漏等症。

## 偏方02　益髓强腰汤

【用料】续断、川牛膝、杜仲各10克。

【做法】水煎服，每日1剂，7天为1个疗程。

【功效】温补肾阳、益髓强腰。主治阳虚型腰痛，症见腰痛绵绵不休，不耐劳作，休息后可暂时减轻，稍遇劳累则疼痛加重，可兼见小腹拘急、腰背寒冷、尿频、夜尿多、滑精阳痿、舌淡。

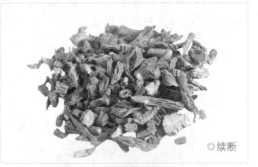

◎续断

### 偏方介绍

　　续断性微温，味苦、辛，归肝、肾经。续断为川续断科多年生草本植物川续断的根，因能"续折接骨"而得名。能补肝肾，强筋骨，调血脉，续折伤，止崩漏，用于腰背酸痛、肢节痿痹、跌扑创伤、损筋折骨、胎动漏红、血崩、遗精、带下、痈疽疮肿。酒续断多用于风湿痹痛、跌扑损伤。

## 偏方03 干姜茯苓汤

【用料】干姜、茯苓各6克，甘草、白术各3克。

【做法】水煎服。每日1剂，1日2次。

【功效】对慢性腰痛，症见腰部隐隐作痛、气短、四肢乏力有治疗作用。

## 偏方04 当归牛膝腰疼方

【用料】炙黄芪、当归、川牛膝各30克，防风15克。

【做法】水煎服，分2次服

【功效】对风湿、腰背疼痛有治疗作用。

## 偏方05 杜仲独活酒

【用料】独活18克，杜仲36克，川芎、熟地黄、当归各55克，丹参36克。

【做法】将上6味细研，以好黄酒4000克于干净瓶内浸泡，封渍5～7日，澄清即得。温饮，不拘时，随量饮之。

【功效】对风湿腰痛伴有腰部麻木有治疗作用。

## 偏方06 伸筋鸡血藤

【用料】伸筋草20克，鸡血藤15克。

【做法】将上药同煎煮，代茶饮。

【功效】对雨天时腰部疼痛酸胀、麻木无力有治疗作用。

## 偏方07 千年健九节茶

【用料】千年健20克，九节茶15克。

【做法】用原方药量6倍，共研细末备用。每用15～20克，置保温瓶中，冲入适量沸水，盖闷20分钟，代茶饮用。每日1～2剂。

【功效】对跌打损伤腰痛、慢性腰肌劳损有治疗作用。

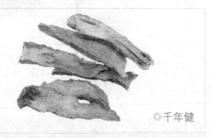

◎千年健

### 偏方介绍

千年健为天南星科平丝芋属植物千年健的干燥根茎，性温，味苦、辛，归肝、肾经，具有祛风湿、舒筋活络、止痛、消肿等功效，主治风湿痹痛、肢节酸痛、筋骨痿软、跌打损伤、胃痛、痈疽疮肿等。

骨折是指由于外伤或病理等原因致使骨骼骨质部分或完全断裂的一种疾病。其主要临床表现为：骨折部有局限性疼痛和压痛，局部肿胀和出现瘀斑，肢体功能部分或完全丧失，完全性骨折尚可出现肢体畸形及异常活动。

## 偏方01　红花苏归饮

【用料】红花、苏木、当归各 10 克，红糖、白酒各适量。

【做法】先煎红花、苏木，后入当归、白酒再煎，去渣取汁，兑入红糖。食前温服，每日 2 ~ 3 次，连服 3 ~ 4 周。

【功效】对骨折血肿疼痛之症有治疗作用。

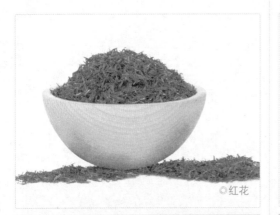

◎红花

### 偏方介绍

　　红花为菊科植物红花的筒状花冠。性温，味辛，归心、肝经，具有活血通经、散瘀止痛、调通经脉的作用。用于经闭、痛经、恶露不行、癥瘕痞块、跌打损伤、疮疡肿痛等。因红花能活血行气，故孕妇慎用。

## 偏方02　四味壮骨酒

【用料】川芎 50 克，丹参 50 克，鱼骨 20 克，红花 15 克，白酒 250 克。

【做法】先将鱼骨用菜油煎至色黄酥脆，与其余药物共研粗末，泡入白酒中，7 日后即可服用。每服 25 毫升，连服 10 ~ 15 日。

【功效】活血化瘀，消肿止痛。适用于骨折初期的治疗，症见伤处肿痛、瘀斑。

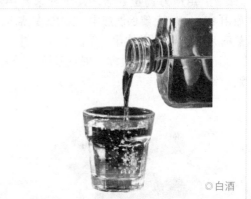

◎白酒

### 偏方介绍

　　白酒性温，味苦、甘、辛，归心、肝、肺、胃经，可通血脉，御寒气，醒脾温中，行药势，主治风寒痹痛、筋挛急、胸痹、心腹冷痛。

## 偏方03 壮骨散

【用料】麻皮、糯米、黑豆、栗子各等份，白酒适量。

【做法】将前4味烧灰为末，白酒调服。

【功效】活血止痛，适用于骨折初期。

## 偏方04 三七酒

【用料】三七10～30克，白酒500毫升。

【做法】泡7天后服。每次5～10毫升，每日2～3次。

【功效】对跌打伤筋、疼痛有治疗作用。

## 偏方05 壮骨散

【用料】麻皮、糯米、黑豆、栗子各等份，白酒适量。

【做法】将前4味烧灰为末，白酒调服。

【功效】活血止痛。适用于骨折初期。

## 偏方06 川芎酒

【用料】川芎30克，白酒500毫升。

【做法】泡7天后服，每次10～20毫升，每日2～3次。

【功效】缓解疼痛。治跌打损伤。

## 偏方07 生地黄桃仁酒

【用料】桃仁（炒）5克，牡丹（去心）5克，桂枝（去粗皮）5克，生地汁250毫升，黄酒500毫升。

【做法】将前3味共研细末，与后2味同煎，去渣温饮1盏，不拘时，未愈再饮。

【功效】对跌打损伤、瘀血在腹有治疗作用。

## 偏方08 祛瘀酒

【用料】刘寄奴、延胡索、骨碎补各30克，酒、童便各100毫升。

【做法】将前3味切细，以1000毫升水煮至700毫升，再放入酒及童便各100毫升，温热顿服。

【功效】治跌打伤破，腹中有瘀血。

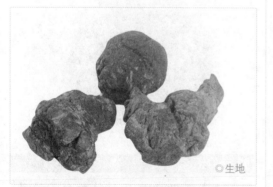

©生地

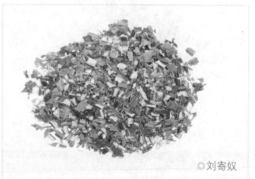

©刘寄奴

### 偏方介绍

生地性寒，味甘、苦，归心、肝、肾经，具有清热、生津滋阴、养血的功效，主治阴虚发热、消渴、衄血、月经不调、胎动不安、阴伤便秘。脾虚泄泻、胃虚食少、胸膈多痰者慎服生地。

### 偏方介绍

刘寄奴性温，味苦，归心、脾经，具有疗伤止血、破血通经的功效，可用于牙痛、慢性气管炎、咽喉炎、扁桃体炎。外用治结膜炎、中耳炎、疮疡、湿疹、外伤出血，对跌打损伤也有一定的疗效。

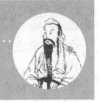

　　中医将颈椎病分为三型：筋骨虚寒、风寒湿邪乘虚而入为痹痛型，以上肢窜痛、麻木为特征；肝阳上亢、气血亏虚或痰湿中阻则为眩晕型，以眩晕为特征；肝肾亏虚、筋脉失养则为痉证型，以手足拘挛为特征。

## 偏方01　舒筋散寒汤

【用料】桂枝12克，葛根15克，白芍15克，炙甘草6克，生姜4片，大枣5枚，防风12克，威灵仙12克。

【做法】水煎服，每日两次。

【功效】祛风散寒、调和营卫。主治风寒袭表型颈椎病，症见头痛头重、颈项僵硬、颈肌发僵或拘挛、肩背四肢疼痛。

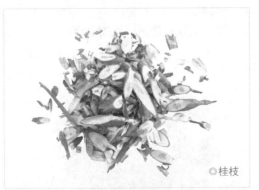

◎桂枝

### 偏方介绍

　　桂枝为樟科常绿乔木植物肉桂的干燥嫩枝。桂枝性温，味辛、甘，归心、肺、膀胱经，具有发汗解肌、温经通脉、助阳化气、散寒止痛的功效。

## 偏方02　祛湿通络汤

【用料】半夏、川芎、白芥子、当归、赤芍各10克，陈皮、青皮各8克，枳实8克，茯苓、胆南星、郁金各12克。

【做法】水煎服，每日两次，6天为1个疗程。

【功效】此方祛湿化痰、散瘀通络。主治（痰瘀交阻型）颈椎病。症状表现为颈项疼痛连及肩背、头重、眩晕、恶心。

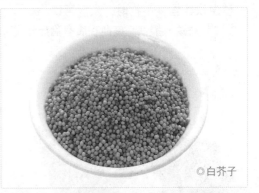

◎白芥子

### 偏方介绍

　　白芥子为十字花科植物白芥的种子。一般夏末秋初果实成熟时采割植株，经过晒干，打下种子，除杂质等加工，制成中药。白芥子性热，味辛，归肺经，能温肺豁痰利气，散结通络止痛。用于寒痰喘咳，胸胁胀痛，痰滞经络，关节麻木、疼痛，痰湿流注，阴疽肿毒。

# 肩周炎 >>

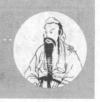

　　肩周炎又称肩不举、漏肩风等，临床表现为肩关节疼痛，活动受限，上臂不能抬起，不能触及头颈部，有时夜间疼痛加重，不能入睡等。其多为风湿寒邪侵袭所致，又因此病多发于老年人，因此也与人体老化、肩部活动量减少有关。

## 偏方01　通络止痛汤

【用料】柴胡、当归、法半夏、羌活、桂枝、白芥子、附片、秦艽、茯苓各10克，白芍、陈皮各15克，白酒适量。

【做法】以白酒作引，水煎服。每日2次，6天为1个疗程。

【功效】此方祛风散寒、通络止痛。适用于肩部疼痛较轻、病程较短者。

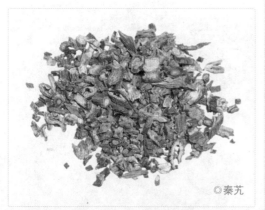

©秦艽

### 偏方介绍

　　秦艽为龙胆科植物大叶秦艽、麻花秦艽、粗茎秦艽和小秦艽的干燥根。饮片为近圆形斜厚片，表面棕黄色，有扭曲的纵皱纹。秦艽性微寒，味辛、苦，归胃、肝、胆经，能祛风湿，舒筋络，清虚热，用于风湿痹痛、筋脉拘挛、骨节酸痛、小儿疳积发热等。

## 偏方02　散寒化瘀汤

【用料】生白术30克，炮附子15克，生姜3片，大枣3枚。

【做法】水煎服，每日1剂。

【功效】散寒除湿，宣痹止痛，化瘀通络。主治肩臂疼痛剧烈或远端放射痛。症见昼轻夜重，不能举肩，肩部感寒冷、麻木、沉重，畏寒，苔白腻，脉弦滑。

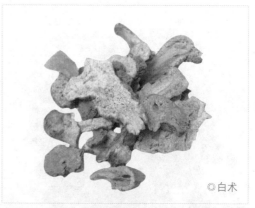

©白术

### 偏方介绍

　　白术为菊科植物白术的干燥根茎。白术质坚硬，不易折断，断面不平坦，黄白色至淡棕色，有棕黄色的点状油室散在。白术性温，味苦、甘，归脾、胃经，能健脾益气，燥湿利水，止汗，安胎，用于脾虚食少、腹胀泄泻、痰饮眩悸、水肿、自汗、胎动不安。

# 胆结石 >>

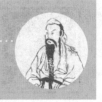

　　胆囊结石是指发生在胆囊内的结石所引起的疾病，是一种常见病。随年龄增长，发病率也逐渐升高，女性明显多于男性。中医认为胆结石是因为气滞血瘀，胆汁排泄不畅，日积月累，久受煎熬，聚结成石，结石阻滞，不通则痛。

## 偏方01　排石止痛汤

【用料】柴胡 10 克，白芍 15 克，枳壳 15 克，香附 15 克，元胡 15 克，川楝子 15 克，郁金 15 克，甘草 10 克。

【做法】水煎服，每日 1 剂，每日服 2 次。

【功效】此方疏肝理气，排石止痛。主治（肝郁气滞型）胁肋痛或绞痛时牵掣背部疼痛。症见心烦易怒，不欲饮食。

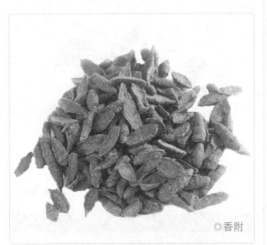

©香附

### 偏方介绍

　　香附性平，味辛，微苦、甘，归肺、肝、脾、胃经，具有理气解郁、调经止痛的功效，用于肝郁气滞，胸、胁、脘腹胀痛，消化不良，月经不调，寒疝腹痛，乳房胀痛。

## 偏方02　利胆排石汤

【用料】柴胡 15 克，枳实 15 克，黄芩 15 克，半夏 10 克，白芍 20 克，元胡 15 克，大黄 7.5 克，郁金 10 克，内金 10 克，金钱草 30 克，甘草 10 克。

【做法】水煎服，每日 1 剂，每日服 2 次。

【功效】此方清热泻火，利胆排石。主治（胆火炽盛型）胁肋及脘腹灼热疼痛。

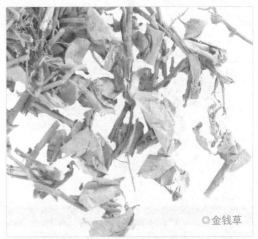

©金钱草

### 偏方介绍

　　金钱草性凉，味甘、微苦，归肝、胆、肾、膀胱经，具有清热解毒、散瘀消肿、利湿退黄之功效，可用于热淋、石淋、尿涩作痛、黄疸尿赤、痛肿疔疮、肝胆结石、尿路结石等。

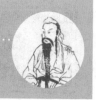
　　湿疹是一种常见的皮肤炎性皮肤病，可采用中药外敷，起到凉血、清热、解毒的作用，这种方法主要用于急性、无渗出的湿疹。还可选用土茯苓、天葵子、白鲜皮等几味中药材，这些中药材具有清热、除湿、解毒的功效，在皮肤病治疗中比较常用。

## 偏方01　清热利湿汤

【用料】龙胆草、山茱萸、牡丹皮各10克，白茅根20克，生地黄15克，金银花10克，车前草20克，生石膏、六一散各30克。

【做法】水煎服，每日2次，6天为1个疗程。

【功效】此方清热利湿凉血。主治急性湿疹。

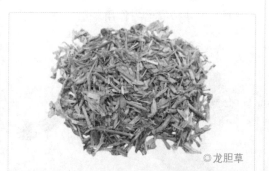

◎龙胆草

### 偏方介绍

　　龙胆草性寒，味苦，归肝、胆经，具有清热燥湿、泻火解毒、除骨蒸清虚热的功效，用于湿热泻痢、黄疸、带下、热淋、湿疹瘙痒、目赤、耳聋、胁痛、口苦、惊风抽搐、骨蒸劳热、盗汗、遗精、疮疡肿毒等。配合其他中药，能清热利湿，对湿疹有一定的疗效。

## 偏方02　蝉蜕汤

【用料】蝉蜕5克，苦参10克，土茯苓15克，生薏苡仁10克，白蒺藜10克，地肤子10克，白鲜皮10克，焦山栀10克，生甘草5克，苍术10克。

【做法】水煎服，每日1剂。

【功效】清热解毒，祛风化湿。治小儿急性湿疹。

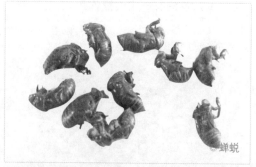

◎蝉蜕

### 偏方介绍

　　蝉蜕性寒，味甘，归肺、肝经，具有散风除热、利咽、透疹、退翳、解痉的功效。用于外感风热、发热恶寒、咳嗽，以及风疹、皮肤瘙痒等。蝉衣还可用于麻疹透发不畅。因清热作用，主要为疏风热，故用于麻疹初起透发不畅者居多，常与牛蒡子、薄荷同用；但如热盛疹出不畅，又可配紫草、连翘等同用。

# 痤疮 >>

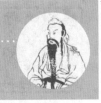

痤疮，俗称青春痘、粉刺、暗疮，是皮肤科常见病、多发病。痤疮常自青春期开始发生，好发于面、胸、肩胛间等皮脂腺发达部位，表现为黑头粉刺、炎性丘疹、继发性脓疱或结节、囊肿等。其多为肺气不宣，兼感风寒、风热、风湿，以致毛窍闭塞，郁久化火致经络不通，痰凝血瘀所致。

## 偏方01　薏苡仁方

【用料】薏苡仁30克，苦参20克，龙胆草、泽泻、刺蒺藜各10克，连翘15克，穿山甲10克，金银花15克，皂角刺3克，甘草3克。

【做法】每日1剂，水煎，连服8剂。大便干者加大黄；痤疮红肿者加重金银花、连翘用量，或加地丁；湿热盛者加土茯苓、白鲜皮。

【功效】对痤疮有一定治疗作用。

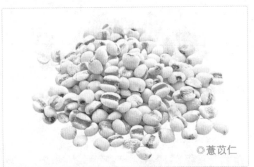

◎薏苡仁

### 偏方介绍

薏苡仁是常用的中药，又是普遍、常吃的食物，性凉，味甘、淡，归脾、胃、肺经，有利水消肿、健脾去湿、舒筋除痹、清热排脓等功效，为常用的利水渗湿药。薏苡仁又是一种美容食品，常食可以保持人体皮肤光泽细腻，消除雀斑、老年斑、妊娠斑、蝴蝶斑，对皮肤脱屑、痤疮、皲裂、皮肤粗糙等都有良好疗效。

## 偏方02　大黄方

【用料】大黄、黄连、黄芩、黄柏、知母各10克，夏枯草15克，皂角刺、牡丹皮各10克，菊花20克，连翘12克。

【做法】加水煎沸15分钟，滤出药液，再加水煎20分钟，去渣，两煎药液对匀，分服，日1~2剂。

【功效】对痤疮有治疗作用。

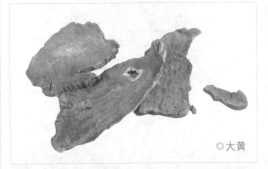

◎大黄

### 偏方介绍

大黄性寒，味苦，归胃、大肠、肝、脾经，具有攻积滞、清湿热、泻火、凉血、解毒的功效，主治实热便秘、热结胸痞、湿热泻痢、淋病、水肿腹满、目赤、口舌生疮、吐血、便血、尿血、经闭、产后瘀滞腹痛、癥瘕积聚、跌打损伤、热毒痈疡、丹毒、烫伤等。对痤疮有一定的疗效。

## 偏方03  银花方

【用料】银花 30 克,连翘、黄芩、川芎、当归各 12 克,桔梗、牛膝各 9 克,野菊花 15 克。

【做法】水煎服,日 1 剂。

【功效】对痤疮有治疗作用。

## 偏方04  白花蛇舌草方

【用料】白花蛇舌草 30 克,半枝莲 30 克,薏苡仁 20 克,苍术 20 克,板蓝根 25 克,莪术 15 克,丹皮 15 克,玄参 20 克,甘草 10 克。

【做法】水煎服。

【功效】对痤疮有治疗作用。

## 偏方05  土茯苓方

【用料】土茯苓 30 克,生地榆 15 克,赤芍 10 克,黄柏 15 克,蒲公英、茜草各 10 克,地肤子、金银花、板蓝根各 15 克。

【做法】水煎服,每日 1 剂。

【功效】清热解毒,活血祛湿。适用于痤疮患者。

## 偏方06  丹参粉

【用料】丹参 100 克。

【做法】将丹参研成细粉,装瓶备用。每次 3 克,每日 3 次内服。一般服药 2 周后痤疮开始好转,6 ~ 8 周痤疮数量开始减少。以后可逐渐减量( 每日 1 次,每次 3 克 )。

【功效】活血化瘀,治疗痤疮。

## 偏方07  生枇杷叶

【用料】生枇杷叶去毛,霜桑叶、麦门冬、天门冬、黄芩、杭菊花、细生地黄、白茅根、白鲜皮各 12 克,地肤子、牛蒡子、白芷、桔梗、茵陈、丹皮、苍耳子各 9 克。

【做法】水煎服,每日 1 剂。

【功效】对痤疮有治疗作用。

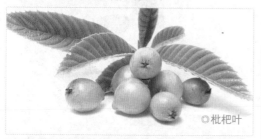

◎枇杷叶

## 偏方08  白芷苦参汤

【用料】白芷 10 ~ 30 克,苦参 5 ~ 10 克,白花蛇舌草 10 ~ 30 克,丹参 20 ~ 30 克,川椒 3 ~ 5 克,仙灵脾 5 ~ 10 克,甘草 5 ~ 10 克。

【做法】水煎服。

【功效】对痤疮有治疗作用。

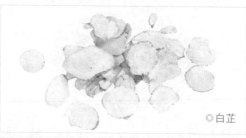

◎白芷

### 偏方介绍

枇杷叶性寒,味苦,归肺、胃经,具有清肺止咳、和胃降逆、止渴的功效,用于肺热咳嗽、气逆喘急、胃热呕吐、呃逆等症,配合其他中药使用,对痤疮有一定的疗效。

### 偏方介绍

白芷性温,味辛,归肺、脾、胃经,具有解表散寒、祛风止痛、通鼻窍、消肿排脓、生肌止痛等功效,用于头痛、齿痛、鼻渊、寒湿腹痛、肠风痔漏、赤白带下、痈疽疮疡、痤疮、疥癣等。

## 偏方09  蕺菜汁

【用料】蕺菜 20 克。

【做法】加水煎成浓汤，口服，每日数次。同时，将蕺菜叶捣烂，取其汁，涂抹于患处，每日 4 次。

【功效】活血，通络。治痤疮。

## 偏方10  银花连翘方

【用料】银花、连翘、枇杷叶、桑白皮、黄芩、生地黄、丹皮、赤芍、荆芥各 15 克，甘草 5 克。

【做法】用水煎服，每日 1 剂。

【功效】对痤疮有治疗作用。

## 偏方11  苦参首乌方

【用料】苦参、生何首乌、土茯苓各 20 克，牛膝 15 克，黄芩、浮萍、丹皮、白芷、荆芥、防风、桔梗、皂角刺各 10 克。

【做法】水煎服，每日 1 剂。

【功效】对痤疮有治疗作用。

## 偏方12  清热解毒汤

【用料】金银花、紫花地丁、野菊花、黄芩、知母、白芷、赤芍、连翘、生甘草各 10 ~ 12 克。

【做法】水煎服。

【功效】此方清热解毒。主治以脓疱、丘疹为主的热毒型痤疮。

## 偏方13  薏苡仁穿心莲

【用料】穿心莲、薏苡仁、败酱草各 30 克。

【做法】水煎服，每日 1 剂，分 2 次服。

【功效】清热解毒。治痤疮。

## 偏方14  油浸使君子方

【用料】香油、使君子各适量。

【做法】将使君子去壳，取出仁放入铁锅内用文火炒至微有香味，凉凉，放入香油内浸泡 1 ~ 2 日。每晚睡前吃使君子仁 3 个（成人量），10 日为 1 个疗程。

【功效】润燥，消积，杀虫。治痤疮。

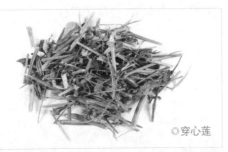

◎穿心莲

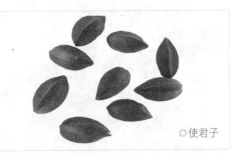

◎使君子

### 偏方介绍

穿心莲性寒，味苦，归心、肺、大肠、膀胱经，具有清热解毒、凉血、消肿、燥湿等功效，用于感冒发热、咽喉肿痛、口舌生疮、痤疮、顿咳劳嗽、泄泻痢疾、热淋涩痛、痈肿疮疡、毒蛇咬伤等。

### 偏方介绍

使君子性温，味甘，归脾、胃、大肠经，具有健脾胃、消积、驱虫等功效，主治虫积腹痛、小儿疳积、腹胀泻痢、小儿百病疮癣等。使君子用量不宜过大，否则会引起恶心、眩晕等副反应。

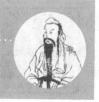

# 中药偏方 皮肤科

# 斑秃 >>

斑秃是脱发的一种，特征是头发呈片状脱落，民间俗称"鬼剃头"。中医认为血虚生风，发失滋荣就会致斑秃。中医有云，"肝藏血，发为血之余"，故大凡脱发治疗以养肝补肾、养血、活血为主。

## 偏方01 茯苓粉

【用料】茯苓适量。

【做法】将茯苓研成细粉，用温开水送服，每次10克，每日2次，连续服药，以出新发为度。

【功效】活血，通络，生发。治斑秃。

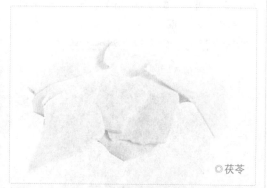

◎茯苓

### 偏方介绍

茯苓性平，味甘、淡，归心、肺、脾、肾经，具有利水渗湿、益脾和胃、宁心安神之功用，用于小便不利、水肿胀满、痰饮咳逆、遗精、淋浊、惊悸、健忘等。茯苓之利水，是通过健运脾肺功能而达到的。茯苓的功效非常广泛，将它与各种药物配伍，不管寒、温、风、湿诸疾，都能发挥独特功效。

## 偏方02 补血生发汤

【用料】黑芝麻50克，何首乌50克，蜂蜜120克。

【做法】将黑芝麻、何首乌共研末，与蜂蜜共做丸，每丸重6克，每次1~2丸，日服2次。

【功效】对斑秃有治疗作用。

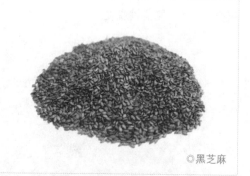

◎黑芝麻

### 偏方介绍

黑芝麻性平，味甘，归肝、肾、大肠经，具有补肝肾、润五脏、益气力、长肌肉、填脑髓的作用，可用于治疗肝肾精血不足所致的眩晕、须发早白、脱发、四肢乏力、五脏虚损、皮燥发枯、肠燥便秘等病症。

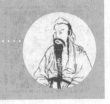

# 中药偏方

## 皮肤科
# 脱发 >>

脱发是由多种原因引起的毛发脱落的现象，生理性的如妊娠、分娩，病理性的如伤寒、肺炎、贫血及癌症等都可能引起脱发。另外，用脑过度、营养不良、内分泌失调等也可能引起脱发。其在临床上分为脂溢性脱发、先天性脱发、症状性脱发、斑秃等。中医认为，脱发多由肾虚，血虚，不能上荣于毛发，或血热风燥，湿热上蒸所致。

## 偏方01  白芍当归煎剂

【用料】白芍、当归、何首乌藤、熟地黄、女贞子、蛇床子、旱莲草各15克，黑芝麻30克，川芎12克，丹皮12克，红花10克，防风10克，白鲜皮30克。

【做法】水煎服，每日1~2次。

【功效】养血润燥，祛风止痒。治头皮屑多、斑秃、全秃、脂溢性脱发。

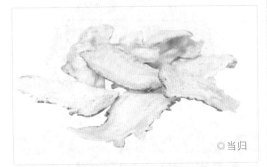

◎当归

### 偏方介绍

当归为多年生草本植物，以根入药。当归性温，味甘、辛，归肝、心、脾经，具有补血活血、调经止痛、润肠通便的功效，用于血虚萎黄、眩晕心悸、月经不调、肠燥便秘、跌扑损伤、痈疽疮疡等。

## 偏方02  柏叶五味丹参方

【用料】侧柏叶30克，五味子、丹参、黄精各20克，生地黄、玉竹、益母草各15克，首乌、防风、川芎、荆芥、桃仁、丹皮各10克。

【做法】将上药冷水浸20分钟煎煮。首煎沸，文火煎30分钟，二煎沸文火煎20分钟。两煎药液混匀，总量约250毫升，每日1剂，分早晚2次温服。

【功效】活血生发。治各种脱发症。

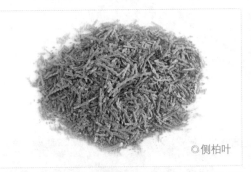

◎侧柏叶

### 偏方介绍

侧柏叶为柏科植物侧柏的嫩枝叶。侧柏叶性寒，味苦、涩，归心、肝、大肠经，具有凉血、止血、祛风湿、散肿毒的功效，用于吐血、尿血、肠风、崩漏、风湿痹痛、细菌性痢疾、高血压、咳嗽、丹毒、痄腮、烫伤等。侧柏叶还有乌须发、止咳喘的功效。

## 偏方03 地黄补肝肾方

【用料】生地黄15克,熟地黄15克,女贞子15克,旱莲草15克,淮山药15克,何首乌15克,丹参15克,茯苓10克,山茱萸10克,泽泻10克,炙甘草5克。

【做法】将以上药用水煎服,每日1次。

【功效】补肝益肾。治肝肾亏损型脱发。

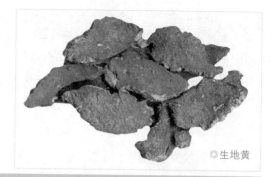
◎生地黄

#### 偏方介绍

生地黄性寒,味甘、苦,归心、肝、肾经,具有清热、生津滋阴、养血的功效,主治阴虚发热、消渴、吐血、衄血、血崩、月经不调、胎动不安、阴伤便秘。熟地黄具有养血滋阴、填精益髓的功效,配合其他中药使用,能补肝益气,生血生发。

---

## 偏方04 茵陈地黄煎剂

【用料】茵陈30克,生地黄30克,马齿苋30克,制首乌30克,金银花30克,白鲜皮20克,防风6克,荆芥10克,连翘15克,当归15克。

【做法】水煎服,每日服2次。

【功效】疏风清热,凉血活血。治脂溢性脱发,头皮瘙痒。

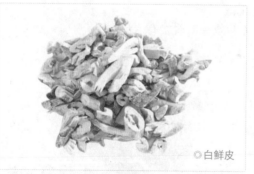
◎白鲜皮

#### 偏方介绍

白鲜皮性寒,味苦、咸,归脾、肺、小肠、胃、膀胱经,具有清热燥湿、祛风止痒、解毒等功效,用于风热湿毒所致的风疹、湿疹、疥癣、黄疸、湿热痹。配合茵陈、生地黄使用,对脱发、斑秃等有一定的疗效。

---

## 偏方05 芝麻当归煎剂

【用料】黑芝麻30克,当归20克,熟地黄20克,生地黄20克,制首乌20克,侧柏叶15克,旱莲草20克。

【做法】先将上药用冷水泡1个小时,然后用武火煎煮,再改为文火,煎30分钟即可,饭后服用,每日2~3次,每剂药可煎服3次。

【功效】滋阴,补肾,生发。治脱发。

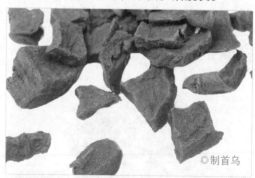
◎制首乌

#### 偏方介绍

何首乌为蓼科植物何首乌的干燥块根。何首乌性微温,味苦、甘、涩,归肝、肾经,具有养血祛风、补益精血、乌须发、强筋骨、补肝肾的功效。何首乌能补血生发,对斑秃、脱发有一定的疗效。

## 偏方06 首乌汤

【用料】制首乌24克，熟地黄15克，侧柏叶15克，黄精15克，枸杞12克，骨碎补12克，当归9克，白芍9克，红枣5枚。

【做法】水煎服。

【功效】对脱发有治疗作用。

## 偏方07 首乌黑豆煎剂

【用料】黑豆、何首乌各20克，黄芪、黑芝麻、阿胶（烊化）各15克，白术、桂圆肉12克，大枣9枚。

【做法】水煎服，每日1剂，同时外用桑白皮300克煎汤涂擦于患处，每日2～3次。

【功效】活血，通络。治斑秃脱发。

## 偏方08 首乌地黄方

【用料】何首乌20克，熟地黄20克，补骨脂15克，川芎15克，牛膝15克，菟丝子15克，生黄芪15克，木瓜15克，羌活12克，防风12克。

【做法】水煎服，每日1剂，分2次服。

【功效】益气，养血，补肾。治脱发。

## 偏方09 熟地黄通络方

【用料】熟地黄20克，萝卜子20克，天麻15克，当归15克，羌活12克，木瓜12克，桑葚12克，旱莲草10克，何首乌10克，川芎9克，菊花9克。

【做法】水煎服，每日1剂，分2次服。

【功效】活血，通络。治脱发。

## 偏方10 首乌芝麻糊

【用料】黑芝麻500克，何首乌500克，旱莲草500克，黑豆1500克。

【做法】将上药加水浸泡6小时，再用文火煎至豆熟无水，不煳为度，将豆取出。每日早晚空腹各服20～30粒。

【功效】滋阴，补血。治青年脱发。

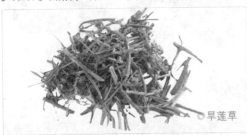

◎旱莲草

## 偏方11 鸡内金末

【用料】鸡内金（炒）100克。

【做法】将鸡内金研成细末，饭前用温开水送服，每次1.5克，每日3次，连服20日以上。

【功效】对脱发有治疗作用。

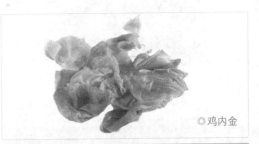

◎鸡内金

### 偏方介绍

旱莲草性寒，味甘、酸，归肝、肾经，具有凉血止血、补肾益阴的功效。主要用于治疗阴虚火旺、血热妄行的一切出血性疾病，及肝肾阴虚引起的齿枯、发白等，均可配用或单用。

### 偏方介绍

鸡内金具有消食健胃、涩精止遗的功效。近年来，中医挖掘"鸡内金治脱发、白发"古方，临床经验证明，该方对毛发干枯不泽、形体消瘦、目黯神疲、头发脱落等确有奇效。

## 偏方12 黄芪益气汤

【用料】生黄芪 20 克，党参 15 克，当归 9 克，炒白芍 9 克，炒白术 9 克，桂枝 6 克，桔梗 6 克，茯苓 9 克，炙甘草 3 克。

【做法】水煎服，每日 1 剂。

【功效】补肺益气，养血。治脱发。

## 偏方13 首乌当归丸

【用料】何首乌、当归、川芎、熟地黄、木瓜各适量。

【做法】将上药研碎，和为丸，每丸重 0.5 克，用温开水送服，每次 4 丸，每日 2 次。

【功效】养血祛风，益肾生发。治脱发。

## 偏方14 滋肾补血汤

【用料】制首乌 31 克，黄芪 24 克，当归 15 克，菟丝子 15 克，枸杞 15 克，熟地黄 24 克，旱莲草 15 克，黑豆 31 克，黑芝麻 15 克。

【做法】水煎服，每日 1 剂。

【功效】滋补肝肾，调补气血。治青壮年急性成片脱发及一般脱发。

## 偏方15 制首乌方一

【用料】制首乌 25 克，生地黄 15 克，菟丝子 20 克，蛇蜕 8 克，白芍 15 克，当归 10 克，天麻 10 克，川芎 6 克。

【做法】每剂药煎 3 次，将前 2 次药液内服，第 3 次药液洗头，每日 1 剂。

【功效】活血，通络。治青年脱发。

## 偏方16 制首乌方二

【用料】制首乌 25 克，当归 20 克，黑芝麻 20 克，侧柏叶 15 克，生地黄 15 克，熟地黄 15 克。

【做法】水煎服，每日 1 剂，分早晚 2 次服用。

【功效】养血，生发。治各种类型脱发症。

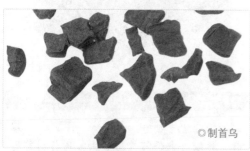

©制首乌

### 偏方介绍

制首乌具有补益精血、乌须发、强筋骨、补肝肾的功效。

## 偏方17 全蝎薏苡仁汤

【用料】全蝎 10 克，薏苡仁 30 克，黄柏、黄芩、栀子各 9 克，地肤子、茵陈、徐长卿、白鲜皮、乌梅各 15 克，蜈蚣 2 条。

【做法】每日 1 剂，水煎服，10 剂为 1 个疗程。每个疗程间隔 3 日。

【功效】对脱发有治疗作用。

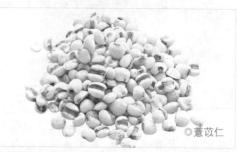

©薏苡仁

### 偏方介绍

薏苡仁性凉，味甘、淡，归脾、胃、肺经，具有健脾渗湿、除痹止泻的功效，可用于治疗水肿、脚气、小便不利、湿痹拘挛、脾虚泄泻等。与全蝎配合使用，对脱发有一定的疗效。

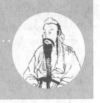

# 中药偏方 皮肤科 少白头 >>

按照中医理论，"肝主藏血，发为血之余""肾主藏精，其华在发""心主血脉""肺主皮毛"，也就是说，头发的生长和色泽变化，与五脏六腑的功能盛衰、阳气精血的温煦濡养息息相关。中医治疗少白头需补肝血、补肾气。

## 偏方01 健脾利湿汤

【用料】生熟地黄各 2500 克。

【做法】将两种地黄研细，炼蜜为丸，如绿豆大。每服 10 克，每日 3 次，白酒送下。

【功效】本方对各个年龄段及不同性别患者，因肝气郁结脾湿引起的白发有治疗作用。症见肝气郁滞、损及心脾，脾伤运化失职，气血生化无源，故而白发。

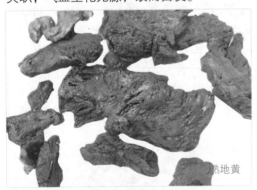

◎熟地黄

### 偏方介绍

熟地黄经生地黄炮制后，药性由微寒转微温，补益性增强。熟地黄具有养血滋阴、填精益髓的功效，与生地黄合用，对肝气郁结脾湿引起的白发有显著疗效。

## 偏方02 何首乌黑豆方

【用料】何首乌、生地黄、杭白芍、当归、夏枯草、菊花、连翘、桑叶、丹皮各 9 克，黑芝麻、茅根、黑豆各 30 克。

【做法】先服汤药数剂后，按上方 6 服，共研细末，加炼蜜为丸，每丸重 9 克。每次服 1 丸，日服 2～3 次，温开水送下。

【功效】养血凉血。治青年白发或须发早白。

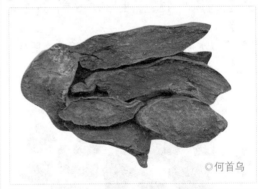

◎何首乌

### 偏方介绍

何首乌性微温，味苦、甘、涩，归肝、肾经。中药何首乌有生首乌与制首乌之分：生首乌具有解毒、润肠通便、消痈的功效；制首乌可取何首乌块倒入盆内，用黑豆汁与黄酒拌匀，置罐内或适宜容器内，密闭，放入水锅，隔水炖至汁液吸尽，取出，晒干。制首乌具有补益精血、乌须发、强筋骨、补肝肾的功效。

## 偏方03　桐子首乌汤

【用料】梧桐子 15 克，何首乌 25 克，黑芝麻 15 克，熟地黄 25 克。

【做法】水煎服，代茶饮。

【功效】对白发有治疗作用。

## 偏方04　生地黄桑葚末

【用料】生地黄 30 克，桑葚 30 克，白糖 15 克。

【做法】将生地黄、桑葚共捣末，每服 3 ~ 5 克，每日 2 ~ 3 次。

【功效】补肾乌发。治白发。

## 偏方05　枸杞首乌黑豆饮

【用料】小黑豆 500 克，枸杞 60 克，何首乌 30 克，核桃 12 个，童便适量。

【做法】先煎枸杞、何首乌，再用煎汤煎小黑豆、核桃仁，然后加童便搅拌，阴干，每早、晚空腹服黑豆 30 个。

【功效】对少白头有治疗作用。

## 偏方06　滋阴凉血汤

【用料】女贞子 500 克，巨胜子 250 克。

【做法】水煎，每次服 20 毫升，每日 2 ~ 3 次，温开水送下。

【功效】滋阴凉血。此方是治疗阴虚血燥所致白发的良方。

## 偏方07　牛膝汤

【用料】牛膝 2000 克。

【做法】每次煎服 20 克，每日 2 次。

【功效】对于青壮年头发早白有治疗作用。

## 偏方08　补肾黑发汤

【用料】黑芝麻粉、何首乌粉各 150 克，糖适量。

【做法】将上两味药加糖适量，煮成浆状，开水冲服，每晚 1 碗。

【功效】补血，益肾，乌发。此方主治精虚血弱所引起的白发。

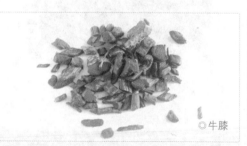

◎牛膝

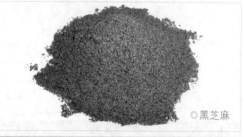

◎黑芝麻

### 偏方介绍

牛膝性平，味苦、酸，归肝、肾经，具有活血通经、利尿通淋、清热解毒的功效。《别录》中有记载："牛膝能疗伤中少气，补中续绝，填骨髓；妇人月水不通，益精，利阴气，止发白。"

### 偏方介绍

黑芝麻性平，味甘，归肝、肾、大肠经，具有补肝肾、润五脏、益气力、长肌肉、填脑髓的作用，可用于治疗肝肾精血不足所致的眩晕、须发早白、脱发、腰膝酸软、皮燥发枯、肠燥便秘等。

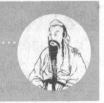
痛经是指女性在经期或行经期前后出现下腹部疼痛，常伴有腹部坠胀、恶心、腹泻、腰酸痛及其他不适，严重的可出现面色苍白、手脚冰冷等症状。本病属于中医学"经行腹痛"的范畴。中医认为其与情志所伤、起居不慎、六淫为害或素体虚弱有关。其病机为冲任瘀阻或寒凝经脉，使气血运行不畅，"不通则痛"。

## 偏方01 活血止痛汤

【用料】当归10克，延胡索15克，香附10克，白芍20克，甘草6克，桃仁15克，红花5克，川楝子10克，焙附子5克，生地黄20克。

【做法】共水煎，于月经干净后第5天始服药，连服5剂，每日1剂。

【功效】行气活血，化瘀止痛。

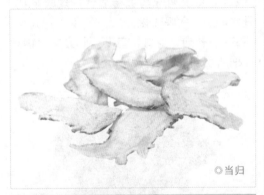

◎当归

### 偏方介绍

当归性温，味辛、甘，归肝、心、脾经，具有补血、活血、调经止痛、润燥滑肠等功效。可用于月经不调、痛经、崩漏、虚寒腹痛等。

## 偏方02 当归元胡酒

【用料】当归、元胡、制没药、红花各15克，白酒1000毫升。

【做法】将上药共捣碎，布包，用酒浸泡于净器中，1周后即可取用。每早、晚各空腹温饮1杯。

【功效】对月经欲来、腹中胀痛有治疗作用。

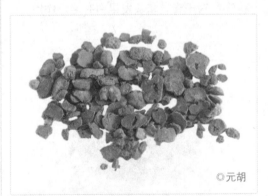

◎元胡

### 偏方介绍

元胡又名延胡索、玄胡，为罂粟科紫堇属多年生草本植物。元胡性温，味辛、苦，归心、脾、肝、肺经，能活血化瘀、行气止痛，尤以止痛之功效而著称。用于全身各部气滞血瘀之痛，如痛经、经闭、癥瘕、产后瘀阻、跌扑损伤、疝气作痛等症。

## 偏方03 樱桃叶汤

【用料】樱桃叶（鲜、干品均可）20 ~ 30克，红糖20 ~ 30克。

【做法】水煎，取液300 ~ 500毫升，加入红糖溶化，1次顿服，经前服2次，经后服1次。

【功效】对痛经有治疗作用。

## 偏方04 哈那鲨胎散

【用料】哈那鲨胎适量。

【做法】将哈那鲨胎焙黄，研细末。每次3克，每日3次，黄酒冲服。

【功效】养血调经。治血虚痛经。

## 偏方05 艾叶红花饮

【用料】生艾叶10克，红花5克。

【做法】将上药放入杯内，冲入开水300毫升，盖上杯盖，30分钟后服下。一般在来经前1天或经期服2剂。

【功效】对痛经有治疗作用。

## 偏方06 蔷薇根七叶莲方

【用料】鲜蔷薇根60克，七叶莲9克，米酒适量，鸡蛋2个。

【做法】将前两味加水煎煮，3碗煎至1碗，去渣备用。鸡蛋煮熟去壳，入药液同煮，加少量米酒服食。在月经来前2天开始服，每日1次。

【功效】对湿热下注所致之痛经有治疗作用。

## 偏方07 艾叶藕节水

【用料】艾叶15克，五灵脂12克，藕节15克。

【做法】水煎服，每日2 ~ 3次。

【功效】对痛经有治疗作用。

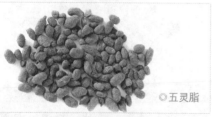

◎五灵脂

**偏方介绍**

五灵脂性温，味甘，归肝经，具有活血散瘀、炒炭止血的功效。用于心腹瘀血作痛、痛经、血瘀经闭、产后瘀血腹痛。炒炭治崩漏下血；外用治跌打损伤、蛇、虫咬伤。不宜与人参同用。

## 偏方08 荔枝核香附方

【用料】荔枝核、香附、黄酒各30克。

【做法】将荔枝核、香附研成细末，装入瓷瓶密封保存，到痛经发生之前1天开始服用，每次服6克，以黄酒适量调服，1日3次。

【功效】对以气滞为主的实证痛经有治疗作用。

◎荔枝核

**偏方介绍**

荔枝核为无患子科植物荔枝的干燥成熟种子。荔枝核性温，味甘、涩，归肝、胃经，具有行气散结、祛寒止痛的功效，用于寒疝腹痛、睾丸肿痛、胃脘疼痛、经前腹痛等。

# 妇产科
# 月经不调 >>

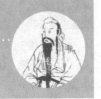

月经不调是一种常见的妇科疾病，表现为月经周期或出血量的异常，或是月经前、经期时的腹痛及全身症状。月经不调在于气血失于调节而导致血海蓄溢失常，其病因多由于肝气郁滞或者肾气虚衰所致，以肝郁为主，肝为肾之子，肝气郁滞，疏泄失调，子病及母，使肾气的闭藏失司，故常发展为肝肾同病。

## 偏方01 滋阴养颜汤

【用料】生地黄 20 克，地骨皮 15 克，黄芩 10 克，沙参 20 克，甘草 6 克，白芍 20 克，三七末 4 克，白及 10 克，旱莲草 20 克，女贞子 20 克，茜草根 20 克。

【做法】水煎，分 2 次服。服 7 剂为 1 个疗程，每日 1 剂，以后于每月月经周期服 1 个疗程。

【功效】对月经不调有治疗作用。

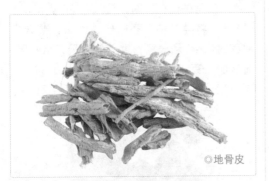

◎地骨皮

### 偏方介绍

地骨皮为茄科植物枸杞的根皮。地骨皮性寒，味甘，归肺、肝、肾经，具有凉血除蒸、清肺降火的功效。用于阴虚潮热、骨蒸盗汗、肺热咳嗽、咯血、衄血等。配合生地黄、黄芩、沙参等使用，对月经不调、月经提前等症状有疗效。

## 偏方02 养血美颜汤

【用料】党参 15 克，当归 10 克，黄连 20 克，熟地黄 10 克，肉桂 3 克，附子 10 克，菟丝子 20 克，续断 15 克，白芍 10 克，甘草 6 克。

【做法】每天 1 剂，每剂煎 2 次，分别于中、晚饭后服用，连服 1 周。此后于每月行经期间服用此方。

【功效】对月经延迟、经量少有疗效。

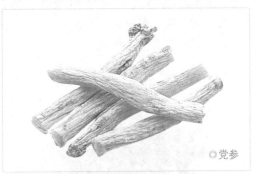

◎党参

### 偏方介绍

党参性平，味甘、微酸，归脾、肺经，具有补中益气、健脾益肺、和脾胃除烦渴的功效，用于脾肺虚弱、气短心悸、食少便溏、虚喘咳嗽、内热消渴等。

## 偏方03 养阴摄血汤

【用料】生地黄 20 克，地骨皮 20 克，旱莲草 20 克，女贞子 10 克，白芍 20 克，甘草 6 克，龙骨 20 克，田七 4 克，金樱子 20 克。

【做法】每天 1 剂，连服 7 日。此后每月月经来潮时服 5 剂，连服 6 个月经周期。

【功效】对月经过多、经期延长、崩漏等有治疗作用。

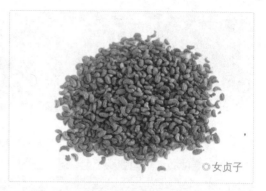
◎女贞子

### 偏方介绍

　　女贞子是木樨科女贞属植物女贞的果实。女贞子性凉，味甘、苦，归肝、肾经，具有补肝肾阴，乌须明目的功效。用于肝肾阴虚、腰酸耳鸣、须发早白、眼目昏暗、阴虚发热、胃病及痛风和高尿酸血症。

---

## 偏方04 补血调经汤

【用料】枸杞 30 克，白芍 20 克，当归 15 克，黄芪 15 克，甘草 6 克，熟地黄 20 克，陈皮 10 克，黄精 15 克，何首乌 10 克，丹参 15 克，人参 3 克。

【做法】每天 1 剂，连服 7 天。

【功效】有补气血、固冲任、调经血的功效。主治月经量少、经行腹痛、赤白带下等。

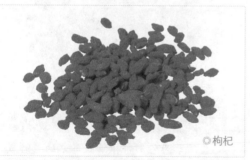
◎枸杞

### 偏方介绍

　　枸杞为茄科植物宁夏枸杞的干燥成熟果实。枸杞子性平，味甘，归肝、肾、肺经，具有养肝、滋肾、润肺的功效。中医常用它来治疗肝肾阴亏、腰膝酸软、头晕、目眩、目昏多泪、目视不清、阳痿、虚劳咳嗽、消渴引饮等症。

---

## 偏方05 补骨脂菟丝子方

【用料】补骨脂、菟丝子、蛇床子、吴萸、肉桂、香附、乌药、仙灵脾、巴戟天各等量，麻油适量。

【做法】研粉，取少量拌以麻油敷于肚脐，外盖薄塑膜片和胶布固定，每日调换。

【功效】对月经不调有治疗作用。

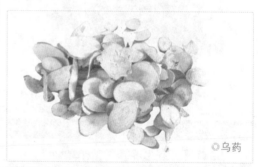
◎乌药

### 偏方介绍

　　乌药性温，味辛，归肺、脾、肾、膀胱经，具有行气止痛，温肾散寒的功效。

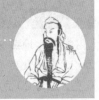

# 中药偏方 妇产科 闭经 >>

闭经与月经不调一样，也属于妇科常见疾病。中医认为是由于肝肾不足，气血亏虚，血脉失通所致。其有虚实之分，虚者多因气血不足和肾虚，实者多由寒凝、气滞和血瘀。治疗上，因气血不足的则应补益气血，因肾虚的则需补益下元，因寒凝的则需温经散寒，因气滞的则需疏肝理气，因血瘀的则需活血化瘀。可根据不同症状实行辨证施治。

## 偏方01 潜阴通经汤

【用料】广陈皮15克，石菖蒲15克，牛膝20克，当归20克，生麦芽50克，远志15克，山楂50克，甘草10克，丹参20克，桃仁15克，大枣5枚。

【做法】水煎服，连服30剂，每日1剂。

【功效】补肾疏肝，潜阴通经，活血补血。治闭经溢乳，心烦易怒，乳房胀痛。

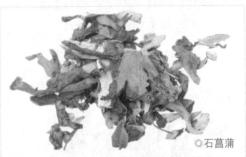

○石菖蒲

**偏方介绍**

石菖蒲具有化湿开胃、开窍豁痰、醒神益智的作用。与其他药物配合使用，能补肾疏肝，对提前闭经有一定疗效。

## 偏方02 益母草乌豆水

【用料】益母草30克，乌豆60克，红糖适量。

【做法】将益母草与乌豆加水3碗，煎至1碗。加糖调服，并加黄酒2汤匙冲饮。每天1次，连服7天。

【功效】活血，祛瘀，调经。治闭经。

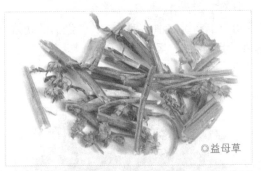

○益母草

**偏方介绍**

益母草为唇形科植物益母草的新鲜或干燥地上部分。其生于山野荒地、田埂、草地等，全国大部分地区均有分布，在夏季生长茂盛花未全开时采摘。益母草性微寒，味苦、辛，归心、肝、膀胱经，具有活血调经、利水消肿、清热解毒的功效，可用于血滞经闭、痛经、经行不畅、产后恶露不尽、瘀滞腹痛等。

## 偏方03 红枣姜糖茶

【用料】红枣60克,老姜15克,绿茶1克,红糖60克。

【做法】水煎代茶饮,连服至经来为止。

【功效】主治血虚型闭经,症见面色萎黄、神疲肢倦、小腹冷痛等。

## 偏方04 中华绒螯蟹方

【用料】中华绒螯蟹适量,黄酒1盅。

【做法】每次取蟹15克,用黄酒蒸熟。日服1次,经行停药。

【功效】活血调经。治血瘀闭经。

## 偏方05 芥菜子末

【用料】芥菜子60克,黄酒适量。

【做法】将芥菜子研为细末。每服6克,用热黄酒为引,每顿饭前服。

【功效】利气,温中,止痛。用治经闭不行1年,脐腹痛、腰腿沉重、寒热往来。

## 偏方06 淮山药玄参方

【用料】淮山药50克,玄参25克,白术15克,生鸡内金10克,牛蒡子15克,大黄10克,土鳖虫7.5克,桃红15克,怀牛膝25克。

【做法】水煎服,每日1剂,两煎液混匀,分早、午、晚各服1次。

【功效】对室女经闭、继发性闭经有治疗作用。

## 偏方07 活血养阴汤

【用料】百部10克,白及30克,金银花30克,蒲黄9克,甘草15克,沙参30克,五灵脂9克,鱼腥草30克,生麦芽50克,鳖甲20克,黄连5克。

【做法】水煎服,连服1个月,每日服1剂。

【功效】对结核性腹膜炎所致的闭经有治疗作用。

## 偏方08 蒲黄穿山甲方

【用料】蒲黄、五灵脂、穿山甲各2克。

【做法】共研末,敷于伤湿止痛膏上,贴于脐部。

【功效】对闭经有治疗作用。

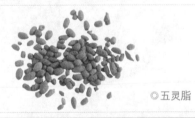

©五灵脂

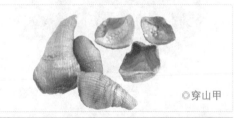

©穿山甲

### 偏方介绍

五灵脂性温,味甘,归肝经,具有活血散瘀、炒炭止血的功效,用于心腹瘀血作痛、痛经、血瘀经闭、产后瘀血腹痛。炒炭治崩漏下血;外用治跌打损伤,蛇、虫咬伤。五灵脂不宜与人参同用。

### 偏方介绍

穿山甲性微寒,味咸,归肝、胃经,具有活血散结、通经下乳、消痈溃坚的功效,用于血瘀经闭、癥瘕、风湿痹痛、乳汁不下、痈肿、瘰疬等。

# 妇产科
# 盆腔炎 >>

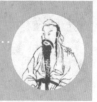

盆腔炎是指女性盆腔器官组织发生的炎症性病变，一般以子宫内膜炎和输卵管炎为多见，又分为急性和慢性两种。临床研究表明，下腹部持续性疼痛和白带增多为其主要症状。在盆腔炎急性发作期，常伴有发热、头痛、怕冷等症状，而慢性盆腔炎在发病期间，患者常伴有腰酸、经期腹痛、经量过多等症状。

## 偏方01　忍冬藤蜀红藤汤

【用料】忍冬藤30克，蜀红藤30克，大黄9克，大青叶9克，紫草根9克（后下），牡丹皮9克，赤芍9克，川楝子9克，制延胡索9克，生甘草3克。

【做法】水煎服，每日1剂。

【功效】清热解毒利湿，凉血活血化瘀。用治盆腔炎。

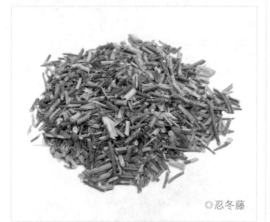

◎忍冬藤

### 偏方介绍

忍冬藤性寒，味甘，归肺、胃经，具有清热解毒、疏风通络的功效，用于温病发热、热毒血痢、痈肿疮疡、风湿热痹、关节红肿热痛等。与蜀红藤配合使用，对妇女盆腔炎症有很好的疗效。

## 偏方02　蛇牛汤

【用料】白花蛇舌草50克，入地金牛10克，穿破石15克。

【做法】水煎服，每日1剂，服药至盆腔炎症消失即停。

【功效】对盆腔炎有治疗作用。对盆腔脏器有炎性肿块，并伴有感染病灶者，疗效也较显著。

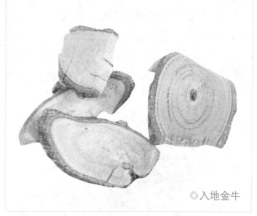

◎入地金牛

### 偏方介绍

入地金牛性温，味辛、苦，有小毒，归肝经，具有祛风通络、胜湿止痛、消肿解毒的功效，用于风寒湿痹、筋骨疼痛、跌打骨折、疝痛、咽喉肿痛、胃疼、蛔厥腹痛、牙痛、烫伤等。

女性怀孕后阴道不时少量下血，或时下时止，但无腹痛、小腹胀坠等现象者称为"胎漏"。如先感胎动下坠，继而有轻微腰酸腹胀，或阴道有少许出血者称为"胎动不安"，以上两种疾病统称为"先兆流产"。本病主要是冲任不固，不能摄血养胎所致。因冲为血海，任主胞胎，冲任之气固，则胎有所载，血有所养，其胎便可正常发育生长。

## 偏方01　固肾安胎汤一

【用料】菟丝子 30 克，金樱子 30 克，续断 15 克，当归 10 克，白芍 20 克，苎麻根 20 克，桑寄生 15 克，山茱萸 20 克，陈皮 10 克，黄芩 8 克，黄芪 15 克。如大便干，可加肉苁蓉 15 克；多梦者加首乌藤 15 克，柏子仁 15 克。

【做法】连服 30 剂，每天 1 剂。

【功效】对气血虚型胎漏、滑胎有疗效。

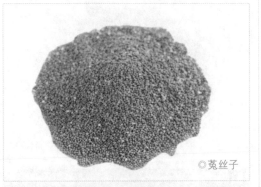

◎菟丝子

### 偏方介绍

　　菟丝子性平，味辛、甘，归肝、肾经，具有补肾益精、养肝明目、固胎止泄的功效，可用于腰膝酸痛、尿频余沥、耳鸣、头晕眼花、视力减退、先兆流产、带下等。

## 偏方02　固肾安胎汤二

【用料】菟丝子、川续断各 12 克，桑寄生、党参、白术、杜仲、阿胶（烊冲）各 9 克，艾叶 1.5 克。

【做法】水煎服，日 1 剂。

【功效】此方固肾安胎。主治孕后阴道少量出血，色鲜或淡红，下腹轻度胀痛，腰酸耳鸣，舌淡苔薄，脉沉细。

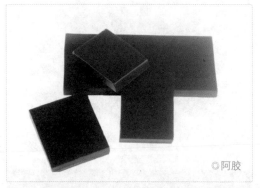

◎阿胶

### 偏方介绍

　　阿胶性平，味甘，归肺、肝、肾经，具有补血、止血、滋阴润燥的功效，同时能固肾安胎，对先兆流产有一定的疗效。

# 妇产科
# 乳腺炎 >>

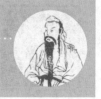

乳腺炎是指乳房部位发生的一种急性化脓性疾病，多发生于产后3~4周的妇女，尤其以初产妇多见。本病初期患者有发热恶寒，患侧乳房红、肿、热、痛的表现。其发病多因乳头破裂，不能被吸尽乳汁；或乳头内陷，影响哺乳，乳汁积滞；或产后情志不舒，肝气郁结，乳络不通，郁而化热，热盛肉腐；或产后乳络阻塞，外流不畅，瘀而成痈。

## 偏方01　通乳消肿汤

【用料】瓜蒌12克，牛蒡子12克，金银花15克，连翘12克，花粉12克，黄芩10克，栀子12克，柴胡10克，陈皮10克，皂刺10克，甘草8克。

【做法】水煎服，日1剂。

【功效】此方用于炎症初期，疏肝清热，通乳消肿。

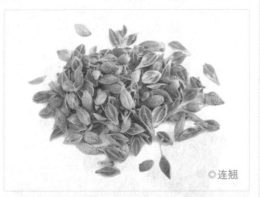

◎连翘

### 偏方介绍

连翘为木樨科植物连翘的果实。连翘性微寒，味苦，归肺、胃、心、小肠经，具有清热解毒、散结消肿的功效，用于热病初起、风热感冒、发热、心烦、咽喉肿痛、斑疹、丹毒、瘰疬、痈疮肿毒、急性肾炎、热淋等。

## 偏方02　蒲公英方

【用料】蒲公英、金银花、全瓜蒌各25克，连翘、柴胡各15克，青陈皮、王不留行、黄芩各10克，路路通12克。

【做法】水煎，日服1剂，分早、晚2次服。

【功效】对急性乳腺炎有治疗作用。

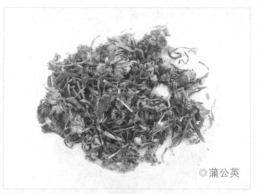

◎蒲公英

### 偏方介绍

蒲公英性寒，味苦、甘，归肝、胃经，具有清热解毒、消肿散结的功效，用于上呼吸道感染、结膜炎、流行性腮腺炎、高血糖、乳痈肿痛、泌尿系感染、尿路感染等。

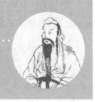

# 妇产科
## 中药偏方
## 女子不孕 >>

女子不孕分为原发性不孕和继发性不孕。婚后夫妻同居2年以上、配偶生殖功能正常，未避孕而不受孕者，为原发性不孕；如果曾怀孕但此后又2年以上未能受孕为继发性不孕。女性不孕的原因有生殖道堵塞、生殖道炎症、卵巢功能不全等因素。此外，严重的生殖系统发育不全或畸形、内分泌紊乱、神经系统功能失调等也会影响子宫内环境而导致不孕。

## 偏方01 紫石英方

【用料】紫石英、党参、川断各15克，仙灵脾、黄芩、徐长卿、当归、云苓各9克，熟地黄12克，鹿角霜、川芎各6克，川椒1.5克。

【做法】水煎服，每月从月经第7天开始服药，每日服1剂，连服3日停药1天，再服3剂。每月共服6剂，6剂服完后可交合。

【功效】对原因不明的不孕症有治疗作用。

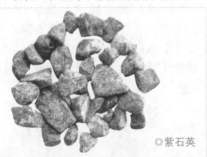

◎紫石英

### 偏方介绍

紫石英为卤化物类矿物萤石的矿石。全年均可采挖，采得后，去净外附的沙砾及黏土，拣选紫色的入药，捣成小块，生用或煅用。紫石英性温，味甘、辛，无毒，归心、肝、肺、肾经，具有镇静、安神、降逆气、暖子宫的功效，用于心悸、怔忡、惊痫、肺寒咳逆上气、女子宫寒不孕等症。

## 偏方02 鸡血藤方

【用料】鸡血藤30克，桃仁、车前子各15克，当归、艾叶、焦三仙、佛手各10克，三棱、莪术、泽泻各6克，川断12克，杜仲18克。

【做法】月经前3天开始服药，每日1剂，水煎，分2次温服。

【功效】对痛经、不孕有治疗作用。

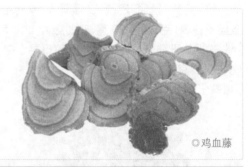

◎鸡血藤

### 偏方介绍

鸡血藤性温，味苦、甘，归肝、肾经，具有行血补血、调经、舒筋通络等功效，可治疗月经不调、经行不畅、痛经、血虚经闭等妇科病以及风湿痹痛、手足麻木、肢体瘫软、血虚萎黄等。配合其他中药，对治疗痛经、不孕等症也有一定的疗效。

## 偏方03 当归地黄汤方

【用料】当归、熟地黄各15克，白芍、艾叶各10克，香附9克，川芎、肉桂各6克，甘草3克。

【做法】水煎沸15分钟，滤汁，加水煎20分钟，滤汁，两次滤液对匀，分早、晚2次服。于每月经前服5剂，每日1剂，连服2个月。

【功效】对女子不孕有治疗作用。

## 偏方04 当归制香附方

【用料】当归15克，制香附15克，菟丝子15克，益母草30克，丹参30克，葛根30克，丹皮12克，红花10克，川牛膝10克，沉香（分吞）10克，炒杜仲24克，川断24克。

【做法】水煎服，每日1剂。

【功效】疏肝解郁，通经活血，调理冲任。

## 偏方05 鹿衔草方

【用料】鹿衔草60克，菟丝子、白蒺藜、槟榔各15克，辛夷、高良姜、香附、当归各10克，细辛6克。

【做法】水煎服，每日1剂。

【功效】对女子不孕有治疗作用。

## 偏方06 当归千年健方

【用料】当归、千年健各17.5克，牛膝20克，天麻、追地风各15克，防风15克，川芎5克，好高粱酒1500克。

【做法】以好高粱酒浸过上述药材10日，即可服用，每次1盅。

【功效】治不孕。

## 偏方07 当归方

【用料】当归、白芍、胎盘各60克，枸杞、鹿角胶、党参、杜仲、巴戟天、淫羊藿、桑寄生、菟丝子各30克，川芎20克，鸡血藤膏120克。

【做法】共研细末，炼蜜为丸。每日早、中、晚各服9克。

【功效】对妇女不孕有治疗作用。

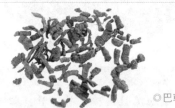

◎巴戟天

【偏方介绍】

巴戟天性温，味辛、甘，归肝、肾经，具有补肾助阳、强筋壮骨、祛风除湿的功效。用于肾虚阳痿、遗精早泄、少腹冷痛、小便不禁、宫冷不孕、风寒湿痹、腰膝酸软等。

## 偏方08 桃仁方

【用料】桃仁10克，当归10克，赤芍10克，三棱12克，莪术12克，昆布12克，路路通18克，地龙18克，川芎6克。

【做法】水煎服，每日1剂。

【功效】活血化瘀，通经活络。治输卵管不通。

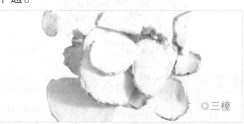

◎三棱

【偏方介绍】

三棱为黑三棱科植物黑三棱、细叶黑三棱、小黑三棱的块茎。三棱性平，味辛、苦，归肝、脾经，具有破血行气、消积止痛的功效，用于癥瘕积聚、气血凝滞、胁下胀疼、经闭、产后瘀血腹痛、跌打损伤等。

## 偏方09 大熟地黄方

【用料】大熟地黄 10 克，全当归 10 克，白芍 15 克，桑葚子 15 克，桑寄生 15 克，女贞子 15 克，仙灵脾 10 克，阳起石 10 克，蛇床子 3 克。

【做法】水煎分 2 次服，隔日 1 剂。月经期间，或遇感冒、腹泻等时，暂停服。

【功效】滋补肝肾，温补冲任。

## 偏方10 熟地黄鹿角片方

【用料】熟地黄 15 克，鹿角片 12 克（先煎），仙灵脾、枸杞子、菟丝子、党参各 15 克，仙茅、当归、紫河车、川断、丹参、牛膝各 12 克，山茱萸 10 克，炙龟板 15 克（先煎），壳砂 10 克。

【做法】每日 1 剂，煎 3 次，混匀，分 2 次服。

【功效】对原发性不育不孕症有治疗作用。

## 偏方11 当归白芍方

【用料】当归、通草、瓜蒌、枳壳、川楝子各 15 克，白芍 25 克，怀牛膝 20 克，王不留行 20 克，青皮 10 克，皂角刺 5 克，甘草 5 克，黄酒适量。

【做法】隔日服 1 剂，以经期服药为主，每日 1 剂，早、晚各服 1 次，黄酒送服。

【功效】疏肝理气，通络调经。治女性不孕。

## 偏方12 丹皮丹参方

【用料】丹皮 10 克，丹参 10 克，当归 10 克，白芍 10 克，生地黄 10 克，香附 10 克，茺蔚子 10 克，玄胡 10 克，怀牛膝 10 克，郁金 10 克，川芎 5 克，月季花 5 克，玫瑰花 5 克。

【做法】水煎服，每日 1 剂。

【功效】对输卵管阻塞不孕症有治疗作用。

## 偏方13 鹿鞭方

【用料】鹿鞭 100 克，当归 25 克，枸杞 15 克，北芪 15 克，生姜 3 片，嫩母鸡 1 只，阿胶 25 克。

【做法】将母鸡收拾干净，同前 5 味药入砂锅，加水煮沸改小火炖至鸡烂，下阿胶，待阿胶溶化后调味食用，连续多次，效显。

【功效】对妇女血虚体弱、宫寒不孕有疗效。

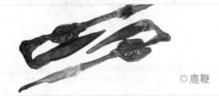

◎鹿鞭

鹿鞭性温，味甘、咸，归肝、肾、膀胱经，具有补肾精、壮肾阳、益精强腰膝的功效，用于肾虚劳损、腰膝酸痛、耳聋耳鸣、阳痿、遗精、早泄、宫冷不孕、带下清稀等。

## 偏方14 菟丝子方

【用料】菟丝子 18 克，杜仲 15 克，覆盆子 15 克，吉林参 6 克，延胡索 10 克，鹿角霜 30 克，当归 12 克，白芍 10 克。

【做法】水煎服，每日 1 剂。

【功效】补肾益气，滋养冲任。治妇女不孕症，证属肾气不充者。

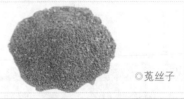

◎菟丝子

菟丝子性平，味辛、甘，归肝、肾经，具有补肾益精、养肝明目、固胎止泄的功效，可用于腰膝酸痛、阳痿、早泄、遗精、尿频余沥、耳鸣、头晕眼花、视力减退、先兆流产、带下等。

妇产科
# 更年期综合征 >>

　　更年期综合征是女性卵巢功能衰退导致的内分泌失调和自主神经功能紊乱的综合症状，并可引起骨质疏松、动脉硬化等一系列疾病，严重影响妇女的工作和生活质量。其发病年龄一般是从45岁左右开始，持续10~15年时间。这一时期妇女的心理、生理可发生各种改变。

## 偏方01　除烦润燥汤

**【用料】**鲜百合50克，生、熟枣仁各15克。

**【做法】**将生熟枣仁水煎去渣，将鲜百合与药汁同煎，每天1剂，食百合饮汤。

**【功效】**疏肝理气，滋水涵木，宁心安神，除烦润燥。主治（肝气郁结型）更年期心烦失眠等症，表现为月经不定期、量多或量少，急躁易怒，精神抑郁，脉弦。

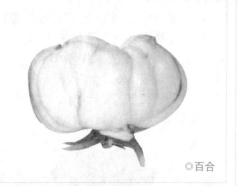

◎百合

### 偏方介绍

　　百合性微寒，味甘，归肺、心经，具有清火、润肺、安神的功效。百合能清心除烦，宁心安神，用于热病后余热未消、神思恍惚、失眠多梦、心情抑郁、喜悲伤欲哭等病症。百合偏凉性，胃寒的患者少用。与枣仁合用，能宁心安神，除烦润燥。

## 偏方02　填精养血汤

**【用料】**枸杞、熟地黄、山药、制首乌、当归、菟丝子各15克，山茱萸12克，山茱萸（炸）、龟板胶（炸）、川牛膝各10克，狗脊15克。

**【做法】**水煎服，日1剂。

**【功效】**此方滋肾填精养血。主治（精亏血枯型）女性更年期综合征。

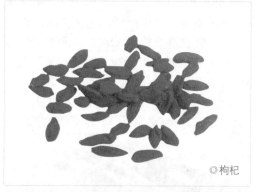

◎枸杞

### 偏方介绍

　　枸杞性平，味甘，归肝、肾、肺经，具有养肝、滋肾、润肺的功效。与其他中药合用，对更年期综合征有一定的疗效。

# 男科及泌尿科
## 阳痿 >>

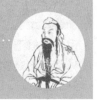

　　阳痿的发病率占成年男性的50%左右，中医认为阳痿是阴阳平衡失调的结果，因思虑忧郁，劳伤心脾，或饮食所伤等，致宗筋瘀疚，引起阴茎萎弱不起或临房举而不坚。患者应改变不良生活方式，消除高危因素。

### 偏方01　补肾壮阳汤

【用料】远志10克，山茱萸15克，五味子4克，柏子仁15克，熟地黄10克，龙齿15克，牡蛎15克，石菖蒲10克，枸杞子30克，合欢花15克，蛇床子10克，葫芦巴10克。

【做法】水煎服，隔天服1剂，连服1个月。

【功效】交通心肾，补肾壮阳。主治阳事痿顿、掌心发热、舌尖红或口舌糜烂。

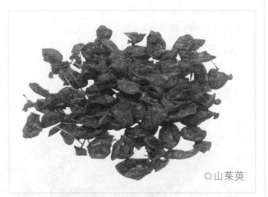

◎山茱萸

#### 偏方介绍

　　山茱萸为山茱萸科植物山茱萸的干燥成熟果肉。山茱萸性温，味酸、涩，归肝、肾经，具有补益肝肾、收敛固涩、固精缩尿、止带、止崩、止汗、生津止渴等功效，用于腰膝酸痛、头晕耳鸣、健忘、遗精滑精、遗尿尿频、崩漏带下、月经不调、大汗虚脱等。

### 偏方02　补脾填精汤

【用料】鹿角胶20克，熟地黄10克，菟丝子20克，续断10克，补骨脂5克，淫羊藿20克，巴戟天10克，杜仲15克，蛇床子10克，远志5克。

【做法】每日1剂，水煎分2次服，连服30剂。

【功效】温肾壮阳，补脾填精。主治阳事痿顿、精薄阴冷、腰膝酸软、小便清长等。

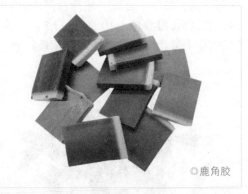

◎鹿角胶

#### 偏方介绍

　　鹿角胶性平，味甘、咸，归肝、肾经，具有温补肝肾、益精血、止血的功效。用于治疗肾气不足、虚劳羸瘦、腰痛、阴疽、男子阳痿、滑精、妇女子宫虚冷、崩漏、带下。

## 偏方03 鲜淫羊藿汤

【用料】鲜淫羊藿 200 克。

【做法】将药物剪碎烧干，水煎服，开水泡亦可。每日 3 次。

【功效】壮阳。治阳痿。

## 偏方04 参藿汤

【用料】党参、黄芪、淫羊藿各 30 克，龙眼肉、仙茅各 15 克，白术、当归、远志、炙甘草、巴戟天各 10 克。

【做法】水煎服，日 1 剂。

【功效】对阴茎举而不坚、食少神疲、寐不安宁、舌苔淡、脉沉细有治疗作用。

## 偏方05 酒浸阳起石

【用料】阳起石 15 克，白酒 1500 克。

【做法】将阳起石研末，浸白酒 1 日。每日 3 次，每次 50 克。

【功效】壮阳。

## 偏方06 蜈蚣茴香末

【用料】蜈蚣 30 尾，甘草 6 克，小茴香 3 克。

【做法】将上药共研末，每次服 2 克，每日 1 ~ 2 次。

【功效】对阳痿有治疗作用。

## 偏方07 人参肉苁蓉

【用料】人参 30 克，仙灵脾 30 克，肉苁蓉 30 克，枸杞 30 克。

【做法】将上药研细末，炼蜜为丸，每丸 2 克，每服 1 丸，日 2 ~ 3 次。或用白酒 1500 毫升泡 2 周后，每服 5 ~ 10 毫升，日 2 ~ 3 次。

【功效】补肾壮阳，强阴益精。治阳痿阴冷。

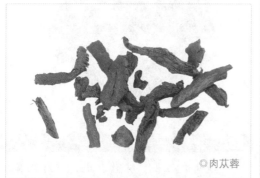

◎肉苁蓉

### 偏方介绍

肉苁蓉性温，味甘、咸，归肾、大肠经，具有补肾阳、益精血、润肠通便的功效，用于阳痿、不孕、腰膝酸软、筋骨无力、肠燥便秘等。

## 偏方08 地黄阳石汤

【用料】熟地黄、阳起石各 15 克，山药、狗脊、霜溢子各 12 克，葛根、川断、伸筋草、桑螵蛸、知母、巴戟天、蛇床子各 9 克，远志 6 克。

【做法】水煎服，日 1 剂。

【功效】对阳痿有治疗作用。

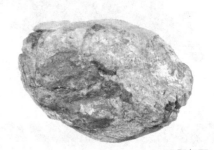

◎阳起石

### 偏方介绍

阳起石性温，味咸，归肾经，具有温肾壮阳的功效。用于肾阳虚衰、阳痿、遗精、早泄、腰膝酸软、宫寒不孕、带下、癥瘕、崩漏。

## 偏方09 附桂汤

【用料】制附子、桂圆各3克,熟地黄12克,川芎、白术各6克,酒炒白芍、当归、党参、枸杞、仙茅、巴戟天各9克,黄芪24克。

【做法】水煎服。

【功效】对阳痿有治疗作用。

## 偏方10 黄芪附子汤

【用料】鹿含草、黄芪、制附子(先煎)各30克,枸杞20克,补骨脂12克,菟丝子、川芎、赤芍各10克,鹿角霜、韭菜子各6克。

【做法】水煎服,日1剂。

【功效】对阳痿、早泄等有治疗作用。

## 偏方11 海狗肾人参散

【用料】海狗肾2具,人参、黄芪、玉竹、白术、白茯苓各9克,陈皮6克,沉香3克。

【做法】将上药共研细末。每次服6~12克,每日2次,温开水或白酒送服。

【功效】治气虚、体弱、阳痿。

## 偏方12 海马方

【用料】海马适量,黄酒1盅。

【做法】将海马炮炙研末。每次1~3克,每日3次,黄酒冲服。

【功效】补肾壮阳,舒筋活络。治肾虚阳痿、腰腿痛。

## 偏方13 蛤蚧汤治阳痿

【用料】蛤蚧1对,海马、鹿茸各10克,赤参15克,枸杞50克,淫羊藿、五味子各30克。

【做法】将上药洗净后,放入2500毫升白酒中,浸泡7天后即可饮用。每晚睡前饮35毫升,2个月为1疗程。

【功效】对阳痿有治疗作用。

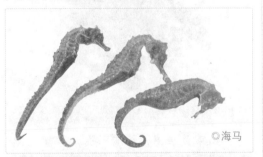

◎海马

## 偏方14 海狗肾方

【用料】海狗肾3具,肉苁蓉、山茱萸各50克,巴戟天40克,白酒适量。

【做法】将上述前4味药切细,置白酒中浸泡2~3日,以全部成分浸出为度,再加酒至1000毫升。每次服5~10毫升,每日3次。

【功效】对性欲减退、阳事不举有疗效。

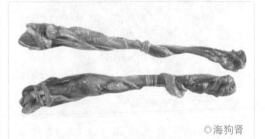

◎海狗肾

### 偏方介绍

海马性温,味甘,归肾、肝经,具有补肾壮阳、消癥瘕等功效,用于肾虚阳痿、难产、癥瘕、疔疮肿毒等。

### 偏方介绍

海狗肾多为海豹和海豹科动物斑海豹、点斑海豹的阴茎和睾丸。海狗肾性热,味咸,归肝经,具有暖肾壮阳、益精补髓的功效,用于虚损劳伤、阳痿精衰、早泄、腰膝痿弱、心腹疼痛等。

# 遗精 >>

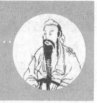

中医将精液自遗现象称"遗精"或"失精"。有梦而遗者名为"梦遗",无梦而遗,甚至清醒时精液自行滑出者为"滑精"。其多由肾虚精关不固,或心肾不交,或湿热下注所致。需要指出的是,遗精不是月经,所以没有规律可言。以前有遗精,现在消失了,也是很正常的事情。尤其是男性进入中年,几乎就不再发生遗精了。

## 偏方01　清火滋阴汤

【用料】黄连5克,生地黄15,当归10克,枣仁15克,茯神15克,远志10克,莲子肉15克,煅龙骨18克,牡蛎18克,甘草5克。

【做法】水煎服,每日1剂。

【功效】此方清心火,滋肾阴,交通心肾。主治睡眠不实而多梦、频繁梦中遗精、失眠健忘、头昏耳鸣、心悸心烦、腰酸腿软。

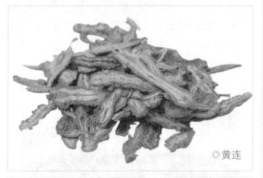

◎黄连

### 偏方介绍

　　黄连为毛茛科植物黄连、三角叶黄连和云连的干燥根茎。黄连性寒,味苦,无毒,归心、脾、胃、肝、胆、大肠经,具有清热燥湿、泻火解毒的功效,用于湿热痞满、呕吐吞酸、泻痢黄疸、高热神昏、心火亢盛、心烦不寐、血热吐衄、目赤、牙痛、消渴、痈肿疔疮,外治湿疹、湿疮、耳道流脓。

## 偏方02　降火固涩汤

【用料】知母、黄柏、丹皮、山茱萸、茯苓各9克,芡实、生地黄、山药、金樱子各15克,煅龙骨、煅牡蛎各18克,甘草5克。

【做法】水煎服,每日1剂。

【功效】此方滋阴降火,固涩。主治遗精频作、性欲亢盛、阴茎易举、腰膝酸软、五心烦热、舌红少津、脉细数。

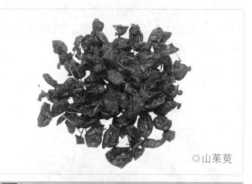

◎山茱萸

### 偏方介绍

　　山茱萸性温,味酸、涩,归肝、肾经,具有补益肝肾、收敛固涩、固精缩尿、止带、止崩、止汗、生津止渴等功效。用于腰膝酸痛、头晕耳鸣、健忘、遗精滑精、遗尿尿频、崩漏带下、月经不调、大汗虚脱等。

## 偏方03 五倍子末

【用料】五倍子6克。

【做法】焙干，研细末。用患者的唾液调敷脐中，外用纱布覆盖，胶布固定，翌日早晨去掉，每晚1次，连用3～5次。

【功效】对遗精有治疗作用。

## 偏方04 清肝泻火汤

【用料】丹皮、龙胆草、山栀、黄芩、柴胡各10克，生地黄、白芍各15克，甘草6克。

【做法】水煎服，每日1剂。

【功效】此方清肝泻火。主治梦中遗精、阴茎易勃起、性欲亢进、口苦咽干、脉弦数。

## 偏方05 清热利湿汤

【用料】萆薢、茯苓、石韦、车前子、灯芯草、石菖蒲、黄柏、苍术、龙胆草各10克，生牡蛎15克，甘草6克。

【做法】水煎服，每日1剂。

【功效】清热利湿。主治遗精频作、小便赤热混浊、心烦少寐、舌红苔黄腻等。

## 偏方06 海螵蛸五倍子方

【用料】密陀僧、五倍子各3克，海螵蛸4克。

【做法】将上药共研极细末，筛去粗末，备用。每晚临睡前，将少许药末撒在龟头上，如果包皮包茎，则将少许凡士林擦在龟头上，微润后，再撒药末。

【功效】对遗精有治疗作用。

## 偏方07 五倍子茯苓丸

【用料】五倍子120克，茯苓30克，龙骨15克。

【做法】将以上药物共研成末，面糊为丸，大小如绿豆。开水送服，每次服40粒，日服3次。

【功效】对肾虚遗精有治疗作用。

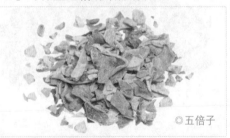

◎五倍子

## 偏方08 黄柏樗白丸

【用料】樗白皮30克，牡蛎150克，知母、黄柏各90克，青黛9克，蛤粉、神曲各15克。

【做法】共研细末，神曲糊为丸。每服9克，早、晚各1次。

【功效】对遗精，伴有头晕耳鸣、腰痛腿软、五心烦热、舌红、脉细数有治疗作用。

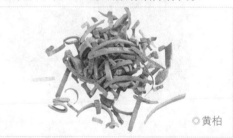

◎黄柏

### 偏方介绍

五倍子性寒，味酸、涩，归肺、大肠、肾经，具有敛肺、止汗、涩肠、固精、止血、解毒的功效，用于肺虚久咳、自汗盗汗、久痢久泻、脱肛、遗精、白浊、各种出血、痈肿疮疖等。

### 偏方介绍

黄柏性寒，味苦，归肾、膀胱、大肠经，具有清热、燥湿、泻火、解毒的功效。可用于热痢、泄泻、消渴、黄疸、梦遗淋浊、痔疮、便血、赤白带下、骨蒸劳热、目赤肿痛、口舌生疮、疮疡肿毒等。

## 偏方09　蛤蜊散

【用料】蛤蜊300克，五味子100克，山茱萸50克。

【做法】先煅蛤蜊，然后将其他药共研细末。每次服10克，每日2次，空腹温酒送服。

【功效】清热利湿，滋阴止遗。治遗精。

## 偏方10　生地黄党参方

【用料】生地黄、党参、远志、西菖蒲、砂仁、黄柏各15克，知母20克，黄连、灯芯草各10克，生龙骨30克，甘草6克。

【做法】水煎服。

【功效】对心肾不交型遗精有治疗作用。

## 偏方11　鸡蛋壳侧柏叶方

【用料】鸡蛋壳30克，侧柏叶20克，甘草6克。

【做法】水煎服，每日2次。

【功效】对遗精有治疗作用。

## 偏方12　人参山药粉

【用料】人参30克，山药30克，龙骨100克，茯苓50克，朱砂5克。

【做法】将上药共研末。每服5克，日服2次。

【功效】对食少畏寒而梦遗者有治疗作用。

## 偏方13　鸡内金方

【用料】鸡内金、黄酒各适量。

【做法】将干鸡内金刷净置瓦上用文火焙30分钟，待焦黄研成粉末，筛后备用。用时取鸡内金粉3克，用热黄酒半杯搅匀。每日早晚开水送服，3日为1疗程。

【功效】对结核病之遗精有治疗作用。

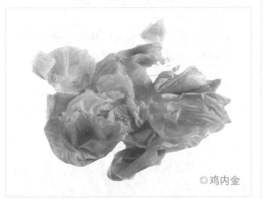

◎鸡内金

### 偏方介绍

鸡内金是指家鸡的砂囊内壁，系消化器官，用于研磨食物。鸡内金性寒，味甘，归脾、胃、小肠、膀胱经。该品为传统中药之一，用于消化不良、遗精盗汗等，效果极佳。

## 偏方14　金樱子白术方

【用料】金樱子、莲子肉、芡实、茯苓、山药各20克，白术、山茱萸、肉桂各10克，熟地黄、生黄芪各15克。

【做法】水煎服。

【功效】补肾壮阳，涩精止泻。治肾虚不固型遗精。

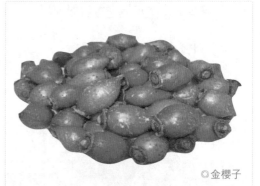

◎金樱子

### 偏方介绍

金樱子性平，味酸、甘、涩，归肾、膀胱、大肠经，具有收涩、固精、止泻的功效，用于滑精、遗精、遗尿、小便频数、脾虚久泻及妇女带下、子宫脱垂等。在感冒期间或发热的病人不宜食用金樱子。

# 早泄 >>

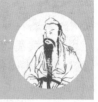

　　中医认为早泄是由于纵欲过度，或因犯手淫，致损伤精气，命门大衰，或思虑忧郁，损伤心脾，或恐惧过度，损伤肾气所致。在心理方面，也有可能由于精神紧张、心理阴影造成早泄，一般不需要药物或手术治疗，在性生活时把心情放平静，不要有太多心理压力，慢慢地就会恢复正常。

## 偏方01　温肾涩精汤

【用料】菟丝子、韭菜子、白石蜡、白茯苓、五味子、熟地黄、沙苑子各10克，桑螵蛸、生龙骨、生牡蛎各15克。

【做法】水煎服，每日1剂。

【功效】此方温补肾气，固肾涩精。主治阴茎勃起较缓慢、性交时阴器未接即泄、精液清冷稀薄、性欲淡漠、舌淡嫩、苔薄白、脉沉迟。

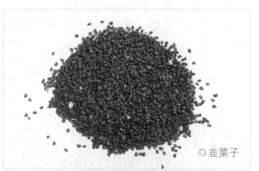

©韭菜子

### 偏方介绍

　　韭菜子为百合科植物韭菜的干燥成熟种子，以色黑、籽粒饱满、无杂质者为佳。韭菜子性温，味辛、甘，归肾、肝经，具有温补肝肾、壮阳固精、暖腰膝的功效，用于阳痿、遗精、早泄、白带、遗尿、小便频数、腰膝酸软、腰膝冷痛等。阴虚火旺者忌服韭菜子。

## 偏方02　清肝利胆汤

【用料】龙胆草、栀子、柴胡、芡实各10克，生地黄、车前子、黄芩各15克，当归、金樱子各12克，甘草5克。

【做法】水煎服，每日1剂。

【功效】此方清利肝胆湿热，固摄肾精。主治阴虚火旺型早泄，症见性欲亢盛、易冲动紧张而早泄、小便黄赤等。

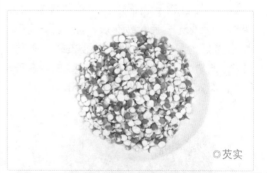

©芡实

### 偏方介绍

　　芡实性平，味甘、涩，归脾、肾经，具有益肾固精、补脾止泻、祛湿止带的功能。生品性平，涩而不滞，补脾肾而兼能祛湿，常用于白浊、带下、遗精、小便不禁，兼湿浊者尤宜。芡实炒后性偏温，气香，能增强补脾和固涩作用，常用于脾虚泄泻和肾虚精关不固的滑精。

## 偏方03　益气固精汤

【用料】黄芪 20 克，党参、茯苓、白术、酸枣仁、当归各 15 克，远志、芡实、龙骨各 10 克，甘草 5 克。

【做法】水煎服，每日 1 剂。

【功效】补益心脾，益气固精。主治心脾两虚型早泄，症见行房前心悸不宁、早泄等。

## 偏方04　茯苓汤

【用料】茯苓 15 克，猪苓 12 克，桂枝、细辛各 6 克。

【做法】水煎服，每日 1 剂。

【功效】对早泄有治疗作用。

## 偏方05　石莲子生地黄汤

【用料】石莲子、远志、黄柏、桑螵蛸、丹皮、五味子各 12 克，生地黄 20 克，茯苓 15 克，山茱萸、山药各 10 克。

【做法】将上药水煎服，每日 1 剂，30 天为 1 疗程。

【功效】对早泄有治疗作用。

## 偏方06　知母黄柏汤

【用料】知母、黄柏、芡实、莲须、酸枣仁、柴胡各 10 克，龙骨 30 克，牡蛎 30 克，珍珠母 50 克。

【做法】水煎服。

【功效】对早泄，症见舌尖边红、苔薄黄、脉弦伴有耳鸣者有治疗作用。

## 偏方07　鱼鳔蒸莲须

【用料】鱼鳔 15 克，莲须 20 克，盐、味精各适量。

【做法】将鱼鳔下油锅炸，用清水浸发除去火气。莲须洗净装入纱布袋，同放于瓷碗中，加水盖好，隔水蒸熟，取出纱布袋，下盐、味精，调匀。早、晚各服 1 次，连服 3 ～ 5 天。

【功效】对遗精、早泄有治疗作用。

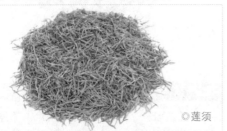

©莲须

### 偏方介绍

　　莲须为睡莲科植物莲的干燥雄蕊。莲须性平，味甘、涩，归心、肾经，具有固肾涩精的功效，用于遗精滑精、带下、尿频等。

## 偏方08　肉桂地黄方

【用料】肉桂 6 克，熟地黄、山茱萸各 9 克，茯苓 10 克，山药 12 克，丹皮 10 克。

【做法】水煎服，日 1 剂，分 2 次服。

【功效】益肾固精。适用于肾气不固所致的早泄。

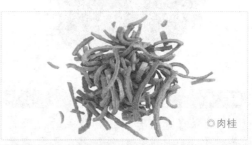

©肉桂

### 偏方介绍

　　肉桂性热，味辛、甘，归肾、脾、心经，具有补火助阳、引火归源、散寒止痛、活血通经的功效，可用于肾虚型阳痿、早泄、亡阳虚脱等。

# 男科及泌尿科
## 慢性肾炎 >>

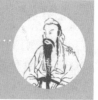

　　慢性肾小球肾炎（简称慢性肾炎）可发生于任何年龄，但以青、中年男性为主。其起病方式和临床表现多样，多数起病隐袭、缓慢，以血尿、蛋白尿、高血压、水肿为其基本临床表现。一般而言，患者凡有尿检异常、水肿及高血压病史，病程迁延，无论有无肾功能损害均应考虑此病，肾活检病理检查可确诊并有利于指导治疗和判断预后。

## 偏方01　潜阳利水汤

**【用料】** 生地黄、茯苓、白芍、炒枣仁、钩藤各 15 克，山茱萸、山药、丹皮、五味子、当归、知母、泽泻、菊花各 10 克。

**【做法】** 水煎服，每日 2 次。

**【功效】** 此方滋养肝肾，潜阳利水。主治目睛干涩或视物模糊、五心烦热、腰脊酸痛、月经失调、舌红少苔、脉弦细或细数。

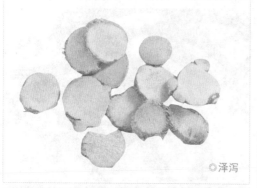

◎泽泻

### 偏方介绍

　　泽泻为泽泻科植物泽泻的干燥块茎，以块大、黄白色、光滑、质充实、粉性足者为佳。泽泻性寒，味甘、淡，归肾、膀胱经，具有利水渗湿、泄热通淋的功效，用于小便不利、热淋涩痛、水肿胀满、泄泻、痰饮眩晕、遗精等。

## 偏方02　滋肾养阴汤

**【用料】** 党参、黄芪、茯苓、生地黄、麦冬、菟丝子、覆盆子各 15 克，山茱萸、山药、丹皮、五味子各 10 克。

**【做法】** 水煎服，每日 2 次。

**【功效】** 此方健脾益气，滋肾养阴。主治面色无华、少气乏力、午后手足心热、口干咽燥、咽部暗红、舌质偏红少苔、脉细或弱。

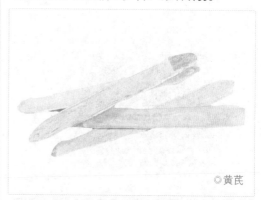

◎黄芪

### 偏方介绍

　　黄芪具有益气固表、敛汗固脱、托疮生肌、利水消肿之功效。与相关中药配合使用，能滋肾养阴，对肾炎有一定的疗效。

## 偏方03　侧柏叶汤

【用料】侧柏叶50克，大枣4枚，萹蓄100克，甘草6克。

【做法】将以上各味药加水2000毫升，煎至500毫升，每次饮150毫升，日3次。

【功效】对慢性肾炎有治疗作用。

## 偏方04　益母草汤

【用料】益母草120克。

【做法】水煎成2大碗，分4次服，隔3小时服1次，1天服完，连服10天。

【功效】活血化瘀，改善血液循环。治慢性肾炎。

## 偏方05　丹参当归汤

【用料】丹参、当归各20克，川芎15克，全蝎、水蛭各6克。

【做法】水煎服，日1剂。

【功效】对慢性肾炎有治疗作用。

## 偏方06　薏苡仁滑石粉汤

【用料】薏苡仁30克，滑石粉24克，茯苓24克，砂仁壳5克，肉桂3克。

【做法】水煎服。

【功效】健脾利湿，益肾化浊。治慢性肾炎。

## 偏方07　益肾汤

【用料】黄芪、茯苓、白术、白茅根、枸杞各25克，黄精、狗脊、川断、蒲公英、山药、生地黄、防己、甘草各15克，双花50克。

【做法】水煎服，日1剂。

【功效】对慢性肾炎有治疗作用。

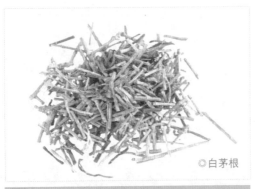

◎白茅根

## 偏方08　温脾补肾汤

【用料】党参、茯苓、仙茅、淫羊藿、白芍各15克，苍术、白术、陈皮各10克，干姜、甘草各6克。

【做法】水煎服，每日2次。

【功效】此方温补脾肾。主治（脾肾阳虚型）浮肿明显、腰脊酸痛、神疲纳呆等症。

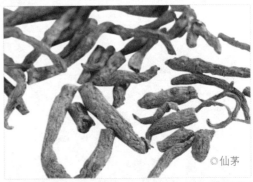

◎仙茅

### 偏方介绍

白茅根性寒，味甘，归肺、胃、小肠经，具有凉血止血，清热解毒的功效，用于吐血、尿血、热淋、水肿、黄疸、小便不利、热病烦渴、胃热呕哕、咳嗽等。白茅根还具有很好的治疗肾炎的作用。

### 偏方介绍

仙茅性温，味辛，有毒，归肾、肝经，具有补肾助阳、益精血、强筋骨和行血消肿的作用，主要用于肾阳不足、阳痿遗精、虚劳内伤和筋骨疼痛等。

## 中药偏方

### 男科及泌尿科
# 肾病综合征 >>

　　"肾病综合征"简称肾综，是指由多种病因引起的，以肾小球基膜通透性增加伴肾小球滤过率降低等肾小球病变为主的一组综合征。根据不同病因和病理将本征分为3类：即原发性肾病综合征、先天性肾病综合征、继发性肾病综合征。病情严重者会有浆膜腔积液、无尿表现。

---

### 偏方01　茯苓黄芪方

【用料】茯苓、黄芪、车前子(布包)各15克，白术、桂枝、牛膝、山茱萸、泽泻、党参、大腹皮、陈皮各10克，甘草6克，生姜3片，大枣5枚。

【做法】水煎服。

【功效】对肾病综合征迁延不愈、脾肾阳虚浮肿、舌胖质淡有齿痕、脉迟缓无力有治疗作用。

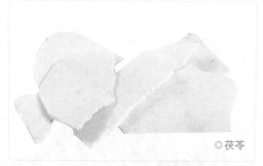

◎茯苓

### 偏方介绍

　　茯苓性平，味甘、淡，归心、肺、脾、肾经，具有利水渗湿、益脾和胃、宁心安神之功效，可用于治疗小便不利、水肿胀满、痰饮咳逆、呕哕、泄泻、遗精、淋浊、惊悸、健忘等。

---

### 偏方02　温肾通利汤

【用料】茯苓、猪苓、炒白术、仙灵脾、生地黄、丹皮各9克，附片5克，荠菜花30克，生大黄5克，肉桂2克，党参12克。

【做法】将上药用清水浸泡20分钟，附片需先煎40分钟，纳诸药再煎20分钟，每剂煎2次，每日1剂，早、晚分别服第一、二煎。

【功效】温肾通利。治肾病综合征。

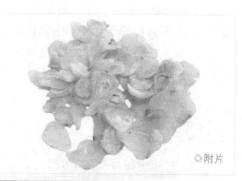

◎附片

### 偏方介绍

　　附片性大热，味辛，有毒，归心、脾、肾经。附片属温里药，有回阳救逆、温补脾肾、散寒止痛、温阳除湿的功效，用于阴盛格阳、大汗亡阳、吐痢厥逆、心腹冷痛、脾泄冷痢、脚气水肿、小儿慢惊、风寒湿痹、踒躄拘挛、阳痿、宫冷、阴疽、疮痿及一切沉寒痼冷之疾。

## 偏方03 脾肾双补汤

【用料】地龙、陈皮各10克，山药、菟丝子各15克，白术、车前子各12克，党参、生地黄各18克，黄芪、金樱子、芡实各24克。

【做法】温水泡1小时，文火煮沸后，再煎30分钟，连煎3次，取汁400毫升，早、晚各服200毫升，每日1剂。

【功效】对肾病综合征有治疗作用。

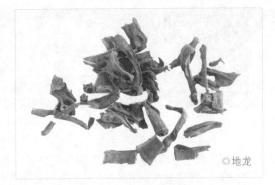
©地龙

### 偏方介绍

地龙为环节动物门钜蚓科动物参环毛蚓、通俗环毛蚓、威廉环毛蚓或栉盲毛蚓的干燥体。地龙性寒，味咸，归肝、脾、膀胱经，具有清热定惊、通络、平喘、利尿、解毒等功效，用于高热神昏、惊痫抽搐、关节麻痹、肢体麻木、半身不遂、尿少水肿、高血压等。

## 偏方04 熟地黄山药方

【用料】熟地黄50克，山药50克，山茱萸50克，牡丹皮15克，茯苓50克，肉桂20克，车前子45克，牛膝30克。

【做法】研末，炼蜜为丸，梧桐子大，每次6～9克，日服3次，开水吞服。

【功效】对肾病综合征，偏于肾阳虚，无持续性高血压和肾功能不全者有治疗作用。

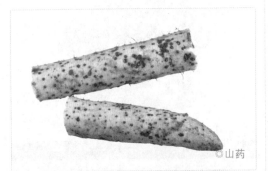
©山药

### 偏方介绍

山药为薯蓣科植物薯蓣的干燥根茎。山药性平，味甘，归脾、肺、肾经，具有补脾养胃、生津益肺的功效。山药与熟地黄等中药合用，对肾病综合征有一定的疗效。

## 偏方05 知母黄柏汤

【用料】知母12克，黄柏12克，元参12克，生地黄15克，紫花地丁20克，鱼腥草20克，金银花15克，连翘10克，板蓝根15克，黄芩15克。

【做法】水煎服，每日1剂，每天3次。

【功效】对肾病综合征有治疗作用。

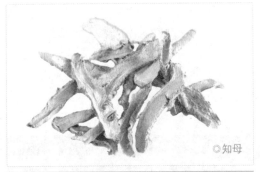
©知母

### 偏方介绍

知母性寒，味苦、甘，归肺、胃、肾经，属清热下火药，具有清热泻火、生津润燥的功效。

## 偏方06 苏蝉地黄汤

【用料】紫苏叶6克，蝉蜕3克，熟地黄18克，山茱萸9克，黄芪15克，山药18克，丹皮9克，桃仁5粒，玉米须12克。

【做法】清水文火煎，空腹服，每日1剂。

【功效】宣肺益肾。治肾病综合征。

## 偏方07 玉米须白茅根汤

【用料】玉米须30克，白茅根15克，薏苡仁12克，冬瓜皮、夏枯草、菊花、车前草各9克，茯苓皮、大腹皮、苍术各6克。

【做法】水煎服，1日1剂。

【功效】对肾病综合征有治疗作用。

## 偏方08 芡实黄芪汤

【用料】芡实30克，菟丝子、黄芪各20克，白术、茯苓、山药、金樱子、黄精、百合各15克，党参、枇杷叶各10克。

【做法】水煎服，1日1剂。

【功效】对肾病综合征有治疗作用。

## 偏方09 益肾健脾汤

【用料】甘草4克，黄芪12克，党参、炒白术、炒山药、茯苓、石苇、野山楂、丹参、制山茱萸各9克。

【做法】水煎服，每日1剂。

【功效】益肾健脾，利湿消肿。治慢性肾炎日久不愈及肾病综合征。

## 偏方10 黄芪汤

【用料】黄芪、茯苓各30克，生姜、大腹皮各20克，白术、猪苓、白芍各15克，肉桂3克。

【做法】水煎服，1日1剂。

【功效】对肾病综合征有治疗作用。

## 偏方11 金钱草方

【用料】金钱草、鱼腥草、白花蛇舌草、黄芪、玉米须、薏苡仁各30克，鹿衔草、金樱子、白术、猪苓、茯苓、生地黄、石苇、党参各15克，车前子、山茱萸、芡实各10克。

【做法】水煎服，1日1剂。

【功效】对肾病综合征有治疗作用。

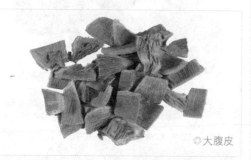

◎大腹皮

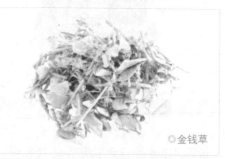

◎金钱草

### 偏方介绍

大腹皮为棕榈科植物槟榔的干燥果皮，性微温，味辛，归脾、胃、大肠、小肠经，具有下气宽中、行水消肿的功效，用于湿阻气滞、胸腹胀闷、大便不爽、水肿、脚气、小便不利等。

### 偏方介绍

金钱草性凉，味甘、微苦，归肝、胆、肾、膀胱经，具有清热解毒、散瘀消肿、利湿退黄之功效，可用于热淋、石淋、尿涩作痛、黄疸尿赤、痈肿疔疮、肝胆结石、尿路结石、肾病综合征等。

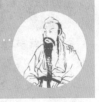

　　膀胱炎是发生在膀胱的炎症，主要由特异性和非特异性细菌感染引起，还有其他特殊类型的膀胱炎。其临床表现有急性与慢性两种。前者发病突然，排尿时有烧灼感，并在尿道区有疼痛；慢性膀胱炎的症状与急性膀胱炎相似，但无高热，症状可持续数周或间歇性发作，使病者乏力、消瘦，出现腰腹部及膀胱、会阴区不舒适或隐痛。

## 偏方01　蒲黄丸

【用料】蒲黄、冬葵子、赤茯苓、黄芪各50克，车前子、当归（微炒）、荆实各1.5克，麦门冬（去心）、生地黄各100克。

【做法】研细末，炼蜜和捣200～300杵，丸如梧桐子大，每服30丸，用米汤送下。

【功效】对虚损、膀胱有热、尿血不止有治疗作用。

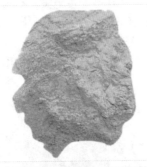

◎蒲黄

### 偏方介绍

　　蒲黄为香蒲科植物狭叶香蒲、宽叶香蒲、东方香蒲和长苞香蒲的花粉，生于河流两岸、池沼等地水边，以及沙漠地区浅水滩中。蒲黄性平，味甘，归肝、心包经，具有止血、化瘀、通淋的功效，用于吐血、衄血、咯血、崩漏、外伤出血、经闭、痛经、脘腹刺痛、跌打肿痛、血淋等。

## 偏方02　旋车汤

【用料】旋花茄15克，车前草15克。

【做法】将以上2味药切碎，水煎服，每日1剂，分3次温服。

【功效】清热利湿，解毒消炎。治膀胱炎、尿道炎引起的尿急、尿频、尿痛，以及体内热盛引起的小便热痛、小便出血等。

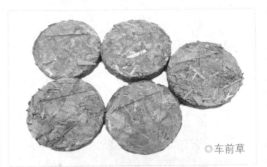

◎车前草

### 偏方介绍

　　车前草为车前科植物车前、大车前及平车前的种子和全草，生长在山野、路旁、花圃、菜圃以及池塘、河边等地。车前草性微寒，味甘、淡，归肺、肝、肾、膀胱经，具有清热利尿、渗湿止泻、明目、祛痰的功效，可用于小便不利、淋浊带下、水肿胀满、暑湿泻痢、目赤障翳、痰热咳喘等。

## 偏方03 桐树花汤

【用料】带蒂桐树花 30 枚。

【做法】加水煎，去渣。顿服，日 1～2 剂。

【功效】对急性膀胱炎有治疗作用。

## 偏方04 青金竹叶汤

【用料】鲜青金竹叶 15 克，生石膏 30 克。

【做法】将鲜青金竹叶、生石膏研碎，水煎服。每日 1 剂，分 3 次服。

【功效】清热解毒，止痛、利尿。治急慢性膀胱炎。

## 偏方05 千张纸汤

【用料】千张纸（鲜）50 克，黑面神（鲜）40 克。

【做法】洗净，切片，水煎服，每日 1 剂，分 3 次服。

【功效】清热解毒，利尿。

## 偏方06 一把篾汤

【用料】一把篾 30 克。

【做法】水煎服，每日 1 剂，分 2 次服。

【功效】清热利尿，散瘀活血。

## 偏方07 小蓟藕节山药汤

【用料】小蓟 30 克，藕节、山药各 20 克，连翘 15 克，生地黄、滑石、当归、甘草各 10 克。

【做法】水煎服。日 1～2 剂。

【功效】对急性膀胱炎有治疗作用。

## 偏方08 茴铃汤

【用料】小茴香、金铃子、猪苓、云苓各 6 克，牛膝 9 克，桂枝 3 克，白术 3 克。

【做法】水煎服，1 次服下。

【功效】对膀胱胀痛有治疗作用。

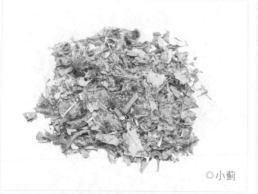
◎小蓟

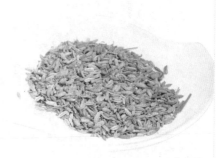
◎小茴香

### 偏方介绍

小蓟性凉，味甘、苦，归心、肝经，具有凉血止血、祛瘀消肿的功效，可用于衄血、吐血、尿血、便血、崩漏下血、外伤出血、痈肿疮毒等。

### 偏方介绍

小茴香性温，味辛，归肾、膀胱、胃经，具有开胃进食、理气散寒、助阳道的功效，用于中焦有寒、食欲减退、恶心、腹部冷痛、疝气疼痛、睾丸肿痛、脾胃气滞、脘腹胀满作痛等。

前列腺增生又称前列腺肥大，属中医学"癃闭"的范畴，是老年人常见的疾病之一。前列腺增生主要症状包括尿频、尿线变细、排尿时间延长及充溢性尿失禁等，还往往伴有血尿、膀胱结石、肾功能损害等一系列症状。其中医病机为肾元虚亏，浊瘀阻塞或热结下焦，致膀胱气化不利。其虽病位在膀胱，却涉及肺脾肾三脏。

## 偏方01 化瘀利便汤

【用料】甘桃仁、苏木、白芍、熟地黄各10克，川芎、红花各5克，水蛭3克。

【做法】水煎服，日1剂。

【功效】活血化瘀，通利小便。主治瘀血内阻型前列腺增生，症见尿如线细或尿流分叉、排尿时间延长，或尿分几段排出、尿道涩痛、会阴胀满、苔白腻、脉涩。

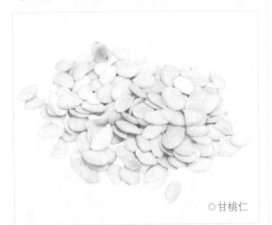

◎甘桃仁

### 偏方介绍

甘桃仁性平，味苦、甘，归心、肝、大肠经，具有活血祛瘀、润肠通便、止咳平喘的功效，用于闭经、痛经、跌扑损伤、前列腺增生、肠燥便秘等。

## 偏方02 化气行水汤

【用料】车前子（包煎）、仙茅、仙灵脾、山药各10克，制附片5克，肉桂3克，鹿角片6克。

【做法】水煎服，日1剂。

【功效】此方温补肾阳，化气行水。主治肾阳虚衰型前列腺增生，症见排尿困难、滴沥不畅、尿色清白、舌体胖嫩、脉沉细。

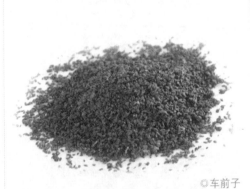

◎车前子

### 偏方介绍

车前子性微寒，味甘、淡，归肺、肝、肾、膀胱经，具有清热利尿、渗湿止泻、明目功效，用于小便不利、淋浊带下、水肿胀满、暑湿泻痢、目赤障翳、痰热咳喘等。

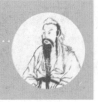

沙眼发病时，病眼睑结膜粗糙不平，形似沙粒，故名沙眼。沙眼早期症状不明显，部分病人会表现为眼刺痒、干涩、见风流泪，晨起时眼角有少量的分泌物，常觉眼睛疲劳不适，睁不开眼等。外感风热毒邪，或湿热内蕴与毒邪相合，上壅胞睑，脉络阻滞，或素体积热与毒邪相合，眼部不洁，卫生不良之人易患本病。

## 偏方01　散瘀止痛汤

【用料】大黄、红花、白芷、防风各10克，当归、栀子仁、黄芩、赤芍、生地黄、连翘各12克，生甘草6克。可酌加丹皮。

【做法】水煎服，日1剂。

【功效】此方凉血散瘀清热。主治眼刺痒灼痛、干涩畏光、眵泪胶黏、睑内颗粒累累、黑睛赤膜下垂。可兼治舌红、脉数。

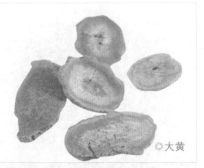

◎大黄

### 偏方介绍

大黄性寒，味苦，归胃、大肠、肝、脾经，具有攻积滞、清湿热、泻火、凉血、祛瘀、解毒的功效，主治实热便秘、热结胸痞、湿热泻痢、黄疸、小便不利、目赤、咽喉肿痛、口舌生疮、胃热、咯血、便血、尿血、经闭、产后瘀滞腹痛、癥瘕积聚、跌打损伤、热毒痈疡、丹毒、烫伤等。

## 偏方02　清热止泪汤

【用料】金银花、连翘各15克，桔梗12克，薄荷6克（后煎），淡竹叶10克，甘草6克，防风10克，天花粉12克，牛蒡子10克，芦根10克。

【做法】水煎服，日1剂。

【功效】散风清热。主治眼内痒涩、迎风泪出、睑内细小颗粒丛生。

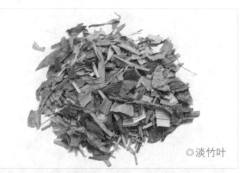

◎淡竹叶

### 偏方介绍

淡竹叶性寒，味甘、淡，无毒，归心、肾经，具有甘淡渗利、性寒清降、善导心与小肠之火下行而利尿通淋等功效，治热病烦渴、肺热咳嗽、小便赤涩淋浊、沙眼等。

# 青光眼 >>

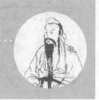

青光眼属于常见老年病之一。青光眼的典型症状是有严重的头痛、眼痛、恶心、呕吐、虹视，严重时眼部充血，眼睑水肿，角膜混浊、失去光泽，瞳孔扩大。中医认为青光眼是由风、火、痰、郁及阴阳失调，引起肝气郁结，肝阴虚损，肝肾阴虚，气血失和，经脉不利，目中玄府闭塞，珠内气血津液不行所致。

## 偏方01　夏枯草方

【用料】夏枯草30克,香附10克,当归10克,醋白芍15克，川芎5克，熟地黄15克，钩藤15克，珍珠母25克，车前草25克，乌梅15克，大白6克，荷叶20克，菊花20克，甘草3克，琥珀（冲服）3克。

【做法】水煎服，每日1剂。

【功效】滋阴潜阳，平肝清热，利窍收瞳。

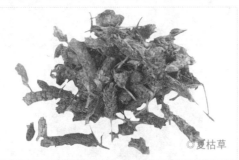

◎夏枯草

### 偏方介绍

　　夏枯草为双子叶植物唇形科夏枯草的干燥果穗。夏枯草性寒，味苦、辛，归肝、胆经，能清肝、散结、利尿，治瘰病、乳痈、目痛、黄疸、淋病、高血压、青光眼等。

## 偏方02　疏肝解郁汤

【用料】云苓15克，桂枝9克，生石决明15克，夏枯草9克，粳米90克，红糖适量。

【做法】将前4味药水煎去渣，入粳米、红糖煮粥。每日1剂。

【功效】此方疏肝解郁，调畅气机，平抑情绪波动。

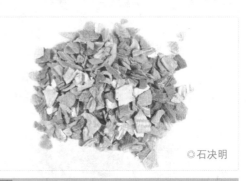

◎石决明

### 偏方介绍

　　石决明为鲍科动物杂色鲍、皱纹盘鲍、耳鲍、羊鲍等的贝壳。石决明性平，味咸，归肝经，具有平肝熄风、潜阳、除热明目的功效，用于肝阳上亢、头目眩晕、虚劳骨蒸、吐血、青盲内障等。肝开窍于目，石决明清肝火而明目退翳，为治目疾之常用药，治疗肝火上炎、目赤肿痛，可与夏枯草、决明子、菊花等配伍。

## 偏方03 当归川芎汤

【用料】当归3克，川芎6克，熟地黄3克，白芍6克。

【做法】水煎服，日服2次。

【功效】对青光眼有治疗作用。

## 偏方04 生地熟地汤

【用料】生地黄、熟地黄各18克，丹皮、茯苓、淮山药各15克，山茱萸、茺蔚子、菊花、当归、赤芍、知母各12克,荆芥穗9克。

【做法】水煎服，重者日2剂，缓解症状后每日1剂。

【功效】对阴虚火旺型青光眼有治疗作用。

## 偏方05 黄芩汤

【用料】黄芩4.5克，北沙参5克，白术6克，甘草6克，当归4.5克，柴胡6克，升麻6克，陈皮4.5克，菊花4.5克，草决明6克，新蒙花4.5克，谷精草3克，半红大枣3克。

【做法】水煎服，每日2次。

【功效】对青光眼有治疗作用。

## 偏方06 黄连羊肝丸

【用料】白羊肝1具（竹刀切片），黄连30克，熟地黄60克。

【做法】将黄连、熟地黄研末。同捣为丸，如梧子大。茶水送服50～70丸,日服3次。

【功效】对青光眼，症见望之如好眼，实则视物不见有治疗作用。

## 偏方07 补肝明目汤

【用料】羊肝100克，谷精草、白菊花各15克。

【做法】煎汤，食用羊肝。

【功效】此方具有益血、补肝明目、疏风清热之功效。主治青光眼（肝肾不足型）视力下降、眼珠胀硬、视物昏花、舌淡、苔白、脉细。

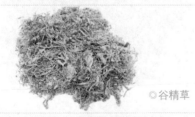
◎谷精草

谷精草为谷精草科植物谷精草带花茎的花序。谷精草性平，味甘，归肝、胃经，具有祛风散热、明目退翳的功效，用于肝经风热、目赤肿痛、目生翳障、风热头痛、夜盲症等。

## 偏方08 龙胆草方

【用料】龙胆草、山栀子、赤芍、菊花各12克，黄芩18克，夏枯草、茺蔚子各30克，生地黄、石决明、大黄各15克，荆芥穗、半夏、甘草各9克。

【做法】水煎服。

【功效】对肝郁化火型青光眼有治疗作用。

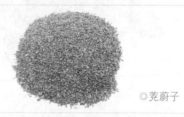
◎茺蔚子

茺蔚子由唇形科植物益母草的成熟果实风干而成。茺蔚子性微寒，味辛、苦，归心包、肝经，具有活血调经、清肝明目的功效，用于月经不调、闭经、目赤翳障、头晕胀痛等。

# 中药偏方

## 五官科

# 老年性白内障 >>

本病是老年常见病之一，以晶状体混浊而致视力减退甚至失明为特点。本病初起，自觉视物微昏糊，犹如眼镜遮睛，擦之视糊不减，然后视力逐渐减退，最终只见手动，或存光感。本病多因年老体弱、肝肾两亏，或脾失健运、精不上荣所致。另外，肝经郁热及湿浊上蒸也可致本病。

---

## 偏方01 生地黄熟地黄方

【用料】生地黄、熟地黄、麦冬、钩藤各20克，白芍、茺蔚子各15克，当归、白术、云苓、菊花、青葙子、决明子各12克，枸杞、石决明各30克，车前子、防风、红花、香附各10克。

【做法】水泛为丸，青黛为衣，1次6～10克，日2次。

【功效】滋养肝肾，清肝健脾，祛障明目。

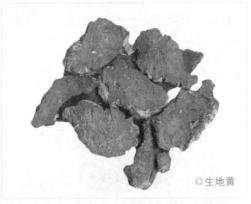

©生地黄

### 偏方介绍

生地黄性寒，味甘、苦，归心、肝、肾经，具有清热、生津滋阴、养血的功效。主治热入营血、血热妄行、斑疹吐衄等，对白内障有一定的治疗作用。

---

## 偏方02 熟地黄党参汤

【用料】熟地黄、党参、茯苓、炒山药各15克，菊花、黄精、制首乌各12克，川芎9克，红花10克，沙苑子、白芍、枸杞、当归、女贞子、制桃仁各12克，车前子、神曲、夏枯草各10克，陈皮6克。

【做法】水煎服。

【功效】对老年性白内障初发有治疗作用。

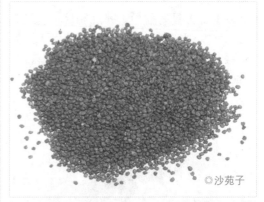

©沙苑子

### 偏方介绍

沙苑子性温，味甘，归肝、肾经，具有温补肝肾、固精、缩尿、明目的功效，用于肾虚腰痛、遗精早泄、白浊带下、小便余沥、眩晕目昏等。

---

# 五官科
## 鼻炎 >>

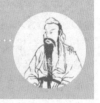

鼻炎是鼻黏膜或黏膜下组织因为病毒感染、病菌感染、刺激物刺激等，导致鼻黏膜或黏膜下组织受损，所引起的急性或慢性炎症。鼻炎导致产生过多黏液，通常引起流涕、鼻塞等症状。

## 偏方01 行滞化瘀汤

【用料】赤芍、川芎、红花、辛夷花、当归尾、丹参各10克，郁金、桃仁各15克，细辛3克。

【做法】水煎服。每日2次。

【功效】此方调和气血，行滞化瘀。主治肥厚性鼻炎。症见双鼻孔或单鼻孔持续性阻塞不通、嗅觉迟钝、涕黏白或黄稠。

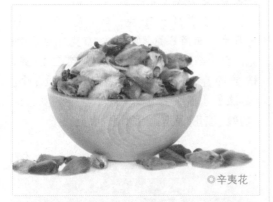
◎辛夷花

### 偏方介绍

辛夷花又名玉兰花，为木兰科落叶灌木植物辛夷的花蕾，在山东、四川、江西、湖北、云南、陕西南部、河南等地广泛栽培。辛夷花性温，味辛，归肺、胃经，具有祛风寒、通鼻窍的功效，用于风寒头痛、鼻炎、鼻流浊涕、鼻塞不通、齿痛等。

## 偏方02 调血益肺汤

【用料】党参、黄芪、五味子、荆芥、桔梗、诃子、苍耳子、辛夷花各10克，炙甘草8克，细辛3克。

【做法】水煎服。每日2次。

【功效】此方补益肺气。主治单纯性鼻炎。症见交替性鼻塞，或鼻塞时轻时重、涕多较清稀、鼻黏膜肿胀色淡红。

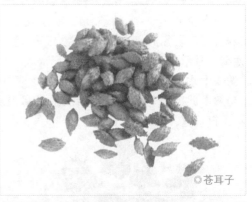
◎苍耳子

### 偏方介绍

苍耳子性温，味辛、苦，有毒，归肺经，具有散风除湿、通窍止痛的功能，用于鼻渊、风寒头痛、风湿痹痛、风疹、湿疹、疥癣等。西药制剂对变应性鼻炎、慢性鼻炎等都具有很好的疗效。

## 偏方03　辛凉解表汤

【用料】金银花 10 克，连翘 10 克，菊花 10 克，竹叶 10 克，牛蒡子 6 克，桔梗 10 克，薄荷 3 克，生甘草 6 克。

【做法】水煎服。每日 2 次。

【功效】此方辛凉解表。主治风热型急性鼻炎。

## 偏方04　川芎猪脑汤

【用料】猪脑（或牛羊脑）2 副，川芎、白芷各 10 克，辛夷花 15 克。

【做法】将猪脑剔去红筋，洗净备用。将川芎等 3 味药加清水 2 碗，煎至 1 碗。再将药汁倾入炖盅内，加入猪脑，隔水炖熟。饮汤吃脑。

【功效】通窍，补脑，祛风，止痛。

## 偏方05　辛温驱寒汤

【用料】荆芥 10 克，防风 10 克，苏叶 10 克，辛夷 6 克，淡豆豉 10 克，川芎 10 克，白芷 10 克，甘草 6 克。

【做法】水煎服。每日 2 次。

【功效】此方辛温解表。主治风寒型急性鼻炎。症见恶寒重、发热轻、无汗。

## 偏方06　辛夷薄荷汤

【用料】辛夷 10 克，辛夷花 6 克，薄荷 6 克，苍耳子 9 克，白芷 6 克，桑叶 9 克，菊花 9 克，金银花 12 克，连翘 12 克，桔梗 6 克，升麻 3 克，荆芥穗 3 克，甘草 3 克。

【做法】水煎服，每日 1 剂。

【功效】对鼻炎有治疗作用。

## 偏方07　清凉通窍汤

【用料】金银花、苍耳子、川芎各 15 克，菊花、蔓荆子各 10 克，黄芩 12 克，细辛 3 克，薄荷、甘草各 6 克。

【做法】水煎服。每日 2 次。

【功效】此方清凉通窍。主治变应性鼻炎。症见打喷嚏、流鼻涕。

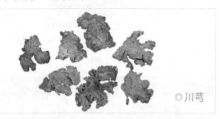

©川芎

## 偏方08　淡苍耳子方

【用料】淡苍耳子 12 克，辛夷花 10 克，白芷 6 克，薄荷 6 克，炒山栀 10 克，黄芩 10 克，银花 20 克，连翘 12 克，炒杏仁 10 克，桔梗 10 克，野菊花 10 克，葱白（带须）3 个。

【做法】水煎服，每日 1 剂。

【功效】清肺通窍，治急慢性鼻炎。

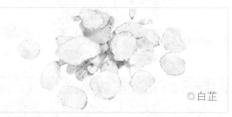

©白芷

### 偏方介绍

　　川芎具有行气开郁、祛风止痛的功效，是治疗头痛之首选药物。与金银花、苍耳子等合用具有很好的清凉通窍效果。

### 偏方介绍

　　白芷性温，味辛，归肺、脾、胃经，具有解表散寒、祛风止痛、通鼻窍、燥湿止带、消肿排脓、生肌止痛等功效。白芷用于头痛、眉棱骨痛、齿痛、鼻渊、寒湿腹痛、赤白带下、痤疮等。

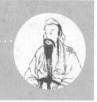

## 中药偏方 五官科

# 咽喉炎>>

根据中医理论，咽为胃之关，喉为肺之门。咽喉炎病因临床有内、外之分，外因多为感受风寒之邪，郁久化热或感受风热之邪，咽喉居上，首当其冲感受热邪；内因多为素体阴虚，又嗜食辛辣煎炒，痰热蕴结，上灼咽喉或日久耗伤肺肾之阴，导致虚火上炎，灼伤津液成痰，痰热循经上扰咽喉，清道失利所致。

### 偏方01 百合生地黄粥

【用料】生地黄30克，百合、粳米各50克。

【做法】先将生地黄加水800毫升，煎半小时，去渣留汁于锅中，再将百合、粳米放入慢熬至粥成，下白糖，调匀。分1~2次空腹服。

【功效】对胃肺伤阴、咽喉微痛、咳声嘶哑的慢性咽喉炎有治疗作用。

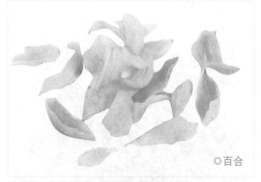

◎百合

#### 偏方介绍

百合性微寒，味甘，归肺、心经，具有清火、润肺、安神的功效。百合与生地黄合用，对咳嗽、咽喉炎等症有很好的疗效。

### 偏方02 蚤休元参方

【用料】草河车（又名蚤休）9克，元参9克，桔梗6克，牛蒡子6克，甘草5克，薄荷3克。

【做法】将上药用水3杯煎取1.5杯，渣再用水2杯煎取1杯，混合后服下。平均用药1~2剂，疗程为1~5天。

【功效】治咽喉炎。

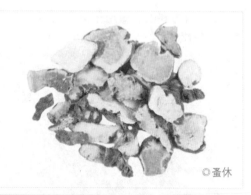

◎蚤休

#### 偏方介绍

蚤休为百合科植物七叶一枝花、金线重楼及数种同属植物的根茎。蚤休性寒，味苦、辛，有毒，归心、肝经，具有清热解毒、平喘止咳、熄风定惊的功效，可用于痈肿、疔疮、瘰疬、喉痹、慢性支气管炎、小儿惊风抽搐、蛇虫咬伤等。

## 偏方03 猫爪草方

【用料】猫爪草 25 克，绿豆 50 克。

【做法】将上药加适量水，煎取 500 毫升，分 3 次饮用。

【功效】对慢性咽炎有治疗作用。

## 偏方04 醋调稻草灰

【用料】稻草 1 把，醋适量。

【做法】将稻草烧成黑灰，研细，用醋调，吹入鼻中或灌入喉中，吐出痰涎即可。

【功效】解毒利咽。适用于喉炎、咽炎、咽喉肿痛、失声。

## 偏方05 蒲公英板蓝根水

【用料】蒲公英 50 克，板蓝根 30 克。

【做法】水煎，每日 1 剂，分 2 次口服。

【功效】清热解毒。用于治疗咽喉炎。

## 偏方06 醋调万年青叶

【用料】万年青叶 3 ~ 5 片，醋 50 毫升。

【做法】将鲜万年青叶捣汁，加醋混匀，入口频频含咽。

【功效】清热解毒，化瘀止血。适用于咽喉肿痛。

## 偏方07 绿豆芽木蝴蝶饮

【用料】绿豆芽 50 克，木蝴蝶 10 克，冰糖适量。

【做法】用滚开水 150 毫升，温浸 10 分钟，当茶饮。

【功效】清肺利咽。适用于声音嘶哑、咽喉痹痛、咳嗽。

## 偏方08 双叶汤

【用料】鲜桑叶 20 克，薄荷 10 克。

【做法】水煎取汁，凉凉后漱口，每日含漱 5 次，每次 5 分钟，可咽下。

【功效】对伴有发热头昏脑涨之急性咽喉炎有治疗作用。

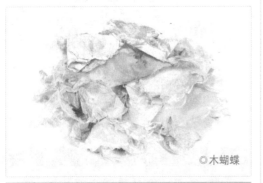

©木蝴蝶

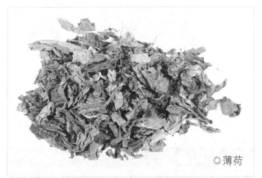

©薄荷

**偏方介绍**

　　木蝴蝶性微寒，味微苦、甘，归肺、肝、胃经，具有利咽润肺、疏肝和胃、敛疮生肌的功能，用于咽痛喉痹、声音嘶哑、咳嗽、肝胃气痛、疮疡久溃不敛、浸淫疮等。

**偏方介绍**

　　薄荷性凉，味辛，归肺、肝经，清香升散，具有疏风散热、清头目、利咽喉、透疹、解郁的功效，主治风热表证、头痛眩晕、目赤肿痛、咽痛声哑、鼻渊、牙痛、麻疹不透、肝郁胁痛脘胀。

# 第三篇
## 外用老偏方

    古老的祖国医学文化中，不仅偏方的取材广，其偏方的使用方式也各有所长。食疗偏方能调节五脏，以养而生；中药方剂结合多味中药，以水为"媒"，经"煎"和"熬"而使其发挥更好的药效，治标治本；而如皮肤、外伤、风湿等疾病，在治疗上则以外用敷贴、搽洗、熏蒸为主，还可适当配合传统医学中的按摩、刮痧等手法，以更适合的方式针对不同的病症进行治疗，以期达到更好的疗效。下面就为大家介绍这些外用小偏方。

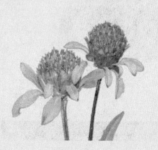

# 感冒 >>

　　感冒俗称"伤风"，是一种外感风邪或病毒感染所引起的发热性疾病，一年四季均可发生，尤以人体抵抗能力低下以及冬春两季气候骤变时发病较多。临床表现为发热、恶寒、头痛、鼻塞、流涕、咳嗽、胸闷、咽喉肿痛等症状。

## 偏方01　醋熏法预防流感

【用料】米醋不拘量。

【做法】将米醋加水适量，文火慢熬，在室内烧熏约1小时。

【功效】消毒杀菌。有预防流行性感冒、脑膜炎、胆囊炎之功效。

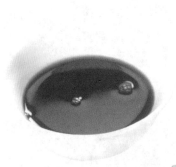

◎米醋

### 偏方介绍

　　米醋性温，味酸、苦，归肝、胃经，具有散瘀、止血活血、解毒、杀虫的功效。可用于产后血晕、癥瘕痃痞、黄疸、黄汗、吐血、衄血、大便下血、阴部瘙痒、痈疽疮肿等症，也可解鱼肉菜毒。醋有很好的抑菌和杀菌作用，能有效预防肠道疾病、流行性感冒和呼吸系统疾病。脾胃湿甚、痿痹、筋脉拘挛及外感初起忌服。

## 偏方02　葱姜外用方

【用料】葱白、生姜各15克，食盐3克。

【做法】将葱白、生姜洗净，捣烂成糊，用纱布包裹。用力涂擦前胸、后背、脚心、手心、腋窝、肘窝，擦后安卧。

【功效】清热，解表，通阳，解毒。治感冒。

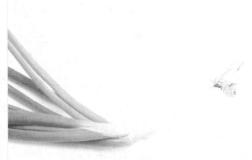

◎葱白

### 偏方介绍

　　葱鳞茎入药，称为葱白。葱白性温，味辛，归肺、胃经，具有通阳活血、驱虫解毒、发汗解表、散寒通阳、解毒散凝的功效。用于风寒感冒轻症、痈肿疮毒、痢疾脉微、寒凝腹痛、小便不利等病症，对风寒感冒、头痛、阴寒腹痛、痢疾等有较好的治疗作用。

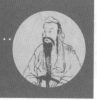

# 外用偏方 | 内科
# 高血压 >>

　　高血压是以体循环动脉血压增高为主要临床特征，并伴有血管、心、脑、肾等器官病理性改变的全身性疾病。初期病人往往多年无症状，随着血压发生变化，大脑中血液增加，脑内压力升高，病人整个头部会感到沉闷疼痛，产生头晕、耳鸣、目眩、心慌、烦躁、失眠、四肢麻木、颈顶僵硬等伴随症状。患者患病后期可合并发生心、脑、肾等方面的病变。

## 偏方01　五味贴敷降压方

【用料】鲜姜150克，蓖麻仁50克，吴茱萸20克，冰片10克。

【做法】将蓖麻仁、吴茱萸先捣碎，研成细末。将鲜姜捣烂为泥，再加冰片末，共调成糊状。每晚睡前敷贴两足底涌泉穴，次日清晨取掉，连用5～10次。

【功效】温补脾肾，平肝降压。用治高血压。

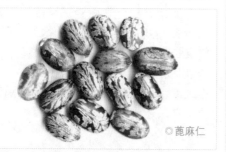

©蓖麻仁

## 偏方02　绿豆菊花枕头

【用料】绿豆干皮、干菊花适量。

【做法】将绿豆干皮及干菊花装入枕芯。睡觉时当枕头用。

【功效】清火明目，降血压。

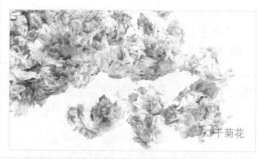

©干菊花

## 偏方03　小苏打水泡脚

【用料】小苏打2～3小勺。

【做法】将2000毫升的水加入锅内烧开，倒入洗脚盆中，在洗脚盆内加入2～3小勺小苏打（俗称"苏打粉"，一般药店有售），搅一搅化开，适当凉凉即可泡脚。水温不宜过烫，每次泡脚以20～30分钟为宜。

【功效】降血压。

## 偏方04　桃杏仁膏

【用料】桃仁12克，杏仁12克，栀子3克，胡椒7粒，糯米14粒，鸡蛋1个。

【做法】将前5物碎研细粉，用鸡蛋清调成糊状。分3次于每晚睡前贴于足心涌泉穴处，次晨取下弃之。每夜1次，每次敷贴1足，双足交替敷贴。6次为1疗程。

【功效】降血压，止眩晕。

胃痛是临床上常见的一个症状，多见于急慢性胃炎，胃、十二指肠溃疡病，也见于胃黏膜脱垂、胃下垂、胰腺炎、胆囊炎及胆石症等病。胃病中医又称胃脘痛，属于消化系统疾病。治疗胃痛，首应辨其疼痛的虚、实、寒、热性质及病在气还是在血，然后审证求因给予恰当的治疗。

## 偏方01　按摩疗法

（1）胃痛发作时，可用点穴止痛。病人仰卧，按摩者站于其旁。医者一手点内关，另一手点足三里，同时进行。先点左侧，再点右侧。

（2）病人俯卧，按摩者站于其旁。用双手掌揉背腰部数次。取至阳、脾俞、胃俞、三焦俞穴，如胃溃疡引起的胃痛，应重点在左侧的脾俞、胃俞、三焦俞按压；十二指肠溃疡引起的疼痛，重点应在右侧的脾俞、胃俞、三焦俞按压。

（3）用手掌揉搓小腿后侧（承山穴一带）数次。使局部有发热的感觉为好。因胃痛多属寒性，揉搓小腿后侧有生热祛寒、温暖脾胃的作用。

## 偏方02　自我按摩法一

（1）摩腹法：患者取仰卧位，双膝屈曲。两手掌相叠，置于腹部，以肚脐为中心，在中下腹部沿顺时针方向摩动约5分钟，以腹部有温热感为宜。用力宜先轻后重，然后扩大范围摩动全腹部约2分钟。

（2）擦腰骶法：患者取坐位，腰部前屈。两手五指并拢，掌面紧贴腰眼，用力擦向骶部，如此连续反复进行约1分钟，使皮肤微热，有热感为宜。

（3）以上两种自我按摩方法每日1~2次，连续治疗24天，然后根据病情可隔日治疗1次，直至症状消失。

## 偏方03　自我按摩法二

（1）对受寒凉和胃痉挛导致的胃痛，可一手按压另一手二三掌骨间的落零五穴，局部有酸痛感，止痛效果好，还可用手捏起胃痛部位的表皮，提捻片刻，至胃里有发热的感觉，疼痛可减轻或消失。

（2）用手掌自心口向脐部做推法数次，然后用中指点中脘，再用拇指按压内关、足三里、三阴交各1分钟。

## 偏方04　指压法

【取穴】足三里、胃俞、涌泉、印堂。
【操作】
（1）用拇指按揉足三里穴。
（2）取坐位，双手拇指按揉背部胃俞穴。
（3）用拇指按揉涌泉穴。
（4）用中指轻轻按揉印堂穴。

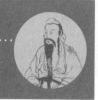

# 外用偏方　内科
# 便秘 >>

　　便秘是指排便困难、粪便干燥、大便次数减少的一种病症。引起便秘的原因有久坐少动、食物过于精细、缺少纤维素等，这些因素会使大肠运动缓慢，水分被吸收过多，粪便干结坚硬，滞留肠腔，排出困难，同时还伴有头痛、头晕、胸闷、腹胀、嗳气、食欲减退、睡眠不安、心烦易怒等。长期便秘可引起痔疮、肛裂。

## 偏方01　葱白外用通便法

【用料】葱白（小指粗）1根，蜂蜜少许。

【做法】将葱白洗净，蘸上蜂蜜，徐徐插入肛门内5～6厘米，再来回抽插2或3次，拔出，约20分钟即欲大便。如仍不排大便，再插入葱白抽插2或3次。

【功效】通便。

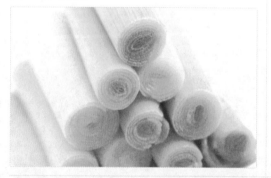

## 偏方02　盐水胡萝卜

【用料】鲜胡萝卜1根，盐少许。

【做法】将胡萝卜洗净，用刀刮去表皮，使胡萝卜光洁，削成纺锤形状，长约7厘米，浸在50%浓度的盐水内7天。用时慢慢塞入肛门内，约7分钟即可自行排便。

【功效】润肠通便。用治便秘。

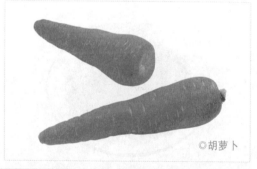

◎胡萝卜

## 偏方03　按摩疗法

（1）病人仰卧，按摩者站于其旁。用手指和手掌根在腹部做左右方向的推揉数次。再用手指拨揉左小腹部的硬块处数次，以加强大肠的蠕动功能。取穴：大横、腹结、照海、支沟。

（2）病人俯卧，医者站于其旁。用手掌揉腰骶部数次。取穴：大肠俞、次髎。

## 偏方04　刮痧疗法

【取穴】大肠俞、小肠俞、次髎、天枢、关元、足三里、支沟。

【操作】（1）刮拭大肠俞、小肠俞、次髎穴，以出痧为度。

（2）轻刮天枢、关元穴，以出痧为度。

（3）刮足三里穴及手部支沟穴，以出痧为度。

# 内科
## 头痛 >>

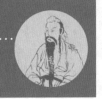

　　头痛是一种常见的自觉症状，它是许多疾病的先兆和临床表现，原因有很多。有些发病很急，有的则是慢性病。头痛又是一种高级神经反射，受许多因素影响，包括精神与情感等。

## 偏方01　米醋熏法

【用料】米醋适量。

【做法】将米醋放置锅内煮沸，趁热气出时将头面伸向蒸汽中，以蒸汽熏头面。

【功效】散风止痛。用于外感头痛。

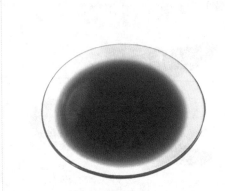

◎米醋

## 偏方02　萝卜冰片

【用料】萝卜（选用辣者佳）适量，冰片少许。

【做法】将萝卜洗净，捣烂取汁，加冰片溶化后，令患者仰卧，缓缓注入鼻孔，左痛注右，右痛注左。

【功效】对偏头痛有治疗作用。

◎冰片

## 偏方03　外用大白萝卜汁

【用料】大白萝卜。

【做法】将大白萝卜洗净，捣烂取汁。滴入鼻内，治各种头痛，治中风。

【功效】对感冒头痛、火热头痛、中暑头痛及中风头痛等有治疗作用。

## 偏方04　大黄细辛鼻塞方

【用料】大黄、细辛各6克。

【做法】将上物研细末，左侧头痛塞左鼻，右侧痛塞右鼻。

【功效】散寒化痰，通窍止痛。治鼻炎、鼻窦炎引起的头痛、鼻塞。

## 偏方05　热水浸手

【用料】40℃以上的热水。

【做法】备足两热水瓶的热水。把水倒入盆中，将双手浸泡在盆中热水里。浸泡过程中，要不断加入热水，以保持水温。半小时后，头痛可逐渐减轻，甚至完全消失。

【功效】活血行血。治偏头痛。

### 偏方介绍

偏头痛是由于脑血管充血扩张，压迫脑神经所致。双手浸泡在热水中以后，手的血管充盈，血液流聚于手部；脑血管充血量相对减少，对脑神经的压迫也减轻了，痛感便逐渐消失。

## 偏方06　按摩疗法

（1）前头痛：按压印堂、风府、合谷。

（2）偏头痛：按压风池、太阳、列缺、侠溪。

（3）后头痛：按压天柱、风府、后溪。

（4）头顶痛：按压百会、太冲、合谷。

（5）全头痛：按压百会、天柱、风池、头痛点。

（6）头痛如兼有头晕者，可按压百会、率谷、内关、照海。

### 偏方介绍

头部疼痛包括头的前、后、偏侧部疼痛和整个头部疼痛。针对不同的头痛区域来按摩不同的穴位，可以有针对性地让头痛得到充分的缓解。

## 偏方07　荞麦粉

【用料】荞麦粉120克，醋适量。

【做法】将荞麦粉以文火炒热，再加入适量陈醋炒热。趁热敷于头上，用布包扎，勿令见风，冷则再换，日夜不断。

【功效】除湿热，祛风痛。

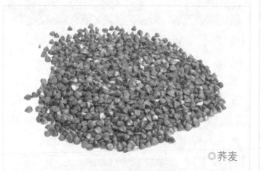

◎荞麦

### 偏方介绍

荞麦性寒，味甘，茎叶具有降压、止血的功效。适用于高血压、毛细血管脆弱性出血、中风、视网膜出血、肺出血。种子有健胃、收敛的功效，用于止虚汗。炒香研末，外用收敛止汗，消炎。

## 偏方08　蚕沙石膏醋

【用料】蚕沙15克，生石膏30克，米醋适量。

【做法】将前2味药研为细末，加醋调成糊状，敷于前额，痛止去糊。

【功效】清热，利湿，止痛。用于发热、头昏、头痛如裹。

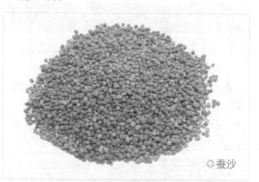

◎蚕沙

### 偏方介绍

蚕沙为蚕蛾科昆虫家蚕蛾幼虫的干燥粪便。6～8月收集，以二眠到三眠家蚕蛾幼虫的粪便为主。蚕沙性温，味甘、辛，归肝、脾、胃经，具有祛风除湿、和胃化浊的功效。

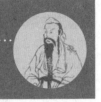

## 外用偏方 内科 眩晕 >>

眩晕是多个系统发生病变时所引起的主观感觉障碍。其一般患者会出现倾斜感、眼前发黑、头痛、下肢发软、耳鸣、复视等。因颈椎病刺激或压迫椎动脉，使脑供血不足而出现的眩晕称为颈性眩晕，多因第5、6颈椎发生错位，或者其他椎体错位，导致椎动脉发生痉挛、扭曲，引起椎动脉供血不足而发生眩晕。

### 偏方01 按摩疗法

（1）两手拇、示指分别按压双头维、双风池，相对用力，沉稳按压2～3分钟。

（2）按摩者一手扶患者后枕，另一只手拇指按压印堂，并缓缓揉动，一般以顺时针为宜，揉压交替进行。

（3）用双拇指分别推抹两侧眉弓，从印堂分推至太阳，然后，双拇指对揉对压太阳穴。

### 偏方02 针灸疗法一

【取穴】取心俞、肝俞、膈俞、膻中、气海、足三里、百会、中冲、水沟等穴。

【操作】心俞等腧穴斜刺1～1.5厘米，血海、足三里直刺3～4厘米，其余常法针刺。头晕显著者则以三棱针点刺中冲，放血3～5滴。

【功效】对头晕伴心悸、失眠、自汗、气短、唇舌色淡者有治疗的作用。

### 偏方03 针灸疗法二

【取穴】取风池、太溪、京门、三阴交、肝俞、侠溪、太冲等穴。

【操作】风池斜刺1～1.5厘米，太溪直刺1厘米，三阴交直刺2～3厘米，京门、侠溪、太冲直刺2厘米左右。获针感后行针1分钟，留针30分钟。

【功效】对头晕、耳鸣，伴心烦易怒、两胁窜痛、失眠多梦、手足心热、口苦、盗汗者有治疗的作用。

【说明】肝阳上亢的眩晕表现为头晕目眩、泛泛欲吐、腰膝酸软、舌红脉弦。治法以取肝胆两经为主，可取穴风池、肝俞、肾俞、行间、侠溪，针用泻法。

### 偏方04 针灸疗法三

【取穴】取肾俞、太阳、命门、头维、太溪、绝骨、三阴交、脾俞等穴。

【操作】肾俞、太溪、绝骨直刺1～1.5厘米，脾俞斜刺1～1.5厘米，命门直刺2厘米左右。头晕较重者则轮换点刺太阳、头维，放血2～3滴。

【功效】对头晕伴腰酸腿软、疲乏无力、眼花、形寒肢冷者有治疗作用。

【说明】痰湿中阻的眩晕表现为头晕目眩、胸痞欲呕、食欲缺乏、心烦、苔厚腻、脉滑。治法以和中化浊为主，可取穴中脘、内关、丰隆、解溪。针用泻法。

# 外用偏方

## 内科
# 风湿性关节炎 >>

　　风湿性关节炎是一种常见的急性或慢性结缔组织炎症，临床典型表现是轻度或中度发热，游走性多发关节炎，受累关节多为膝、踝、肩、肘、腕等大关节，常见由一个关节转移至另一个关节，病变局部呈现红肿、灼热、剧痛，部分病人也有几个关节同时发病，不典型的病人仅有关节疼痛而无其他炎症表现。

---

## 偏方01　姜辣药汁熏敷法

【用料】干姜 60 克，干辣椒 30 克，乌头 10 克，木瓜 25 克，水 2000 毫升。

【做法】将上药 4 味放入水中煮 30 ~ 40 分钟。用煎好的药趁热熏患部，药凉再加热，将药汁倒出，用干净毛巾蘸药汁敷于患部。如此反复 2 次或 3 次，每日早晚各 1 遍。

【功效】温经散寒，除湿止痛。

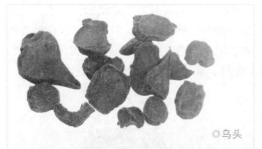
◎乌头

### 偏方介绍

　　乌头为毛茛科植物，侧根入药，叫附子，有回阳、散寒、祛风湿的作用。用治大汗亡阳、四肢厥逆、霍乱转筋、肾阳衰弱的腰膝冷痛、形寒肢冷、精神不振以及风寒湿痛、脚气等。

## 偏方02　醋熏法

【用料】陈醋 300 毫升，新砖数块。

【做法】将新砖放在炉内烧红，取出放在陈醋内浸透，趁热放在关节下烟熏，为了防止烟熏散热过快和醋味走失，可用被子遮盖，并根据砖的热度逐渐向砖贴近，以稍热些为好，砖凉即停止，隔日 1 次。

【功效】散瘀消肿。用治关节炎。

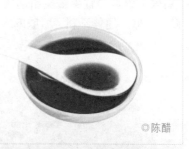
◎陈醋

### 偏方介绍

　　陈醋性温，味酸苦，归肝、胃经，具有散瘀、止血、解毒、杀虫的功效。可用于产后血晕、癥瘕癖痞、黄疸、黄汗、吐血、衄血、大便下血、阴部瘙痒、痈疽疮肿等，也可解鱼肉菜毒。醋有很好的抑菌和杀菌作用，能有效预防肠道疾病、流行性感冒和呼吸疾病。脾胃湿甚、痿痹、筋脉拘挛及外感初起者忌服陈醋。

## 偏方03 葵花盘膏

【用料】向日葵盘适量（开花时摘下）。

【做法】将葵盘放入砂锅内，加水煎成膏状。外敷关节处，包扎固定，每日1次。

【功效】清热解毒，达邪外出。对风湿性关节炎、肩关节周围炎，均有一定疗效。

## 偏方04 飞罗面牛皮胶膏

【用料】牛皮胶25克，飞罗面50克，姜汁25克，葱汁25克，醋25克。

【做法】将以上各味共溶化，略熬成膏药一样，摊贴患处。

【功效】对治风湿性关节炎、痛风性关节炎有治疗作用。

## 偏方05 烟叶松香粉

【用料】鲜烟叶、松香粉、高粱酒各适量。

【做法】将鲜烟叶撕烂绞汁，和松香粉，晒干，以高粱酒调匀。涂于布上，贴患处，每日一换。

【功效】祛风定痛。用于风湿、类风湿性关节炎。

## 偏方06 食盐熨烫法

【用料】食盐500克，小茴香120克。

【做法】共放锅内炒极热。取出一半用布包住熨烫痛处，凉了再换另一半，再炒，如此反复更换熨烫数回，每日上下午各1次。

【功效】祛风散寒。用治风湿性关节痛或风寒腰痛、腿痛。

## 偏方07 硫黄艾叶方

【用料】硫黄、艾叶、生姜各适量。

【做法】将上药研细和匀，烤热，外敷患处。

【功效】治风湿性关节炎引起的肢体关节疼痛、肿胀、屈伸不利、肌肤麻木。

## 偏方08 红辣椒皮外用方

【用料】干红尖辣椒25个，花椒30克。

【做法】先将花椒加水3000毫升，文火煎半小时，再入红辣椒煮软取出，去子。将辣椒皮撕开，贴于患处，共3层，以花椒水热敷加熏1小时左右即可，每晚1次，连用1周。

【功效】散寒除湿。治慢性风湿性关节炎。

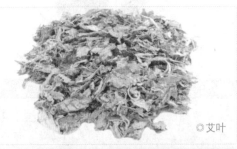

◎艾叶

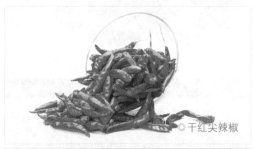

◎干红尖辣椒

### 偏方介绍

艾叶性温，味苦、辛，归脾、肝、肾经，具有散寒止痛，温经止血的功效，用于少腹冷痛、经寒不调、痛经、宫冷不孕、胎动不安、吐血、衄血、崩漏经多、妊娠下血。

### 偏方介绍

辣椒性温，味辛，有小毒，归脾、胃经，具有健脾胃、祛风湿的功效，主治消化不良、寒性胃痛、风湿痛、腰腿痛等。

## 偏方09 葱醋消肿贴

【用料】葱白50克，陈醋1000克。

【做法】先煎陈醋剩至一半时，加入切细的葱白，再煮二沸，过滤后，以布浸陈醋液并趁热裹于患处，每日2次。

【功效】对急性风湿性关节炎有治疗作用。

## 偏方10 葱姜蒜蛇蜕膏

【用料】独头蒜、生姜、生葱各200克，蛇蜕1条（完全），黄丹400克。

【做法】将前4味药一齐放入锅内，熬汁去渣。入黄丹，熬成膏贴痛处。

【功效】对治风湿性关节炎，伴有肢体关节疼痛、肿胀、屈伸不利等有治疗作用。

## 偏方11 芒硝五味子膏

【用料】芒硝30克，五味子30克，砂糖30克。

【做法】将芒硝、五味子、砂糖分别研磨为细末，倒入同一个碗中，再调入生姜汁半碗，烧酒少许，拌匀抹患处，每日2次，效果颇佳。

【功效】对治急性风湿性关节炎引起的膝关节肿大、疼痛有治疗作用。脾胃虚寒及孕妇禁用。

## 偏方12 按摩疗法

（1）取大椎、曲池、天柱、肾俞、内关、足三里、阳陵泉、风门、腰阳关等穴，每次选3～5个穴位，以拇指探明穴位后，用力点按，每穴1～2分钟，以感到酸胀发麻为佳。每日1次，15次为1个疗程。

（2）搓脊背：沿后背天柱穴到气海俞一线，脊柱的两侧，上下推搓，反复数次，以透热发红为度。

（3）揉后腰：横擦腰椎周围的区域，往返10～20次，配合揉按命门、肾俞、腰眼3穴，顺逆时针方向各30～40次。

## 偏方13 针灸疗法

【取穴】取风池、膈俞、血海、太冲等穴。

【加减】疼痛剧烈、遇寒加重者加刺肾俞、关元（直刺2～3厘米，针柄加艾柱温灸之）；伴关节沉重、周身乏累者加足三里、阴陵泉（直刺3～4厘米）。

【操作】风池向脊柱方向刺入2厘米余，膈俞斜刺，进针后横向脊椎刺入2～3厘米，血海、太冲直刺1～2厘米，得气后，捻转提插1分钟，留针10～20分钟。

【功效】对肢体关节酸痛、游走不定、关节屈伸不利者有治疗作用。

## 偏方14 按摩疗法

【取穴】取大椎、合谷、曲池、天柱、昆仑等穴。

【加减】颈椎关节疼痛甚者，加天柱、风池、完骨；肩关节疼痛剧烈者，加极泉、肩髃、肩峰、天宗；肘关节痛重者，加小海、肘髎、手三里、曲池；膝关节疼甚者，加曲泉、委中、鹤顶、膝眼、犊鼻；踝关节痛著者，加商丘、申脉、照海、太溪等。各穴均可使用灸法。

【操作】大椎穴以棱针点刺放血，合谷、曲池直刺2～3厘米，昆仑、天柱针刺0.6～1厘米，后四穴得气后留针10～20分钟。

【功效】对关节局部红肿热痛、痛无定处、活动不灵活、发热、汗出者有治疗作用。

# 外科
# 流行性腮腺炎 >>

流行性腮腺炎，俗称痄腮，是一种急性传染病，全年皆有，冬春尤多，多发于学龄前及学龄期儿童。其以发热、耳下腮部漫肿疼痛为主要临床表现。这种病是因感受风温邪毒，壅阻少阳经脉，郁而不散，结于腮部所致。

## 偏方01 白头蚯蚓

【用料】新鲜白头蚯蚓6条，白糖适量。

【做法】将蚯蚓身上的泥土去掉（不要用水冲洗），放入碗中，加白糖搅拌，约半小时即成糊状。用纱布蘸其浸液贴敷患处。3～4小时换药1次，换药前用盐水洗净患处。

【功效】清热解毒，退热止痛。用治小儿流行性腮腺炎之高热、肿势较重。

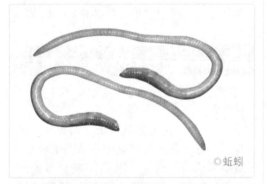

◎蚯蚓

## 偏方02 红黄白膏

【用料】赤小豆100克，大黄100克，白矾20克，芒硝100克，凡士林300克。

【做法】共研末，过细筛，将凡士林溶化与药粉调为膏。外敷，每日数次。

【功效】泻热解毒，活血化瘀。用治流行性腮腺炎。

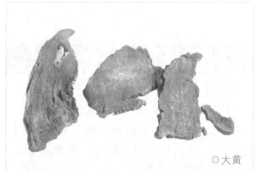

◎大黄

## 偏方03 陈醋大蒜糊

【用料】陈醋、大蒜各等份。

【做法】将大蒜去皮，将醋与蒜共捣成糊。敷于患处，每日1～3次，现捣现敷，直至炎症消退为止。

【功效】消积解毒。用治流行性腮腺炎及一般痈肿。

## 偏方04 胡椒粉

【用料】胡椒粉1克，白面8克。

【做法】以温水共调成糊状，涂纱布上。敷患处，每日更换1次，连用数日可愈。

【功效】消积，解毒。用治流行性腮腺炎之红肿。

# 外科
## 痔疮 >>

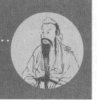

　　人体直肠末端黏膜下和肛管皮肤下静脉丛发生扩张和屈曲所形成的柔软静脉团，称为痔疮，又名痔、痔核、痔病、痔疾等。医学所指痔疮包括内痔、外痔、混合痔，是肛门直肠底部及肛门黏膜的静脉丛发生曲张而形成的一个或多个柔软的静脉团的一种慢性疾病。

## 偏方01　鳗鲡油外用

【用料】鳗鲡数尾。

【做法】将鳗鲡用清水漂洗，先于锅中煮沸清水，再将活鳗鲡投入，加盖煮 2～3 小时，鳗鲡油浮于水面，取油备用。用时先洗净患处，以鳗鲡鱼油涂拭或注入瘘管，每日 2 或 3 次。

【功效】对痔疮、瘰疬、阴疽（相当于结核性瘘管）久不收口有治疗作用。

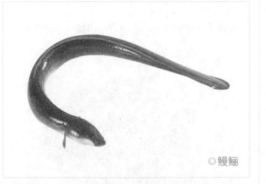

◎鳗鲡

## 偏方02　螺矾汁

【用料】活大田螺 1 个，白矾末少许。

【做法】把活大田螺用清水漂养 2 天，使其吐尽泥沙，然后以针刺破，加入白矾末，过 1 夜后，除去螺壳。用鸭毛或棉花每小时蘸汁涂患处 1 次，一般 5～8 次。

【功效】对痔疮有治疗作用。

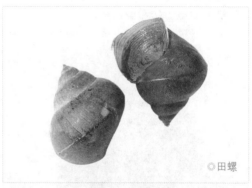

◎田螺

## 偏方03　无花果叶熏洗

【用料】干无花果叶 40～60 克。

【做法】煎汤半盆。趁热熏洗痔疮痛处半小时到 1 小时，每夜熏洗 1 次，一般用 2～3 天。

【功效】消炎，消肿，止痛。用治外痔肿痛。

## 偏方04　外痔熏洗液

【用料】黄芩、栀子、干莲房、荆芥各 30 克，防风、枳壳、薄荷、朴硝各 15 克。

【做法】将上药以水共煎，先熏后洗患处。

【功效】对外痔伴有肛门肿痛、灼热有治疗作用。

## 偏方05  南瓜子煎熏

【用料】南瓜子1000克。

【做法】加水煎煮。趁热熏肛门，每日最少2次，连熏数天。

【功效】对内痔有治疗作用。

## 偏方06  韭菜根汤熏

【用料】韭菜根。

【做法】洗净煎水。倒入便盆内趁热坐熏，每日2次，待逐渐收缩治愈而止。

【功效】对痔疮、脱肛、子宫脱垂有治疗作用。

## 偏方07  血栓外痔熏洗液

【用料】丹参、茜草、鱼腥草、制大黄各30克，赤芍、甘草各20克。

【做法】将上药水煎后，去渣趁热先熏，温度适宜后坐浴20分钟。每日2次。10日为1个疗程。

【功效】对血栓性外痔有治疗作用。

## 偏方08  苦参祛湿洗剂

【用料】苦参15克，蛇床子、马齿苋、大黄、菊花、五倍子各10克。

【做法】水煎。外洗患处。

【功效】对湿热瘀滞型痔疮、外痔，症见肛门奇痒、发胀和异物感有治疗作用。

## 偏方09  香薷石蚕鸭跖草外敷

【用料】鲜大叶香薷、鲜白花石蚕、鲜鸭跖草各适量。

【做法】捣烂。敷患处。

【功效】治湿热瘀滞型痔疮。

## 偏方10  灵仙外痔方

【用料】威灵仙根20克，红鸡冠花20克，槐花15克，藕节15克。

【做法】水煎。每日2次分服。亦可水煎取汁，外洗患处，每日2次。

【功效】对外痔，症见肛门灼热有治疗作用。

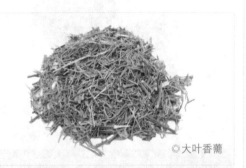

◎大叶香薷

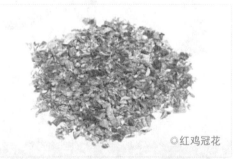

◎红鸡冠花

### 偏方介绍

大叶香薷性平，味苦、微辛，具有祛风顺气、温中止痛的功效。用于伤暑腹胀、疝气作痛、痔瘘下血等。外用杀虫止痒，治湿疹风痒、滴虫性阴道炎，还能散寒发表，祛风止痒。

### 偏方介绍

红鸡冠花性凉，味甘、涩，归肝、大肠经，具有收敛止血、止带、止痢的功效。用于吐血、崩漏、便血、痔血、赤白带下、久痢不止等。

# 外科
# 痈疽疔疖 >>

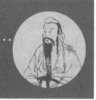

痈疽疔疖是不同类型的炎症。"痈"是感染毒邪，气血壅塞不通而致的局部化脓性疾病；"疽"是为毒邪阻滞而致的化脓性疾病；"疔"又称疔疮，该病发病迅速，且病情较重，疔疮发无定所，随处可生；"疖"又称疖疮，发于皮肤浅表，随处可生，多生于头、面、颈、项及臀臀等处。

## 偏方01 柳叶膏

【用料】鲜柳树叶或嫩芽。

【做法】将鲜柳树叶或嫩芽洗净，加水浸煮，2～4小时后过滤，如此浸煮2次，合并2次滤液，浓缩成膏状，即可装入瓶中密封备用。使用时将患处用医用酒精消毒，涂敷柳叶膏，然后用纱布包扎固定，每天换药1次。

【功效】外敷对疔疮疖肿及外伤感染诸疾有治疗作用。

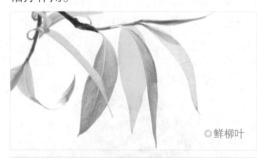

◎鲜柳叶

## 偏方02 黄豆泥

【用料】黄豆适量。

【做法】将黄豆洗净，煮至豆粒饱胀半熟，捞出搅拌，令其皮脱除掉，然后将豆捣如泥即成。敷于患部，并用纱布包扎固定，每日换药1次。

【功效】活血解毒。

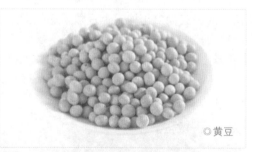

◎黄豆

## 偏方03 生芋头

【用料】生芋头1个，食盐少许。

【做法】将芋头洗净，加食盐捣烂。敷于患部，每日更换2次。

【功效】消炎，消肿，镇痛。用治无名肿毒、指头疗，对小儿头部毛囊炎也有较好疗效。

## 偏方04 老辣椒粉

【用料】老红尖辣椒。

【做法】将老红尖辣椒放于锅内焙焦，研成极细粉末。将粉末撒于疮面，每日1次。或用食油调粉末成糊状，敷于患处，每日2次。

【功效】对腮腺炎、蜂窝织炎、下肢溃疡、多发性疖肿等有治疗作用。

## 偏方05　芜菁叶猪油膏

【用料】芜菁叶、猪油各适量。

【做法】将芜菁叶晾干，烧灰存性，用猪油调和。患处用浓茶汁洗净后涂之，每日换1次。

【功效】凉血，解毒。用治小儿头疮、头癣。

## 偏方06　芝麻油

【用料】芝麻油、大葱白(根部以上)各适量。

【做法】将芝麻油加热，待起泡冒烟后倒出凉凉，用葱白蘸芝麻油涂患处。每次涂20～30分钟，连涂3日。

【功效】解毒凉血，消炎散结。

## 偏方07　南瓜蒂

【用料】南瓜蒂（即倭瓜把）1个，香油少许。

【做法】将瓜蒂烧炭研为细末，用香油调匀，敷于患处。

【功效】消瘀化结。用治乳房经络阻滞致乳头红肿疼痛、生疮及阴囊湿疹等。

## 偏方08　醋和鲤鱼灰

【用料】鲤鱼、醋各适量。

【做法】将鲤鱼烧成灰，以醋调和成稠状。敷于患处，每日更换1次，至愈为止。

【功效】止痛消肿。用治一切红肿毒疮。

## 偏方09　蒲公英糊

【用料】干蒲公英适量，甘油、体积浓度为75%酒精以1：3的比例适量准备。

【做法】将干蒲公英研为细末与甘油、体积浓度为75%酒精调成糊状，装瓶密封备用。使用时将药糊摊于纱布上，敷于患处固定。每日换药1次。

【功效】清热解毒，消肿散结。主治蛇头疔。

## 偏方10　紫甘蔗皮

【用料】紫甘蔗皮、香油各适量。

【做法】甘蔗皮煅烧存性，研细末，以香油调匀。涂于患处，每日更换1次。

【功效】清热，消肿，生肌。用治对口疽、背疽、疔疮、坐板疮等，有生肌收口之效。

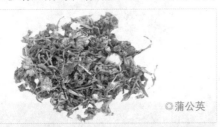

◎蒲公英

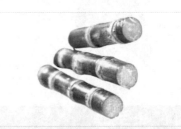

◎甘蔗

### 偏方介绍

蒲公英性寒，味苦、甘，归肝、胃经，具有清热解毒、消肿散结的功效。

### 偏方介绍

甘蔗属于"补益药"，归肺、胃经，具有清热、生津、下气、润燥、补肺益胃的特殊效果。甘蔗可治疗因热病引起的伤津、心烦口渴、反胃呕吐、肺燥引发的咳嗽气喘。外用治小儿口疳、秃疮等。

## 偏方11　绿豆血余炭

【用料】绿豆30克，血余炭（即人的头发煅烧成的炭）30克。

【做法】将绿豆碾碎，研成细粉末，血余炭烧成灰，将两味用水调成糊状，敷患处。每日换1次。

【功效】清热解毒。用治乳痈初起。

## 偏方12　芜菁根

【用料】芜菁（又名大头菜、蔓青）鲜根、食盐各适量。

【做法】将鲜根洗净，切碎，同食盐共捣烂。涂于患部，每日3次。

【功效】清热，解毒，消肿。用治热毒疮肿、乳痈。

## 偏方13　黄酒浸黑芝麻

【用料】黄酒、黑芝麻各适量。

【做法】黄酒浸芝麻2日后，将芝麻放到蒸锅中蒸熟，捣烂，涂于布上，敷贴患处，每日换1次。

【功效】清热，消肿。用治小儿头面热疖、疱疮。

## 偏方14　绿豆油

【用料】绿豆500克。

【做法】将绿豆装入瓷瓶中，用谷糠烧，流出油。将油抹于患处，每日数次。

【功效】清热解毒。用治溃疡性皮肤病。用后可使脓性分泌物减少，溃疡加速愈合。

## 偏方15　烟叶樟脑

【用料】烟叶5克，樟脑3克，蜂蜜适量。

【做法】将烟叶切丝，焙干研细末，和樟脑调匀，以蜂蜜拌如糊状。贴于患处。

【功效】解毒，活血，镇痛。用治项痈（蜂窝疮）、背痛。

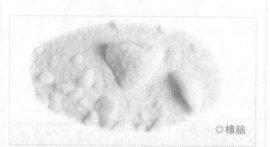
©樟脑

【偏方介绍】

　　樟脑性热，味辛，有毒，归心经。主治疥癣瘙痒、跌打伤痛、牙痛。

## 偏方16　鲜葵花

【用料】鲜葵花、葵叶、蜂蜜各适量。

【做法】将葵花和叶洗净，捣烂如泥，加蜂蜜调匀备用。取适量药膏摊在纱布上，敷患处包扎固定，每日换药1次。

【功效】凉血解毒。主治疔疮疖肿。初起敷后可消散，脓肿者可消炎排脓。

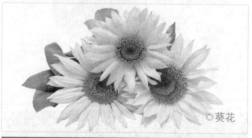
©葵花

【偏方介绍】

　　葵花性平，味甘，葵花种子、花盘、茎叶、茎髓、根、花等均可入药。葵花的花适量，酒水各半煎服，可治疗乳痈。葵花的花适量，捣烂外敷或烘干研末，麻油调敷，可治疗疮痈疖肿、乳腺炎。

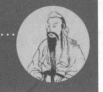

# 外科
# 蛇虫兽咬伤 >>

　　人们在野外活动时，难免会遇到被蛇虫兽叮、咬、蜇伤等状况，这些叮、咬、蜇伤如不及时处理，轻者可引起伤者伤处疼痛、发炎，活动受限，重者还可引起全身过敏、中毒，甚至死亡。这里给大家提供一些能就地取材的紧急处理小妙方，防止病情扩散。

## 偏方01　鲜桃树叶

【用料】鲜桃树叶。

【做法】洗净，嚼烂成饼状。伤口未化脓者将药饼敷于伤口，1贴可愈。伤口化脓者切不可将药敷于伤口上，只宜敷在创口周围，每日换药，直至痊愈。用药量视创面大小而定。用药前应用盐水洗净伤口。

【功效】解毒，敛疮。用治狗咬伤（须先注射狂犬病疫苗）。

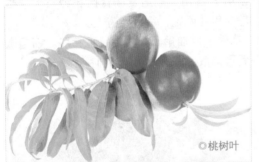

◎桃树叶

## 偏方03　香椿南瓜泥

【用料】香椿叶适量，明矾15克，瓦松15克，嫩南瓜1个。

【做法】以上4味共捣烂如泥，敷伤处。

【功效】对毒蛇咬伤有治疗作用。

## 偏方02　白矾液

【用料】白矾适量。

【做法】将白矾放于热锅中溶化。趁热将白矾液滴于伤处。

【功效】清热解毒，消炎定痛。用治蛇咬伤。

◎白矾

## 偏方04　蜂蜜葱泥

【用料】蜂蜜30克，大葱2根。

【做法】将大葱洗净，捣成烂泥，调以蜂蜜搅匀。敷于患处，每日换药1次，约3日可愈。

【功效】清热，解毒，止痛。用治蛇咬伤，蝎、蜂蜇伤。

## 偏方05 番薯叶番木鳖

【用料】番薯叶、番木鳖各适量。

【做法】同捣烂。敷于伤处。

【功效】解毒。用治狂犬咬伤。

## 偏方06 蕹菜

【用料】鲜蕹菜适量，盐少许。

【做法】将鲜蕹菜洗净，加盐捣烂。敷患处，每日换药1次。

【功效】凉血，解毒。用治蜈蚣咬伤。

## 偏方07 番薯苗

【用料】番薯嫩苗1把，红糖少许。

【做法】将番薯嫩苗捣烂，加入红糖搅拌直至糖成稀水样。敷于伤口。

【功效】清热，解毒。用治毒蛇、毒虫、蜈蚣、蜂、蝎咬螫伤。

## 偏方08 杏仁雄黄

【用料】鲜杏仁、雄黄各等份。

【做法】将鲜杏仁捣烂如泥，调入雄黄和匀。将伤口洗净，敷上药泥，包扎固定。

【功效】解毒，生肌。用治狗咬伤（须先注射狂犬病疫苗）。

## 偏方09 鲜茄子

【用料】鲜茄子1条。

【做法】将鲜茄子切开，涂擦患处。或加白糖适量，一并捣烂涂敷患处。

【功效】解毒、止痛。用治野蜂螫伤、蜈蚣咬伤。

## 偏方10 梨树叶汤

【用料】梨树叶2把（干鲜不拘）。

【做法】将梨树叶洗净，加水煎汤。饮服1大碗，出汗，并以梨树叶水洗伤口。

【功效】清热解毒。用治蛇咬伤。

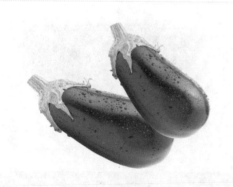

◎茄子

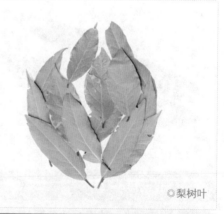

◎梨树叶

### 偏方介绍

茄子性寒，味甘，无毒，归脾、胃、大肠经，具有清热止血、消肿止痛的功效，用于热毒痈疮、皮肤溃疡、口舌生疮、痔疮下血、便血、衄血等。

### 偏方介绍

梨树叶为白梨、沙梨或秋子梨等的叶。梨树叶性凉，味苦、涩，归肺、脾、膀胱经，能清热解毒、理气止痛，主治食菌中毒、疝气、肝气郁滞、皮肤湿疹、腹痛腹泻，对蛇虫咬伤也可外敷使用。

# 外科
# 烫伤 >>

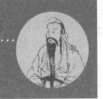

烧烫伤是沸水、滚油、蒸汽、烈火、电、化学物质或放射性物质等作用于人体，引起的急性损伤性外科疾病。水火烫伤处理的原则是首先除去热源，迅速离开现场，用各种灭火方法，如水浸、水淋、就地卧倒翻滚、立即将湿衣服脱去或剪破、淋水，将肢体浸泡在冷水中，直到疼痛消失为止。

## 偏方01 黄瓜汁

【用料】黄瓜两条。

【做法】将黄瓜（老黄瓜）切开去子，用纱布挤压取汁，过滤，将汁装入瓶内备用。蘸汁涂于患处。

【功效】清热，止痛。用治水烫伤、火灼伤、蜂蜇伤。

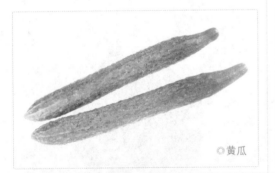

◎黄瓜

## 偏方02 西瓜水

【用料】大西瓜1个（选熟透者为佳）。

【做法】将西瓜切开去子，取瓜瓤和汁装入玻璃瓶内密封，存放3个月，等产生似酸梅汤气味时过滤后即可使用。用时先洗净伤口，以消毒棉球蘸西瓜液（浸透）敷于患处。每日更换2次。

【功效】清热，生肌，用治烫伤、灼伤。

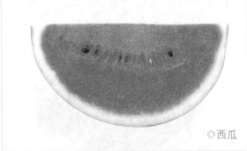

◎西瓜

## 偏方03 泡桐叶

【用料】泡桐叶、芝麻香油各适量。

【做法】将泡桐叶洗净晒干，研末，过筛备用。用时取香油少许与泡桐叶粉调成糊状，清洁创面后将药敷于创面，每日换药3次。

【功效】清热，止痛，消肿。

## 偏方04 蛋清白酒

【用料】鸡蛋1个，白酒15克。

【做法】取蛋清与白酒同调匀。敷患处，每日3～4次。

【功效】消炎止痛。用治烫灼伤，有收敛、营养和促进创面愈合的作用。

## 偏方05　糯米热熨方

【用料】糯米 500 克。

【做法】将糯米入锅内炒热，以布袋盛之。趁热熨痛处，冷则再炒再熨，内服八角、茴香细末，白酒调服，每日 1 次。

【功效】对虚寒腰痛，伴有腰痛酸软、畏寒、喜揉喜按有治疗作用。

## 偏方06　天麻腰痛方

【用料】天麻、半夏、细辛各适量。

【做法】将上药打碎备用。用时装入布袋蒸，热熨疼痛部。药袋冷则更换。每日 1 ～ 3 次，每次 20 ～ 30 分钟。

【功效】对风湿腰痛有治疗作用。多用于腰部冷痛。

## 偏方07　大豆热熨方

【用料】大豆 9000 克。

【做法】将大豆用水拌湿，炒热布裹。于腰部煨之。

【功效】对猝然腰痛，痛处固定者有治疗作用。

## 偏方08　散瘀腰痛方

【用料】当归 50 克，红花 30 克，乳香 20 克，没药 20 克，川牛膝 15 克，醋 300 毫升。

【做法】将诸药放入醋内浸泡 4 小时，放锅内加热数十沸，以纱布放醋内浸透备用。趁热敷腰眼穴，如冷再换，1 日 1 次，1 次 4 ～ 6 小时。

【功效】多用于腰部刺痛，活动不利者。

## 偏方09　细沙热腰袋

【用料】细沙 1000 克。

【做法】将细沙入锅炒热，用布包裹，分装数袋。熨于肾俞、秩边、环跳、委中、承山等穴。

【功效】对寒湿性腰痛，腰部冷痛重着，痛处喜温者有治疗作用。

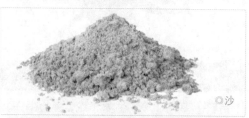

◎沙

## 偏方10　二活二乌腰痛贴

【用料】羌活、独活、细辛各 15 克，川乌、草乌、桂枝各 10 克，威灵仙、伸筋草、透骨草各 30 克。

【做法】将上药研为粗末，加白酒适量拌炒，以布包裹。热熨患处。

【功效】对各类型腰痛有治疗作用。

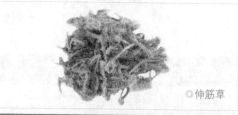

◎伸筋草

### 偏方介绍

寒湿性腰痛主要是腰部受风寒侵袭引起，痛感为局部（腰部偏上）疼痛，表现为冷痛。此时将细沙炒热，装袋，针对腰痛的位置进行敷、熨，对缓解这类型的腰痛有很好的效果。

### 偏方介绍

伸筋草性温，味苦、辛，归肝经，具有祛风散寒、除湿消肿、舒筋活络的功效，多用于风寒湿痹、筋脉拘挛疼痛，外用可治跌打扭伤、各类疼痛、肿痛。

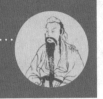

　　腰痛是一个症状，不是一个独立的疾病。引起腰痛的原因是比较复杂的，临床以腰部一侧或两侧发生疼痛为主要症状。中医认为，缠腰疼痛多由肾阳不足，寒凝带脉，或肝经湿热侵及带脉，经行之际，阳虚气弱，以致带脉气结不通而出现疼痛；或冲任气血充盛，以致带脉壅滞，湿热滞留而疼痛。

## 偏方01　寒湿腰痛贴

【用料】肉桂5克，川芎10克，乳香10克，蜀椒10克，樟脑1克。

【做法】将上药研末，装瓶备用。治疗时取适量药末用白酒炒热贴敷于肾俞、命门、次髎，外用玻璃纸和胶布固定，2日换药1次。

【功效】对寒湿肾虚、瘀血腰痛有治疗作用。

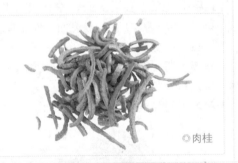

◎肉桂

## 偏方02　腰扭伤药膏

【用料】马钱子12克，骨碎补20克，生南星10克，三七20克，威灵仙12克，羌活10克，独活10克，乳香12克，桃仁12克，红花6克，大黄10克。

【做法】将上诸药研细末，调拌凡士林。外敷腰部，每日1～2次。

【功效】对扭伤腰痛有治疗作用。

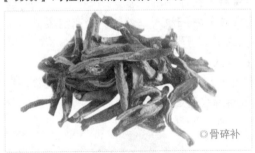

◎骨碎补

## 偏方03　生姜椿叶敷方

【用料】生姜、椿树叶各100克。

【做法】将药捣烂，敷腰部。每日1次。

【功效】对腰部冷痛重着，转动不利，遇寒冷加剧，静卧痛不减等症有治疗作用。

## 偏方04　草乌生姜敷方

【用料】草乌1个，生姜1坨，食盐少许。

【做法】将上药共捣烂研细，用酒炒热，布包。敷熨腰部痛处，冷则再炒再敷。

【功效】对寒湿腰痛，遇阴雨天或感寒后加剧，伴有腰骶部疼痛，沉重不适，压痛点不明显，喜暖畏寒，舌淡脉弱者有治疗作用。

## 偏方05 狗骨粉

【用料】狗骨、香油各适量。

【做法】将狗骨烧成炭状，取出碾成细粉，过罗，用香油调匀。敷涂患处。

【功效】收敛，生肌，解热毒。用治火烧伤、水烫伤、肌肉溃烂。

## 偏方06 南瓜露

【用料】老南瓜1个。

【做法】将瓜切片装入罐内密封，埋于地下，候其自然腐烂化水（越久越好），然后过滤，即为南瓜露。每日2或3次涂于患处，连涂数天。

【功效】清热解毒。用治水烫伤、火灼伤。

## 偏方07 马铃薯汁

【用料】马铃薯适量。

【做法】将马铃薯去皮，洗净，切碎，捣烂如泥，用纱布挤汁。以汁涂于患处。

【功效】清热，防腐。用治轻度烧伤及皮肤破损。

## 偏方08 陈年小麦粉

【用料】陈年小麦粉。

【做法】将陈年小麦粉炒至黑色，用筛过细。如皮肤溃烂，干敷于患处。如水泡尚未破，用陈菜油拌匀调涂。

【功效】清热凉血，止痛。用治火、油烫伤。

## 偏方09 海螺灰

【用料】海螺壳。

【做法】将海螺壳烧灰研成细末，放在瓷瓶中密封，存于井内水中，3日后可使用。用前先将患部用硼酸水洗净，再将海螺壳灰撒布创面，然后以纱布绷带包扎，每日上药2次。

【功效】清热收湿，消肿止痛。治水火烫伤。

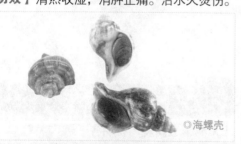

◎海螺壳

### 偏方介绍

　　海螺壳为骨螺科动物红螺的贝壳，洗净晒干。海螺壳性寒，味甘，能制酸，化痰，软坚，止痉。用于胃痛、反酸、淋巴结结核、手足拘挛。外用治水火烫伤有很好的疗效。

## 偏方10 蜂房

【用料】蜂房30克，清水1000毫升。

【做法】用水煮蜂房，沸15分钟，过滤去渣。用于冲洗或浸泡创面，洗净创面脓液、污物，然后将患处用消毒纱布包扎。每日1次。

【功效】祛腐，生肌，消炎，止痛。

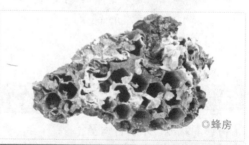

◎蜂房

### 偏方介绍

　　蜂房性平，味甘，归胃经，具有祛风、攻毒、杀虫、止痛、抗过敏的功效，用于龋齿牙痛、疮疡肿毒、乳痈、瘰疬、皮肤顽癣、鹅掌风、过敏性体质等。

# 皮炎 >>

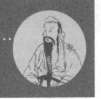

皮炎是一种常见而顽固的疾病，反复性大，在治疗上颇为棘手。皮炎最为常见的特征是瘙痒、流水、脱屑等。常见的皮炎有神经性皮炎、脂溢性皮炎、接触性皮炎等。

## 偏方01　苦参陈醋汤

【用料】陈醋 500 毫升，苦参 200 克。

【做法】先将苦参用水洗净，放入陈醋中浸泡 5 天。用前先将患处洗净，用棉签蘸药液涂搽患处，每日早晚各 1 次。

【功效】止痒去屑。用治神经性皮炎。

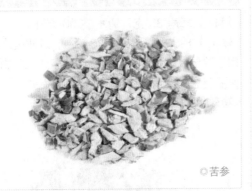

◎苦参

## 偏方02　茶叶明矾汤

【用料】茶叶 60 克，明矾 60 克。

【做法】先用 500 毫升水将上述两味浸泡半小时，然后煎煮半小时。下水田前用此水将手脚浸泡 10 分钟，不用布擦，令其自然干。

【功效】清热，化湿，收敛。预防和治疗下水田引起的皮炎。

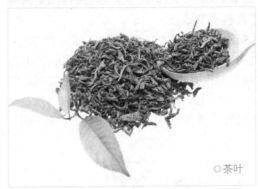

◎茶叶

## 偏方03　醋蒜汁

【用料】蒜瓣、米醋各适量。

【做法】将较鲜蒜瓣洗净捣烂，用纱布包扎浸于米醋内，2 ~ 3 小时取出。以纱布包擦洗患处，每日 2 次，每次 10 ~ 20 分钟。

【功效】散瘀，解毒，杀虫。用治神经性皮炎。

## 偏方04　香油豆腐皮

【用料】豆腐皮、香油各适量。

【做法】豆腐皮烧存性，研成细末，以香油调和匀。涂患处，每日 2 次。

【功效】清热，润燥，止痒。用治变应性皮炎之湿痒难忍。

# 皮肤科
## 湿疹 >>

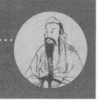

　　湿疹是一种常见的变态反应性、非传染性表皮炎症，是由多种内外因素引起的表皮及真皮浅层的炎症性皮肤病。其具有对称性、渗出性、瘙痒性、多形性和复发性等特点。本病可发生于任何年龄、任何部位、任何季节，但常在冬季复发或加剧，有渗出倾向，慢性病程，易反复发作。

## 偏方01　绿豆粉蜂蜜冰片膏

【用料】绿豆粉 30 克，蜂蜜 9 克，冰片 3 克，醋 30 克。

【做法】将绿豆粉用锅炒成灰黑色，同蜂蜜、冰片、醋共调和为胶状，摊油纸上，当中留孔。敷于患处。

【功效】清热，解毒，防腐。用治湿疹、疮疖、痈疽。

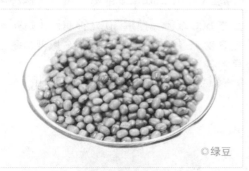

◎绿豆

## 偏方02　蝉蜕龙骨膏

【用料】蝉蜕 30 克，龙骨 15 克，凡士林 30 克。

【做法】将蝉蜕、龙骨研为末，用凡士林调为软膏，涂患处。

【功效】散风祛湿。治湿疹。

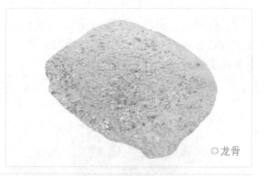

◎龙骨

## 偏方03　黄连蜂巢膏

【用料】川黄连 6 克，蜂巢 3 个，凡士林 80 克。

【做法】将川黄连研极细末，蜂巢研末，前二者再加凡士林，文火溶化，搅拌成油膏，先用 2% 温盐水洗净患处，后涂油膏。注意不可用热水烫，越烫越坏。

【功效】散风祛湿。治湿疹。

## 偏方04　胡桃仁

【用料】胡桃仁适量。

【做法】将胡桃仁捣碎，炒至焦黑出油为度，研成糊状。敷患处。

【功效】滋阴润燥，解毒，祛湿。治各种湿疹。

## 偏方05　玉米须

【用料】玉米须适量。

【做法】将玉米须烧灰存性，研为末，以香油调拌，外敷患处。

【功效】清利湿热。治湿疹。

## 偏方06　地榆马齿苋汤

【用料】生地榆、马齿苋各10克。

【做法】水煎200毫升，用纱布取液于患部湿敷。干后再行浸药，每天敷3～6次。

【功效】对婴儿湿疹有治疗作用。用于渗出液多的患儿。

## 偏方07　米糠油

【用料】米糠适量。

【做法】以碗1只，用粗纸糊好，在纸上刺无数小孔，再将米糠放上，加炭火1小块缓缓烧，等烧至接近纸面时，将米糠拨去，勿使纸烧破，油即下入碗中，用时取油涂患处。

【功效】对湿疹有治疗作用。

## 偏方08　生首乌汤

【用料】生首乌、土茯苓各15克，赤芍、白蒺藜、薏苡仁、晚蚕沙各12克，丹皮、苦参各10克。荆芥穗、蝉蜕各5克，藿香6克。

【做法】上药用水泡30分钟，煎煮30分钟，每剂煎3次，每次200毫升。分3次服。

【功效】对湿疹、浸淫疮等有治疗作用。

## 偏方09　生艾叶水

【用料】生艾叶30克，花椒、石菖蒲、蛇床子、地肤子各15克，苦参12克，白矾5克。

【做法】加水2000毫升，煎煮20分钟，不去渣，再用纱布浸药液包敷病变处，1日3次，每次20分钟，1剂可用2天，用前煮沸。

【功效】对湿疹、体癣等有治疗作用。

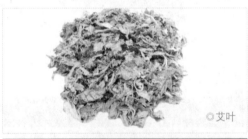
◎艾叶

## 偏方10　三叶汤

【用料】核桃树叶100克，麻柳树叶80克，艾叶50克。

【做法】上3种叶用水洗净剪碎，入砂锅内加水500毫升，煎沸30分钟滤汁（每剂药煎3次）。趁热用纱布反复蘸洗患部，每日早晚各1次。

【功效】对老年性阴囊湿疹有治疗作用。

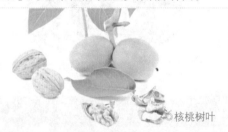
◎核桃树叶

**偏方介绍**

艾叶性温，味苦、辛，归脾、肝、肾经，具有散寒止痛、温经止血的功效。用于少腹冷痛、经寒不调、痛经、宫冷不孕、胎动不安、吐血、衄血、崩漏经多、妊娠下血；外治皮肤瘙痒，脱皮。

**偏方介绍**

核桃树叶为胡桃科植物胡桃的叶。多鲜用，随用随采。核桃树叶性平，味苦、涩，有毒，具有解毒、消肿的功效。可用于白带过多、疥癣等；外用适量，用鲜品捣烂敷患处。

## 偏方11 蕹菜水

【用料】蕹菜适量。

【做法】将蕹菜洗净，加水煮数沸。趁热烫洗患处。在治疗皮肤瘙痒期间，辛辣刺激性食物如葱、姜、辣椒、胡椒等不宜长期或大量食用。

【功效】清热，祛湿，止痒。用治皮肤湿痒。

## 偏方12 大蒜头

【用料】大蒜1头。

【做法】大蒜去皮，捣碎成浆，装在小碗里备用。用时取蒜浆1/3放在脱皮手掌上，双手合掌相搓，约半分钟，手掌出现灼热感即可。依照此法3～4小时1次。

【功效】清热，消炎。治湿疹，手掌脱皮。

## 偏方13 黑豆油膏

【用料】黑豆适量。

【做法】黑豆入砂壶，嘴向下，以木柴烧壶，半小时有黑油汁自壶嘴滴出。用黑豆油10克，氧化锌90克配成10%的黑豆油氧化锌膏。用时直接涂患部，每日或隔日换药1次。

【功效】对湿疹有治疗作用。

## 偏方14 青鱼胆汁

【用料】青鱼胆、黄柏各等份。

【做法】将青鱼胆剪破，取胆汁，与黄柏粉末调匀，晒干研细。用纱布包裹敷于患处。治疗期间应忌食煎、熏、烤食品，以免内火加重，让皮疹易发或加重病情。

【功效】对皮肤湿疹久治不愈者有治疗作用。

## 偏方15 车前草汤

【用料】车前草15克，龙胆草9克，羊蹄9克，乌蔹莓9克，黄柏6克，地肤子12克，明矾6克，野菊花9克。

【做法】碎成粗末，水煎洗患处，1日2次。

【功效】清热燥湿，杀虫止痒。治急性肛门湿疹。

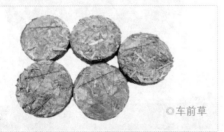
◎车前草

### 偏方介绍

车前草性微寒，味甘、淡，归肺、肝、肾、膀胱经，具有清热利尿、渗湿止泻、明目、祛痰的功效，用于小便不利、淋浊带下、目赤障翳、痰热咳喘等。

## 偏方16 按摩疗法

【取穴】头顶的百会，颈后的天柱，肩部的肩井，背部的肺俞、三焦俞、肾俞、大肠俞、上髎、次髎、中髎、下髎，腹部的巨阙、期门、天枢、肓俞、大巨、关元，手部的阳池，足部的太溪等穴位。

【操作】

（1）按压头顶的百会，肩部的肩井，背部的肺俞、三焦俞、肾俞、大肠俞、上髎、次髎、中髎、下髎穴各30次，力度重，以胀痛为宜。

（2）按揉颈后的天柱，腹部的巨阙、期门、天枢、肓俞、大巨、关元穴各30～50次，力度轻柔。

（3）掐按手部的阳池和足部的太溪穴各30～50次，力度适中，以酸痛为佳。

# 头癣 >>

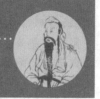

　　头癣是头皮和头发的浅部真菌感染，根据病原菌和临床表现的不同可分为黄癣、白癣和黑点癣3种。头癣好发于儿童，传染性较强，易在托儿所、幼稚园、小学校及家庭中互相传染。

## 偏方01　明矾松香方

【用料】明矾750克，嫩松香90克，鲜板油（猪油）250克。

【做法】将明矾经火煅成枯矾研末，松香研末装入板油内，用松明柴点燃板油，溶化滴下冷却后加入枯矾末调匀。涂患处，连续使用三四次。

【功效】清热解毒。用治头癣。

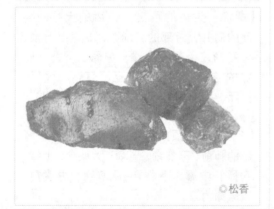

©松香

## 偏方02　烟叶治头癣

【用料】烟叶150克。

【做法】水煎。涂拭患处，每日2或3次。

【功效】解毒，消肿，杀虫。用治头癣。

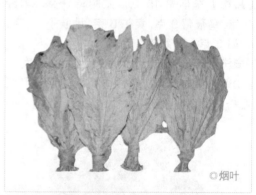

©烟叶

## 偏方03　猪胆汁雄黄粉

【用料】猪苦胆1个，雄黄粉15克。

【做法】从苦胆中取汁，放入雄黄调匀。涂抹患处，每日1次。

【功效】清热，解毒，杀虫。用治头癣。

## 偏方04　大蒜油膏

【用料】大蒜适量。

【做法】将大蒜去皮捣烂如泥，调香油或凡士林软膏。将患者头发剃去，敷药。每日或隔日换药1次，敷后有灼热感。

【功效】杀菌驱虫。用治头癣。

## 偏方05 轻粉苦参汤

【用料】轻粉 3 克，冰片 5 克，硼砂 30 克，苦参 30 克，白鲜皮 20 克，土茯苓 20 克，黄柏 20 克，雄黄 20 克，蜈蚣 1 条。

【做法】取后 6 味药加水 2500 毫升，煎至八成去火，入前 3 味药搅匀先熏后洗头皮，每日 1 次。

【功效】治头癣。

## 偏方06 芦荟甘草方

【用料】芦荟 30 克，炙甘草 15 克。

【做法】将芦荟晒干，和炙甘草共为细末，用热水将患处洗净，敷药粉于患处，连涂数次。

【功效】泻热导积，杀虫消炎。用于治疗头癣。

## 偏方07 野菊花汤

【用料】野菊花适量。

【做法】将野菊花根茎叶用清水洗净。按 60 克野菊花加 500 克水的比例，放在锅里煮开 1 ~ 2 小时，去渣后用煎出的水洗头癣，洗时一定要把癣皮洗去，连洗 3 天。

【功效】杀虫治癣。用于治疗头癣。

## 偏方08 苦楝子方

【用料】鲜苦楝子（打碎）适量。

【做法】将苦楝子放在植物油内（最好棉籽油）熬煎，冷后用上面浮油搽头癣，隔天搽 1 次。先剃光头，用苦楝皮煎水洗头后搽药。

【功效】对头癣有治疗作用。

## 偏方09 白头翁方

【用料】白头翁 60 克。

【做法】水煎洗患处，每日 1 次。

【功效】对头癣有治疗作用。

## 偏方10 紫草麻油方

【用料】紫草 9 克，老芝麻油 15 克。

【做法】先将老芝麻油烧热，将紫草炸焦后，放冷，把头癣痂洗净，再将此油搽于患处，连搽数次。

【功效】凉血解毒。用于治疗头癣。

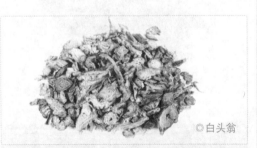

◎白头翁

### 偏方介绍

白头翁性寒，味苦，归胃、大肠经，具有清热解毒、凉血止痢、燥湿杀虫的功效，用于热毒痢疾、鼻衄、血痔、带下、阴痒、痈疮、瘰疬等。

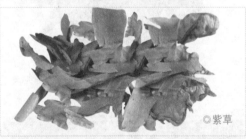

◎紫草

### 偏方介绍

紫草为紫草科植物紫草、新藏假紫草或滇紫草的根。紫草性寒，味甘、咸，归心、肝经，具有凉血、活血、解毒透疹的功效。用于血热毒盛、斑疹紫黑、麻疹不透、疮疡、湿疹、水火烫伤。

# 皮肤科
## 手癣 >>

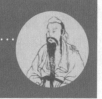

　　手癣，中医称之为鹅掌风，是由真菌引起的皮肤病，多以足部传染而来，亦可直接发病。其临床表现以水泡、脱皮、皲裂为主，自觉痒，轻重不等。中医认为手癣是由湿、热、虫三邪所致，治宜除湿杀虫。

## 偏方01　紫荆皮方

【用料】紫荆皮 100 克。

【做法】将药打为粗末，加水煎煮 30 分钟，用药液浸泡患部 30 分钟。1 日 2 次。连续浸泡 3 日可治愈。

【功效】对手癣有治疗作用。

## 偏方02　地骨皮白矾方

【用料】地骨皮 30 克，白矾 15 克。

【做法】将地骨皮、白矾同时放入盆中，加沸水 2000 毫升，盖严闷 10 分钟，趁热先熏，再浸泡患处，约 30 分钟，每日 1 次。阴虚内热、舌红少苔者，在外洗的同时，用生地黄 20 克，水煎内服，1 日 2 次，疗效更佳。

【功效】对手癣有治疗作用。

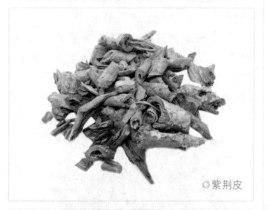

©紫荆皮

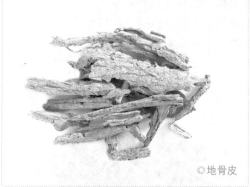

©地骨皮

## 偏方03　苦参千只眼方

【用料】苦参、千只眼、千里光各 100 克，地肤子 50 克，苦胆 3 枚，酒精 1000 毫升。

【做法】将前 4 味药用 75% 酒精浸泡 7 天，取出，对苦胆入内搅匀，外搽患处。

【功效】对手癣有治疗作用。

## 偏方04　公丁香汤

【用料】公丁香 20 克，地肤子 20 克。

【做法】取上药加水 3000 毫升，煮沸 20 ～ 30 分钟，待温后浸泡患处，每次 20 ～ 30 分钟，每日 1 ～ 2 次。

【功效】对手癣有治疗作用。

# 足癣 >>

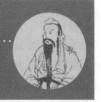

足癣俗称"脚气"，临床表现为趾间起水泡、糜烂、脱皮，瘙痒时轻时重，时疼时痒，容易复发。由于此病病程长、难根治，给患者带来极大的烦恼。本病多为湿热侵袭生虫，邪毒下注足部所致，也可由接触染毒而得，当以清热利湿、解毒杀虫为治。

## 偏方01　椰壳油

【用料】椰子壳。

【做法】取椰子壳半边与小锡碗对扣，接缝以黄泥封固，置火炭烧 10 分钟，使椰壳被烧一小穴，然后将椰壳及黄泥去掉，锡碗内即有椰油。用时将足洗净，拭干，以鸡毛蘸油涂患处，干了再涂，隔日再涂 2 次。

【功效】清热利湿。用治脚癣溃烂。

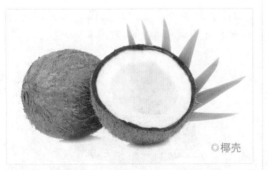

©椰壳

## 偏方02　蜗尿藤黄浆

【用料】青蜗牛、藤黄各适量。

【做法】用竹筷轻击青蜗牛尾，蜗便排尿，把蜗尿倒在粗碗内，将嫩藤黄枝杈磨成浆，浓度适当，不宜过淡。用时对患处先以 75% 酒精消毒，再用棉签蘸药涂搽，每日 3 或 4 次。

【功效】解毒杀虫，燥湿止痒。

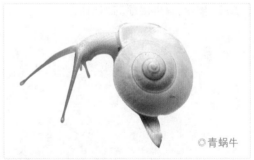

©青蜗牛

## 偏方03　黄豆水洗脚

【用料】黄豆 150 克。

【做法】将黄豆砸成碎粒，加水煎煮。常用此法洗脚，效果良好。

【功效】除水湿，祛风热。用治脚癣、湿疹。

## 偏方04　蒸热盐方

【用料】盐 3 千克。

【做法】蒸热倒在布上。将足裹紧，以足踏盐，令脚心热，以踏至盐不热为度。每晚 1 次。

【功效】凉血解毒。用治脚癣。

## 偏方05　白萝卜水

【用料】大白萝卜适量。

【做法】将大白萝卜洗净，切片加水煮。以水洗烫脚，每日2次。

【功效】对足癣有治疗的作用。

## 偏方06　藿香正气水治足癣

【用料】藿香正气水1瓶。

【做法】置患足于温热水中浸泡洗净，擦干，再将藿香正气水涂于趾间患处，早、中、晚各1次。5日为1疗程。

【功效】对足癣有治疗的作用。

## 偏方07　猪蹄甲

【用料】猪蹄甲5个。

【做法】将猪蹄甲焙焦黄，为末，以凡士林配成20%的软膏，敷患处，每日1次。

【功效】对足癣有治疗的作用。

## 偏方08　葛根治足癣

【用料】葛根、白矾、千里光各70克。

【做法】烘干研为细末，密封包装每袋40克。患者每晚取药粉1袋倒入盆中，加温水约3000毫升混匀，浸泡患足20分钟，7日为1疗程。

【功效】对足癣有治疗的作用。

## 偏方09　鳝鱼骨冰片

【用料】生鳝鱼骨100克，冰片末3克。

【做法】将生鳝鱼骨烘干研末，与冰片末混合后贮瓶备用。用时以麻油调敷患处，每日1次。

【功效】对足癣有治疗的作用。

◎冰片

### 偏方介绍

　　冰片性凉，味辛、苦，归心、肺经，具有通诸窍、散郁火、去翳明目、消肿止痛的功效，用于中风口噤、热病神昏、惊痫痰迷、气闭耳聋、喉痹、口疮、中耳炎、痔疮、目赤翳膜、蛲虫病等。

## 偏方10　食醋泡脚水

【用料】150毫升食醋兑250毫升凉开水。

【做法】用温水将双脚洗净，往盆里倒入150毫升食醋兑250毫升凉开水，将双脚浸入盆中。每次浸泡20分钟左右，每日1次。

【功效】食醋不仅能治疗足癣，而且对足汗过多和足臭都有良好的效果。

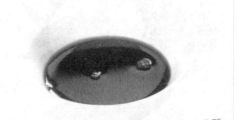

◎醋

### 偏方介绍

　　醋性温，味酸、苦，归肝、胃经，具有散瘀、止血、解毒、杀虫的功效，可用于黄疸、黄汗、吐血、衄血、大便下血、阴部瘙痒、痈疽疮肿。对足汗多、足臭、足癣具有良好疗效。

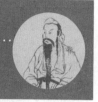

# 外用偏方

## 皮肤科

# 痤疮 >>

痤疮是美容皮肤科的最常见的病种之一，多发于青春期，又叫青春痘、粉刺、毛囊炎。其通常好发于面部、颈部、胸背部、肩膀和上臂。临床以白头粉刺、黑头粉刺、炎性丘疹、脓疱、结节、囊肿等为主要表现。痤疮是发生在毛囊皮脂腺的慢性皮肤病，发生的因素多种多样，但最直接的因素就是毛孔堵塞。

## 偏方01 白果仁方

【用料】白果仁适量。

【做法】每晚睡前用温水将患部洗净（不能用肥皂或香皂），然后将白果仁切成片，反复擦患部，边擦边削去用过的部分，每次按病程和痤疮数目的多少用 1 ~ 2 粒即可。

【功效】解毒排脓。用于治疗痤疮，据统计，一般用药后 7 ~ 10 次即可收到效果。

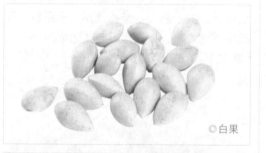

©白果

## 偏方02 皂角刺米醋膏

【用料】皂角刺（即皂荚的嫩棘刺）30克，米醋 120 克。

【做法】用米醋煎煮皂角刺，后改用文火煎，以浓稠为度。取药液涂擦于患处。

【功效】排毒，排脓。治青春痘。

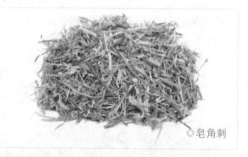

©皂角刺

## 偏方03 丝瓜藤水

【用料】丝瓜藤水适量。

【做法】丝瓜藤生长旺盛时期，在离地 1 米以上处将茎剪断，把根部剪断部分插入瓶中（勿着瓶底），以胶布护住瓶口，放置 1 昼夜，藤茎中有清汁滴出，即可得丝瓜藤水擦患处。

【功效】清热润肤。治痤疮。

## 偏方04 盐水洗脸

【用料】盐适量。

【做法】往盆里倒入稍热的水，放入 1 大匙盐使之溶化，然后用盐水洗脸，使用多次可祛除青春痘。

【功效】活血，祛痘，美容。治青春痘。

## 偏方05 绿豆霜

【用料】绿豆适量。

【做法】将绿豆洗净，磨成粉末，加入适量温水拌匀。每晚临睡前将脸洗净，用此霜敷于面部，次日清晨用温水洗净，痘净为止。

【功效】消炎，除痘。治青春痘。

## 偏方06 枯矾水

【用料】枯矾10克，硫黄、大黄各5克，黄连、黄柏各3克。

【做法】取冷开水70～100毫升，浸1昼夜。每晚睡前将药液摇匀，涂于面部。

【功效】对痤疮有治疗作用。

## 偏方07 枇杷叶煎汤

【用料】枇杷叶适量。

【做法】将枇杷叶洗净，加水煎汤，取药液洗擦患处，每日2~3次。

【功效】活血，通络。治青春痘。

## 偏方08 桃花南瓜子方

【用料】干桃花、南瓜子各适量。

【做法】将南瓜子去皮，与桃花混合研成细末，加入适量蜂蜜调和均匀，涂擦干患处，每日1～2次。

【功效】活血，通络，排毒。治青春痘。

## 偏方09 杏仁鸡蛋方

【用料】杏仁60克，鸡蛋1个。

【做法】将杏仁去皮，捣成泥状，用鸡蛋清调成糊状。睡前清洁面部后，取其涂于患处，轻微摩擦片刻，第2日清晨用清水洗掉。

【功效】活血，排毒。治青春痘。

## 偏方10 双白辛夷糊

【用料】白及、白芷、辛夷各10克，黄芩5克。

【做法】将上药共研成细末装入瓶中，用蜡或胶纸封好。每晚睡前洗脸，将药末加水调成糊状，擦于患处。坚持使用，愈后每星期至少再涂1次，以做保养与预防之用。

【功效】清热解毒。治青春痘。

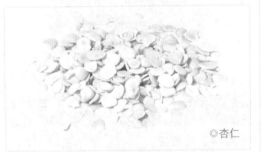

◎杏仁

◎白及

### 偏方介绍

杏仁性温，味苦，归肺、脾、大肠经。杏仁苦温宣肺，润肠通便，适宜于风邪、肠燥等实证之患。但凡阴亏、郁火者不宜单味药长期内服，如肺结核、支气管炎、慢性肠炎等禁忌单味药久服。

### 偏方介绍

白及性微寒，味苦、甘、涩，归肺、肝、胃经，具有补肺、止血、消肿、生肌、敛疮的功效，用于肺伤咳血、金疮出血、痈疽肿毒、汤火灼伤、手足皲裂等。使用白及期间如感到发痒或有其他不良反应，应减量。

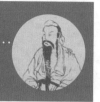

褥疮是因久病卧床，气血运行失畅，护理不周致皮肤溃疡、疮口经久难愈的严重外科疾病，是一种重病或慢性消耗性疾病引起的并发症。其特点是：受压部初起红斑，继而溃烂，坏死难敛，甚至累及皮下组织、肌肉、骨骼。其好发于尾骶部、肩胛部及股骨大粗隆等部位。

## 偏方01 白杨叶水

【用料】白杨叶1把。

【做法】将白杨叶洗净加水，以水没叶子两指为度，待水熬开10分钟即可。待温热时，反复用布蘸药水敷于患处，至水将凉，用温热的叶子贴在患处，十几分钟后拿下。1日4次。

【功效】活血祛瘀，主治褥疮。

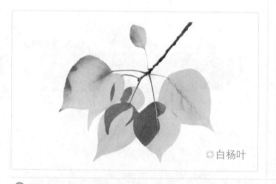

©白杨叶

## 偏方02 红当酒

【用料】红花30克，当归30克，50%乙醇（酒精）1000毫升。

【做法】将上两药浸入乙醇中浸泡1个月，滤取清液。用时将红当酒少许涂于受压部位，用大小鱼际在受压部位由轻至重做环形按摩3～5分钟，再涂滑石粉或爽身粉，每日4～6次。

【功效】活血祛瘀，通络止痛。主治褥疮。

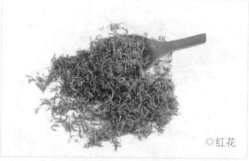

©红花

## 偏方03 葡萄糖粉

【用料】葡萄糖粉适量。

【做法】取葡萄糖粉直接涂在破溃处，上面用凡士林膏涂上1层，包扎，每日1次。

【功效】对褥疮有治疗作用。

## 偏方04 按摩疗法

用手掌大、小鱼际部按摩患处，由外向内，由轻到重，以使患者感到舒适为度，每次按摩10～15分钟，每日3～4次，皮肤未破，按摩前涂50%酒精于患部效果更好。

# 皮肤科

## 脱发 >>

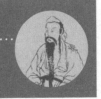

脱发是指头发脱落的现象。正常脱落的头发都是处于退行期及休止期的毛发。正常人进入退行期与新进入生长期的毛发处于动态平衡状态。病理性脱发是指头发异常或过度脱落，其原因很多。中医认为，脱发多由肾虚，血虚，不能上荣于毛发，或血热风燥，湿热上蒸所致。其主要治疗方法是生血补血。

### 偏方01 辣椒柏枝方

【用料】辣椒、干柏枝、半夏各90克，蜂蜜、生姜汁各适量。

【做法】将上药细切，加两碗水，煎至半碗。然后加入少许蜂蜜，再煎沸。用时，加入生姜汁少许，调和均匀，擦于无发处，每日1次。

【功效】祛风，生发。治脱发。

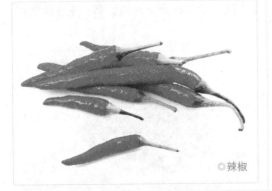

◎辣椒

### 偏方02 蒜姜方

【用料】大蒜两瓣，姜适量。

【做法】将大蒜以及少量姜研成泥状，充分搅拌后，用其擦患处，20～50分钟后用水冲掉。隔2日1次，最好在睡前擦，连续擦2~3个月。

【功效】杀菌，生发。治脱发、秃头。

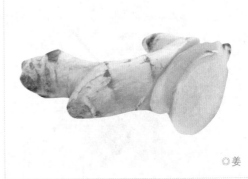

◎姜

### 偏方03 侧柏叶泡乙醇

【用料】鲜侧柏叶32克，75%乙醇100毫升。

【做法】将鲜侧柏叶放入乙醇中浸泡7日。用棉签蘸取药液涂擦于患处，每日3次。

【功效】对脱发有治疗作用。

### 偏方04 山柰侧柏叶方

【用料】山柰45克，鲜侧柏叶90克，75%乙醇700毫升。

【做法】将上药放入瓶中浸泡7~10日。将生姜切成片蘸药液，用力涂擦患处。

【功效】对脱发有治疗作用。

## 偏方05 黄柏苦参方

【用料】黄柏60克，苦参60克，川芎60克，枯矾30克，百部30克，川椒30克，75%乙醇1000毫升。

【做法】将上药浸泡7日，过滤，去渣。取药液涂擦于患处，每日2~3次。

【功效】对脂溢性脱发有治疗作用。

## 偏方06 侧柏叶方

【用料】侧柏叶若干，椿油、猪胆汁各适量。

【做法】将柏叶阴干研细，以椿油浸之。每朝蘸刷头，头发长出后，用猪胆汁入汤洗头。

【功效】对妇女脱发有治疗作用。

## 偏方07 柚子核

【用料】柚子核25克。

【做法】将柚子核用开水浸泡约1昼夜。用核及核液涂拭患处，每日2~3次。

【功效】对头发枯黄、脱发及斑秃有治疗作用。

## 偏方08 麻桑叶方

【用料】麻叶100克，桑叶100克，75%乙醇1000毫升。

【做法】将上药研成细末，放入75%乙醇内浸泡1周。过滤，去渣。取本品涂擦于患处，并按摩3~5分钟，每日2次。

【功效】对脂溢性脱发有治疗作用。

## 偏方09 淘米水

【用料】芝麻叶、鲜桑叶、淘米水各适量。

【做法】用适量淘米水煎煮鲜桑叶、芝麻叶，沸后再用文火煮10~15分钟。待温度适宜时，用此水洗头，隔日1次。

【功效】对脱发有治疗作用。

## 偏方10 当归何首乌方

【用料】当归、何首乌、白鲜皮、王不留行、白芷各等份。

【做法】上药经粉碎、笼蒸消毒后密封保存，包装，每包10克。每晚将该药撒于头发根上，次日清晨梳去。1包可用3次。1个月为1疗程。

【功效】对脂溢性脱发有治疗作用。

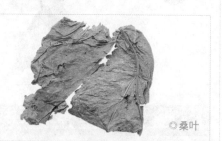
◎桑叶

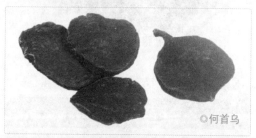
◎何首乌

### 偏方介绍

桑叶性寒，味苦、甘，归肺、肝经，具有疏散风热、清肺、明目的功效，用于风热感冒、风温初起、发热头痛、汗出恶风、咳嗽胸痛、肺燥干咳无痰、咽干口渴、风热及肝阳上扰。

### 偏方介绍

何首乌性微温，味苦、甘、涩，归肝、肾经，具有补益精血、乌须发、强筋骨、补肝肾的功效。能补血生发，对斑秃、脱发有很好的疗效。

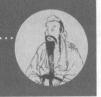

# 外用偏方

## 皮肤科

# 赘疣 >>

寻常疣俗称刺瘊、千日疮。皮疹为黄豆大或更大的灰褐色、棕色或正常皮色的丘疹；跖疣是发生于足底的寻常疣。初起为角质小丘疹，逐渐增至黄豆大或更大，因在足底受压而形成角化性淡黄或褐黄色胼胝样斑块或扁平丘疹；扁平疣好发于青少年。皮疹为帽针头至黄豆大小扁平光滑丘疹，呈圆形或椭圆形，肤色正常或淡褐；尖锐湿疣是由人类乳头瘤病毒感染所致的生殖器、会阴、肛门等部位表皮的瘤样增生。

## 偏方01 丝瓜叶搽剂

【用料】鲜丝瓜叶数张。

【做法】鲜丝瓜叶洗净后反复擦搓患处，以叶片搓烂、水汁渗出为度，每日2次，每次10分钟左右。

【功效】此方治疗寻常疣。

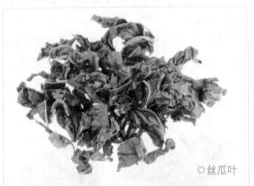

©丝瓜叶

## 偏方02 茄子外擦方

【用料】茄子适量。

【做法】将茄子切开，用切口擦患部，每日1～2次。

【功效】主治赘疣。

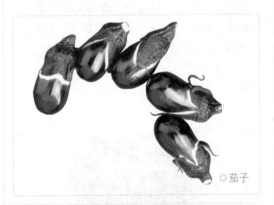

©茄子

## 偏方03 雄黄散

【用料】雄黄、鲜茄子各适量。

【做法】茄子切片，雄黄研细末。患部用温水洗净，用刀将疣表面修平，以不出血为度。用茄片蘸雄黄末擦2～3分钟，每日1次。

【功效】主治寻常疣。

## 偏方04 天南星方

【用料】天南星适量，醋少许。

【做法】天南星研末，以醋调为膏，贴涂患处，每日1～2次。

【功效】主治寻常疣。

## 偏方05 薏苡仁霜

【用料】薏苡仁 100 克，雪花膏适量。

【做法】薏苡仁研末，用雪花膏调和，洗脸后用此霜涂擦患处，每日早、晚各 1 次。

【功效】主治扁平疣。

## 偏方06 芝麻花搓剂

【用料】新鲜芝麻花适量。

【做法】以芝麻花揉搓患处，每日 3 次，连用 7 ～ 10 日。如为干品，可用水浸泡 30 分钟后煎沸，冷却后以汁涂擦患处。

【功效】主治寻常疣。

## 偏方07 鱼香草搓剂

【用料】鱼香草、75% 酒精各适量。

【做法】先用酒精消毒疣体及周围皮肤，用消毒刀片将疣的表面削去一部分，后取适量鲜鱼香草（土薄荷）搓绒擦疣体表面，每日 3 次。

【功效】此方治疗寻常疣。

## 偏方08 鲜半夏搓剂

【用料】鲜半夏（7～9月间采挖的最佳）适量。

【做法】将疣局部用温水泡洗 10 ～ 20 分钟，用消毒刀片轻轻刮去表面角化层；再将鲜半夏洗净去皮，在疣表面涂擦 1 ～ 2 分钟，每日 3 ～ 4 次。

【功效】主治寻常疣。

## 偏方09 鸡内金搓剂

【用料】生鸡内金 20 克。

【做法】上药加水 200 毫升，浸泡 2 ～ 3 日，外搓患处，每日 5 ～ 6 次。

【功效】此方治疗扁平疣，10 日为 1 个疗程。

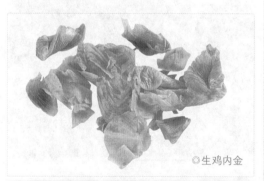

◎生鸡内金

**偏方介绍**

　　鸡内金性寒，归脾、胃、小肠、膀胱经，具有消食健胃，涩精止遗，利小便，除热止烦的功效。用于食积胀满、呕吐反胃、泻痢、疳积、消渴、遗溺、喉痹乳蛾、牙疳口疮等。

## 偏方10 蟾蜍汤洗剂

【用料】蟾蜍 1 只。

【做法】将蟾蜍置开水中煮 10 分钟，去蟾蜍，用水洗疣，每日数次。每只蟾蜍煮沸液可洗 2 ～ 3 日。

【功效】本方治疗寻常疣、扁平疣。

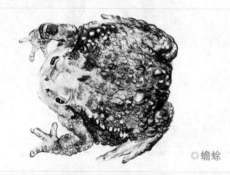

◎蟾蜍

**偏方介绍**

　　蟾蜍俗称癞蛤蟆，癞蛤蟆性凉，味辛，有毒，归心经。具有解毒，利水，消肿，止痛，强心，开窍等功效，用于疔疮发背、无名肿毒、咽喉肿痛、龋齿痛、狂犬咬伤、小儿疳疾、心力衰竭等。

# 皮肤科
# 鸡眼 >>

　　鸡眼就是局部皮肤角质层增生，常常发生在脚心前5趾下方或脚趾间，初生时往往会误认为是鞋底摩擦所长的老皮，稍久会有不平的感觉，且渐粗硬，行走时如垫脚般很不方便，甚而疼痛不已。其形状透明浑圆，中有绿豆般大小的颗粒，左右脚常对称发生。

## 偏方01　乌桕叶柄汁

【用料】乌桕嫩叶（春季采）适量。

【做法】折断乌桕叶柄，取断叶柄渗出之乳白色汁液直接搽鸡眼，每只鸡眼搽5分钟，每日上午搽2次（因上午其汁最多），晚上用热水泡脚，并刮去软化之角质，连用10～15日。

【功效】主治鸡眼。

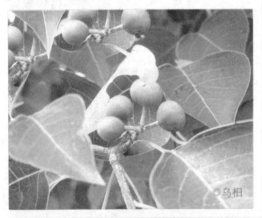

©乌桕

## 偏方02　银杏叶方

【用料】银杏叶20～30片，米饭少量。

【做法】将银杏叶放入平底锅中用文火烧，然后把烧焦的叶子研成粉，加入饭粒使之带黏性，将其敷于患处，以纱布扎牢，几天后换去。

【功效】主治鸡眼，连用数次。

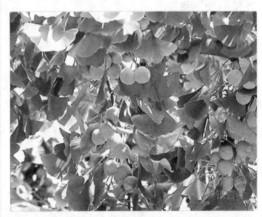

银杏

## 偏方03　大蒜葱白方

【用料】葱白1根，紫皮大蒜1个。

【做法】上2物共捣烂，敷鸡眼，绷带固定，每2天换药1次，连用3～5次。

【功效】主治鸡眼。

## 偏方04　花茶敷贴方

【用料】一级茉莉花茶1～2克。

【做法】将花茶嚼成糊状，敷鸡眼，用胶布固定，每5日换1次，3～5次为1疗程。

【功效】主治鸡眼。

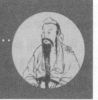

# 外用偏方

## 五官科
# 沙眼 >>

沙眼是由沙眼衣原体引起的一种慢性传染性结膜炎，是致盲眼病之一。因其在睑结膜表面形成粗糙不平的外观，形似沙粒，故名沙眼。本病病变过程早期结膜有浸润如乳头、滤泡增生，同时发生角膜血管翳；晚期由于受累的睑结膜发生瘢痕，以致眼睑内翻畸形，加重角膜的损害，可严重影响视力甚至造成失明。

### 偏方01　冰片硼砂猪胆散

【用料】鲜猪胆1枚，冰片、硼砂各1.5克，黄连3克。

【做法】将后3味药，共研细末，纳入胆内，阴干，再研极细粉末。装瓶，密封，勿使漏气。每用少许点眼，每日2～3次。

【功效】对沙眼有治疗作用。

◎冰片

### 偏方02　夜凤汤

【用料】夜明砂9克，凤凰壳6克，草决明、蝉蜕各9克，米醋适量。

【做法】以米醋将药煎洗服，每天2次，7天为1个疗程。

【功效】对一切新老沙眼痒甚有治疗作用。

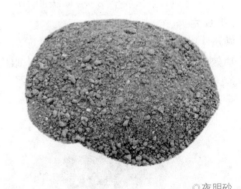

◎夜明砂

### 偏方03　黄连西瓜霜

【用料】黄连、西瓜霜各5克，西月石0.2克。

【做法】加水2杯，煮沸1小时后，过滤。取成药100毫升，每日洗眼3～4次。

【功效】对沙眼有治疗作用。

### 偏方04　黄柏汤

【用料】黄柏30克。

【做法】加水500克，煮沸半小时，过滤，1日点眼3～4次，每次1～2滴。

【功效】对沙眼有治疗作用。

## 偏方05　桑菊汤

**【用料】** 霜桑叶、野菊花、白朴硝各 6 克。

**【做法】** 水煎取 1 大碗，澄清，分 3 次洗眼。

**【功效】** 对沙眼有治疗作用。

## 偏方06　归芎汤

**【用料】** 当归 6 克，川芎 4.5 克，生地黄 6 克，泗水防风、川羌活各 9 克，沙蒺藜、杭白芍、红花各 6 克。

**【做法】** 水煎服。

**【功效】** 主治沙眼二期，内眼板形成沙粒，滤泡增生。

## 偏方07　连瓜汤治沙眼

**【用料】** 黄连、西瓜霜各 5 克，西月石 0.2 克。

**【做法】** 加水 200 毫升，煮沸 1 小时，过滤后约剩 100 毫升。1 日洗眼 3 ~ 4 次。

**【功效】** 对沙眼有治疗作用。

## 偏方08　浮水甘石汤

**【用料】** 浮水甘石 10 克，胆矾 4 克，铜绿 2 克，绿豆粉（千里光水浸）6 克，梅片 0.5 片。

**【做法】** 水煎去渣，外用。

**【功效】** 收湿止痒。治沙眼、泪囊炎、睑缘炎。

## 偏方09　夏地汤

**【用料】** 夏枯草 30 克，生地黄 9 克，杭白芍 15 克，当归、熟大黄各 9 克，草决明 15 克，红花 6 克。

**【做法】** 水煎，早、晚饭后各服 1 次。

**【功效】** 对沙眼初期目昏涩局部充血（眼内皮）有治疗作用。

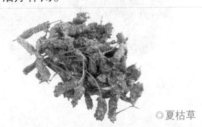

◎夏枯草

**偏方介绍**

　　夏枯草性寒，味苦、辛，归肝、胆经，具有清肝明目、散瘀消瘤、散结、利尿的功效。用于瘰病、乳痈、目痛、黄疸、淋病、高血压等，叶可代茶。

## 偏方10　秦皮汤

**【用料】** 秦皮 9 ~ 12 克。

**【做法】** 水煎，澄清，微温洗眼，1 日 2 ~ 3 次。

**【功效】** 对沙眼有治疗作用。

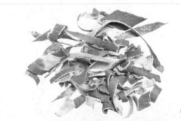

◎秦皮

**偏方介绍**

　　秦皮为木樨科植物白蜡树的树皮。秦皮性寒，味苦，归肝、胆、大肠经，具有清热燥湿、清肝明目、收涩止痢、止带的功效，用于热毒泻痢、带下阴痒、肝热目赤肿痛、目生翳障等。

# 外用偏方 五官科

## 鼻窦炎 >>

鼻窦炎是一种常见病，以鼻塞、多脓涕、头痛及嗅觉障碍为主要特征。鼻窦炎可分为急性、慢性鼻窦炎两种。急性鼻窦炎多由上呼吸道感染引起，细菌与病毒感染可同时并发。慢性鼻窦炎较急性者多见，常为多个鼻窦同时受累。

### 偏方01 青苔塞鼻

【用料】新鲜青苔适量。

【做法】将鲜青苔涮洗干净，用纱布包好，备用。使用时将青苔塞入鼻腔，十余小时更换新鲜青苔。若双侧鼻窦炎者应两侧交替使用。

【功效】消炎排脓。用治鼻窦炎。

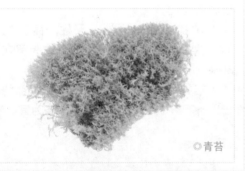

©青苔

### 偏方02 白芷黄芩汤

【用料】白芷、黄芩各15克，辛夷花、苍耳子、鹅不食草各9克。

【做法】取上药加清水1000毫升，煎数沸后，将药液倒入脚盆内，先趁热熏鼻（患侧），并用鼻吸之，后浸泡双脚。每日1～2次，每次20～30分钟，5次为1个疗程。

【功效】清热燥湿，祛风通窍。主治鼻窦炎。

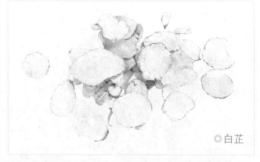

©白芷

### 偏方03 白芷辛夷散

【用料】芙蓉叶15克，香白芷15克，辛夷花15克，细辛3克，冰片1克。

【做法】将上药共研细末，装入瓷瓶，勿泄气，备用。用时先将鼻腔清理干净，后用器具吹此散，每次吹3下，每日2～3次，用15～20天。

【功效】对鼻窦炎有治疗作用。

### 偏方04 刮痧疗法

（1）头颈部：百会、颅会、前顶、上星、印堂、太阳、攒竹、睛明、迎香、四白、风池。

（2）背部：肺俞。

（3）上肢部：曲池、列缺、合谷。

（4）下肢部：足三里、行间。

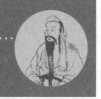

## 外用偏方

# 五官科
# 鼻炎 >>

鼻炎指的是鼻腔黏膜和黏膜下组织的炎症。其表现为鼻腔黏膜或黏膜下组织充血或者水肿，患者经常会出现鼻塞、流清水涕、鼻痒、喉部不适、咳嗽等症状。中医学认为本病是由于外感六淫之邪，或热邪窒肺使肺气不宣，肺窍闭塞所致。

### 偏方01 鹅不食草白芷方

【用料】鹅不食草30克，白芷2克，羌活15克，菊花12克，冰片5克。

【做法】研粗末，倒入洗净的空葡萄糖瓶内，加开水，待瓶内放出蒸汽时，将患者鼻孔对准瓶口吸入蒸汽。每日2次，连用3～5天。

【功效】对急性鼻炎有治疗作用。

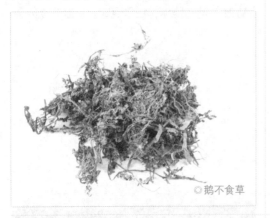

©鹅不食草

### 偏方03 茄子花末

【用料】茄子花（经霜打的）、香油各适量。

【做法】将茄子花焙干，研成细末，用香油调成糊状。涂于患处。

【功效】清热，润燥，生肌。用治乳头裂痛。

### 偏方02 按摩疗法

【取穴】头部的百会、通天，颈部的风池、天柱，背部的大杼、风门、肺俞、身柱，面部的印堂、睛明、迎香、巨髎，胸部的天突，手部的少商、二间，腿部的足三里等穴。

【操作】

（1）按压头部的百会、通天穴，背部的大杼、风门、肺俞、身柱各30～50次，力度稍重，以胀痛为宜。

（2）按揉颈部的风池、天柱，面部的睛明、迎香、印堂、巨髎和胸部的天突穴各30～50次，力度轻柔平缓。

（3）掐按手部的二间、少商穴和腿部的足三里各50次，力度稍重，以酸痛为宜。

### 偏方04 斑蝥雄黄方

【用料】斑蝥25克，藜芦20克，雄黄50克，紫草茸50克，诃子50克，栀子50克，白檀香50克。

【做法】将以上7味药粉碎成细末过筛，取适量放在无烟炭火上熏鼻。

【功效】对急慢性鼻炎有治疗作用。

# 外用偏方　五官科

# 牙痛 >>

牙痛是口腔科牙齿疾病最常见的症状之一，其表现为牙龈红肿、遇冷热刺激痛、面颊部肿胀等。牙痛大多由牙龈炎、牙周炎、蛀牙或折裂牙而导致牙髓（牙神经）感染所引起。

## 偏方01　胡椒绿豆方

【用料】胡椒、绿豆各 10 粒。

【做法】将胡椒、绿豆用布包扎，砸碎，以纱布包做 1 小球，以痛牙咬定，涎水吐出。

【功效】清热，止痛。治因炎症和龋齿所引起的牙痛。

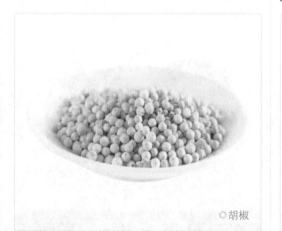

◎胡椒

## 偏方02　七叶一枝花方

【用料】七叶一枝花 10 克，冰片 1 克，食醋 20 克。

【做法】前 2 味药共研细末，装瓶备用。用时以适量药末，加醋拌匀，成团状，敷于患牙痛处，日数次。

【功效】对风火牙痛有治疗作用。

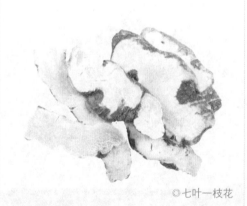

◎七叶一枝花

## 偏方03　花椒浸酒方

【用料】花椒 15 克，白酒 50 克。

【做法】将花椒泡在酒内 10 ~ 15 天，过滤去渣。棉球蘸药酒塞蛀孔内可止痛。一般牙痛用药酒漱口亦有效。

【功效】消炎镇痛。治虫蛀牙痛。

## 偏方04　白菜根疙瘩方

【用料】白菜根疙瘩 1 个。

【做法】将白菜根疙瘩洗净，捣烂后用纱布挤汁。左牙痛滴汁入左耳，右牙痛滴汁入右耳。

【功效】清热，散风。治风火牙痛。

# 五官科
# 口腔溃疡 >>

　　口腔溃疡又称为"口疮"，是发生在口腔黏膜上的表浅性溃疡，大小可从米粒至黄豆大小、呈圆形或卵圆形，溃疡面凹陷、周围充血。其诱因可能是局部创伤、精神紧张、食物、药物、激素水平改变及维生素或微量元素缺乏。本病治疗主要以局部治疗为主，严重者需全身治疗。

## 偏方01　明矾巴豆膏

【用料】明矾1克，巴豆（去壳取净仁）1克。

【做法】将上药混合捣融如膏状，制成17丸。取药1丸，放于圆形胶布中间，贴于印堂穴上，24小时取掉，一般2～3天自愈。

【功效】解毒收敛，燥湿。治口腔溃疡、口腔炎。

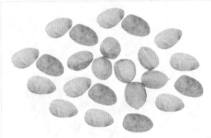

◎巴豆

## 偏方02　西红柿汁

【用料】西红柿数个。

【做法】将西红柿洗净，用沸水泡过剥皮，然后用洁净的纱布绞汁挤液。将西红柿汁含在口内，使其接触疮面，每次数分钟，每日数次。

【功效】清热生津。治口疮。

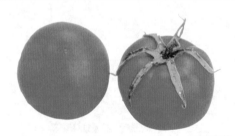

◎西红柿

## 偏方03　蒸馏水

【用料】蒸馏水适量（一定要是刚刚掀开锅盖的热蒸馏水）。

【做法】用煮饭时锅盖上的蒸馏水均匀地涂在患处，连续2～3次。

【功效】对口角发炎（俗称火气）有治疗作用。

## 偏方04　维生素C粉末

【用料】维生素C片适量。

【做法】研成粉末，敷在口腔溃疡处，每天2～3次。如溃疡面较大，应先用刮匙清除溃疡面上的渗出物，再敷维生素C粉末。

【功效】消炎解毒。治口腔溃疡，一般连用1～3天。

# 耳鸣 >>

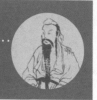

　　耳鸣是一种常见的临床症状。耳鸣通常是指在无任何外界相应的声源或电刺激时耳内产生声音的主观感觉，即主观性耳鸣，简称耳鸣。从广义角度讲，耳鸣也还包括客观性耳鸣，后者有相应的声源，如血管源性或肌源性的杂音等。

## 偏方01　韭菜汁滴耳

【用料】韭菜适量。

【做法】将韭菜榨汁，取韭菜汁1滴，滴入耳内。

【功效】对耳鸣有治疗作用。

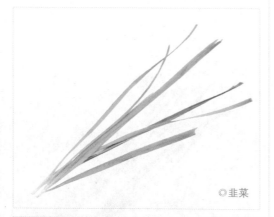

◎韭菜

## 偏方02　热盐枕耳

【用料】盐适量。

【做法】将盐炒热，装入布袋中。以耳枕之，袋凉则换，坚持数次。

【功效】对耳鸣有治疗作用。

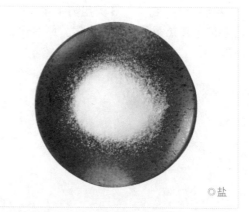

◎盐

## 偏方03　针灸疗法

【取穴】耳门、听宫、听会、翳风、中渚、侠溪。

【操作】常规操作。

## 偏方04　按摩疗法

（1）病人仰卧或坐位，按摩者站于其旁。

（2）用拇、示、中指揉拨耳周围及后颈部数次。取穴：耳门、听宫、翳风、外关。

（3）用拇、示、中指捏住耳郭做牵抖法数次，然后用中指插入耳内做快速的震颤法。与此同时，病人自己用手捏住鼻子，向外鼓气，可反复做2～3次。

# 五官科
# 中耳炎 >>

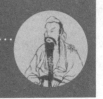

本病在中医属"耳脓""耳疳"范畴。其有虚实证之分。实证的主要症状为耳内胀闷、耳痛、面色红赤、听力下降、耳鸣、耳道脓液黄稠；虚证的主要症状为耳道流液、脓色清稀、耳聋、耳鸣、面色萎黄、头昏眼花、四肢乏力。中医认为中耳炎是因肝胆湿热、邪气盛行而引起。

## 偏方01 猪胆白矾末

【用料】猪胆1个，白矾9克。

【做法】将白矾捣碎放入猪胆内，阴干或烘干，研成细末，过罗。用时，先用3%的双氧水洗净患耳，拭干脓液，然后用笔管吹入猪胆粉剂。每2～3天用药1次。

【功效】清热解毒，消肿止痛。用治化脓性中耳炎。

©白矾

## 偏方02 韭菜汁

【用料】韭菜适量。

【做法】将韭菜洗净，捣烂取汁，吸入滴管内。每日滴耳3次。

【功效】杀菌，排脓。用治慢性耳底发炎、流脓。

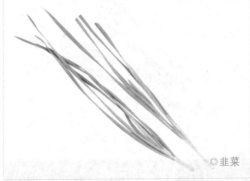

©韭菜

## 偏方03 炒蛤粉

【用料】文蛤粉（炒）5克，冰片0.5克，枯矾1克。

【做法】共研极细粉。吹入耳内。

【功效】燥湿，止血，收敛，防腐。用治中耳炎。

## 偏方04 针灸疗法

【取穴】取听会、丘墟、翳风、足三里、耳门等穴。

【加减】肝肾阴虚、虚火上犯型患者，去耳门，加太溪补肾阴清湿热亦可奏效。

【操作】用提插捻转之泻法施针。